前 言

急重症护理学是研究各类急性病、急性创伤、慢性疾病急性发作及危重病人的抢救与护理的一门学科，是护理学的重要组成部分。其任务是使学生具备急救的基本知识和技能，能够应用所学知识和技能对急危重病人进行抢救和监护。

本书从结构及内容上按急救医疗服务体系的三个组成部分组织编写。全书共十三章，主要介绍了院前急救、急诊科、重症监护及常见危重疾病的救护内容，并介绍了常用的救护技术。重点突出了急诊科护士应掌握急诊治疗护理技术、重症监护及常见急危重症的救护，以适应未来专科护理的发展需要。

本书主要供三年制高等职业教育护理专业，也适用于高职院校五年一贯制护理专业教学使用。编写的过程中，在认真贯彻国家教育部、卫生部关于编写教材的“三基”、“五性”原则指导下，力求体现“三贴近”（贴近职业、贴近岗位、贴近学生）、“三特色”（理论够用、着重能力、突出实用）。还特别注意了：①在科学性上，力求做到概念清楚，重点突出，数据准确，简明扼要；②在先进性方面，努力反映当今在急诊急救和重症监护领域的新知识、新理论、新技术，编录了最新的医学科学新成果；③在应用性方面，突出了培养高等职业技术应用型护理人才的教育理念，注重对护士专业能力为目标的综合素质的培养。

在本书的编写、审定过程中，得到了各位编者所在单位和和江西科学技术出版社领导的大力支持和帮助，在此表示衷心的感谢！

同时，在编写过程中借鉴、参考和引用了同行贤达的研究成果，编者们为此深表谢意！限于水平和成书仓促，疏漏和不当之处难免，敬请广大读者不吝赐教，以待今后改进。

编　者

2008 年 5 月

出版者的话

赣科版《“十一五”国家级高职护理规划教材》是在教育和卫生行政部门的大力支持下，由江西科学技术出版社与江西护理职业技术学院以及全国各有关医学院校联合向国家教育部申报的项目。目前有8本教材被教育部正式批准为《“十一五”国家级高职护理规划教材》选题。

随着我国经济持续较快发展，人们对健康的需求也相应发生了改变，大家希望得到高质量的医疗保健服务，呼唤社会能提供包括具有医疗技术、人文关爱、心理支持等新内涵的医学高技术人才，医药卫生类高等职业教育愈来愈得到社会的重视和认同，卫生类高等职业教育进入了快速发展时期。

但综观目前卫生类高职教材市场，由于许多学科、课程设置比较混乱，编写的部分教材多属于本科版教材的缩写本，未能突出“职业性、操作性、实用性”的专业特点，缺乏专业教学的科学严谨性和专业培养目标的优势，不太适应目前卫生类高职教育教学的需求。

职业教育是国家教育部今后几年教育改革的重点内容，是关系到培养具有综合竞争力实用型人才的大事，而护理人才又属于技能紧缺性人才之一。积极参与高等职业教育教材的编写和出版既符合国家的政策，也可以满足社会对实用人才的需要。

因此，我们此套高职护理规划教材的编写应以新标准、高起点为基本要求，坚持以人为本和“贴近学生、贴近岗位、贴近社会”的原则，根据学生素质的具体情况和临床用人单位的实际要求，简化理论叙述，采用图文并茂、便于学生阅读的方式进行编写，并紧扣执业护士考试大纲的要求，充分体现实用性、可读性和创新性的特点。使学生通过本套教材的系统学习和训练，掌握必要的理论知识和娴熟的操作技能，适应临床一线工作需要，毕业后能够顺利通过护士执业资格考试。

为此，在编写本套高职护理规划教材的过程中，我们注意把握了如下总体特点：

1. 系统性　这套高职护理规划教材，适用于三年制高职，也适用于五年制高职。针对这两个学生人群起点和素质的不同，我们在专业基础和专业课的编写中有机地进行了考虑。为使有限的课时资源得到充分的利用，对整套书的大纲进行了严格审定，避免了过去某些版本教材中存在的不必要的重复，使整套书在编写过程中做到前后连贯、相互呼应、有机结合。

2. 实用性　突出了职业教育的特点，注重实用能力的培养。教材编写中，摒弃了不必要的繁文缛节。在理论的叙述中，对可以采用图表的，多采用图表形式进行表述；不能采用图表的，也尽量用通俗易懂的语言进行简洁、明了的描述，以便学生理解和掌握。

3. 创新性和先进性　在内容的编写方面，注意吸收已经得到认可的新的知识。

4. 注意将实践课与专业基础课齐头并进。这样，使学生在学习专业理论课时，带着在实际操作中发现的问题去听课，提高学习积极性。实践证明，打破传统教育中基础理论课与专业课之间的关系，把初级能力训练作为基础，不仅是可行的，而且是必要的。

我们的目标是打造一套高质量的高职高专护理教材，使它既适应学校的教学需要，又符合临床的需要。同时，它还将有助于学生毕业后顺利通过执业考试，为学生的职业生涯发展奠定良好的基础。

我们相信，经过大家的共同努力，我们的目的一定能达到！

目 录

第一章 绪 论

第一节 概述

一、急重症护理学的概念

急重症护理学是以现代医学科学、护理学专业理论为基础，研究各类急性创伤、急性疾病、慢性疾病急性发作及危重病人的抢救与护理和科学管理的一门综合性应用学科，是急诊医学及护理学的重要组成部分。在抢救创伤病人、治疗危重病人、降低各种灾难事故的死亡率中发挥了重要的作用。近30年来，随着急诊医学的发展及社会需要的不断提高，急重症护理学得到了快速的发展，同时也有力地促进了护理学的进步。

二、推进急重症护理学发展的相关因素

（一）意外伤害事故增多

随着社会生产力和科学技术的高速发展，交通事故、生产事故以及社会突发事件、自然灾害、中毒事件所致的死亡与日俱增，已成为世界各国面临的社会问题。以交通事故为例，随着人均汽车的占有量逐年增加，公路网络日益密集，交通事故所致的伤害也明显增多。全世界每年死于交通事故50万人，占总死亡人数的1%，排在人类死亡原因的第10位。中国汽车拥有量占世界的1.9%，死亡人数则占世界的20%。同时，中国交通事故致死率也是世界最高的。2004年我国交通致死率为27.3%，而同期美国为1.3%，日本为0.9%。这里面的问题除了采取道路限速、加强驾校管理、改善道路设施、进行全民交通安全知识的宣传普及等办法以减少交通事故死亡人数外，另一个关键问题就在于急救。交通事故伤员在30分钟之内死亡的占85%，这意味着在30分钟之内得到及时有效的急救能够挽救大部分伤员的生命。此外，家庭电器化的普及，煤气、液化气的普遍使用，如操作不当则可导致家庭意外事故的发生；还有建筑物倒塌、飞机失事等，都需要一支训练有素、集急救理论与实践于一身的急救专业队伍，进行组织救治伤病员。意外伤害事故病人的快速抢救及安全转运护理给急诊护士提出了更高的要求。

（二）人口及家庭结构的改变

随着社会、经济和医学科技的发展，中国60岁以上的老年人数量将以年均3.2%的速度增长。统计显示，目前中国60岁以上老龄人口为1.32亿，占总人口的10%以上；65岁以上的人口超过9400万，占总人口的7%以上；80岁以上老年人口达1300万。中国人口年龄结构已经开始进入老年型。这必然使得一些发作突然又严重威胁生命的老年性疾病如高血压、冠心病、心脑血管意外的发生率增加；另一方面，家庭结构变化正逐步由大家庭向小家庭发展，从而导致独居老人、核心家庭逐渐增多，老年人因缺乏照顾引发的意外事件时有发生，如何以最快的方式把紧急救治的医疗与护理措施送到病人家中和现场，使病人能在最短的时间里接受专业人员的诊治、护理和生命支持，这就提出了一个急诊护理家庭化、社区化的问题。

（三）疾病谱的改变

随着医学科学的发展和社会文明的进步，环境及饮食卫生的改善，以及生活方式的改变，疾病谱发生了根本的变化。我国的传染性疾病已从新中国成立以前人群死因顺位中的第一位降至目前的第九位。20世纪中叶以来，各种创伤、心脑血管、呼吸系统等疾病已成为医疗急救服务的主要病种，并处于不断上升趋势。无论是这类疾病本身，还是大众心理都迫切要求得到快速有效的救治、准确到位的护理。

（四）社会转型的影响

现代社会生活节奏加快，竞争激烈，生活压力增大，内心的矛盾冲突，一方面影响自身系统，必然出现许多神经、精神、躯体疾病，如急性脑血管疾病等，另一方面也可能影响他人和社会，从而导致各种意外伤害事故发生。

（五）生活方式的改变

随着人民生活娱乐方式的多样化，人们外出活动及各种运动增加，尤其是参加一些风险性运动的人数增加，如攀岩、登山、漂流等，使运动性损伤人员也在增加。

三、急重症护理学的发展史

现代创伤急救护理的起源，可追溯到19世纪南丁格尔年代。1854～1856年，英法等国与俄国爆发了克里米亚战争。战争开始时，英军的医疗救护条件非常低劣。伤员死亡率高达42%。南丁格尔率领38名护士奔赴前线开拓战地护理工作，伤员死亡率迅速下降至2%，这充分说明了急救护理工作在抢救危重伤员中的重要作用。

20世纪60年代，由于心电示波装置、电除颤器、人工呼吸机、血液透析机应用于临床，医学理论与实践逐渐深化，护理理论与护理技术得到进一步提高。到了60年代后期，现代监护仪器设备的集中使用，促进了重症监护病房（intensive care unit，ICU）的建立。20世纪70年代，一些国家开始组建急诊医疗服务体系（emergency medical service system，EMSS），训练各行各业的人员作为二线急救组织成员，重视现场抢救，重视急救护理教育。70年代中期，在德国召开的国际红十字会参与的一次医学会议上，提出了急危重症急救事业国际化、国际互助和标准化的方针，要求急救车装备必要的仪器，国际统一紧急呼救电话及交流急救经验等。美国于1959年开始实施急救医疗，1973年美国国会通过了《急诊医疗服务体系(EMSS)法案》，1976年完成了立法程序，形成了全国急救医疗网。之后，又相继建立了院前急救、现场和途中救护以及重症ICU监护体系。

我国的急救医学服务始于20世纪50年代，急救的重点是在一些大中城市设立急救站，主要是现场简单抢救和伤员运送。进入70年代，尤其是80年代以来，随着我国的对外开放和国民经济的快速发展，急救医学也开始步入了新的发展阶段。1980年，国务院在北京主持召开了建国以来第一次由北京等10个城市急救工作会议，会后由卫生部颁发了《关于加强城市急救工作意见》的文件，指出了急救医学在国家建设和保障人民健康中的重要作用，明确了其性质、任务和建立健全急救站和医院急救科(室)的具体规定；1983年卫生部又颁发了《城市医院急救科(室)建立方案》，明确提出城市综合医院必须成立急诊科(室)；1986年全国人大通过了《中华人民共和国急救医疗法》，并颁布实施。1986年在上海召开了第一次急救医学学术讨论会，当年中华医学会正式成立了“急救医学专科学会”。1989年世界危重病急救医学学会接纳我国为该会会员，从此，我国急救医学组织跨进了国际专业组织的行列。经过20多年的发展，我国的急救医学从组织机构、设施建设、队伍建设、设备装置以及业务学术等都得到了很大的发展。目前全国各大、中城市都建立了急救医疗中心，小城市和县镇亦基本建立了急救医疗站，全国县以上的综合医院和部分专科医院都设置了急诊科(室)，并建立了ICU、CCU重症监护病房，形成了中心－站(所)－科(室)相结合的急救医疗网络，全国各大、中、小城市和县级、镇，都已经基本开通了“120”急救呼救电话专线(少数城市亦有用“999”，如北京市红十字会急救中心)，急救医疗的社会化、专业化、家庭化的格局已经初步形成。

《急重症护理学》作为护理专业的必修课程，护士掌握急救护理本领，必将为我国人民的卫生健康水平和社会经济发展做出更大的贡献。

第二节 急重症护理学的范畴

一、院外急救和复苏护理

院外急救包括在所有出事地点，如工厂、矿山、农村、家庭和交通事故以及其他意外事故等现场，对伤病员的初步救护。在院前急救的同时应尽早启动EMSS，首先建立有效的呼吸与循环，如呼吸、心搏骤停必须现场心肺复苏，再视病、伤情况结合当时当地现有条件采取输液、止血、止痛、包扎、固定、解毒等救治措施，然后通过各种交通工具迅速安全转送。在转送途中需连续监护并做必要的治疗、护理，为后续抢救及治疗争取时间。

二、院内急诊救护

院内急诊救护是指院内急诊科的医护人员接收各种急诊病人,对其进行抢救治疗和护理,并根据病情变化,对病人做出出院、留院观察、立即手术、收住专科病房或收住重症监护病房(ICU)的决定。

三、危重病救护

危重病救护是指受过专门训练的医护人员在备有先进监护设备和急救设备的重症监护病房(ICU),对呼吸心搏骤停、休克、昏迷、严重水电解质失衡、酸碱失衡,各系统的危重症,急性多发性创伤和单、多器官功能衰竭等严重疾病进行全面监护及治疗。还应包括创伤救护,即是指对多发伤、毒蛇咬伤、烧伤等意外伤害应力争在现场和急诊科及早得到有效处理,以防止休克、感染或严重的并发症发生;急性中毒救护包括对常见的煤气、乙醇、镇静类药物中毒及农药中毒、食物中毒的救护;各类意外救护,如淹溺、触电、自缢、中暑等的救护等。

四、灾难救护

灾难救护是灾难医学的实践。灾难医学是研究灾难发生时,如何迅速有效的救治众多伤病员的学科,涉及所有临床医学及预防医学。其研究内容包括自然灾难(如地震、洪水、旱灾、台风、龙卷风、海啸、火山爆发、泥石流、滑坡、虫害)和人为灾难(如交通事故、化学中毒、放射性污染、环境巨变、流行病和战争、武装冲突等)所造成的后果即减灾免难的具体措施。灾难救护可分为灾前准备、灾时救援、灾后预防三部分。

五、急救护理人才的培训和科学研究工作

人才培养和科学研究工作是急救事业发展的重要体现,应有计划地组织现有护理人员学习急诊医学和急重症护理学,提高急救护理人员的业务能力。并加强急重症护理学研究及情报交流工作,使急救护理学的教学——科研——实践三位一体,促进学科发展。

第三节　急诊医疗服务体系

在事故现场或发病之初即对伤病员进行初步急救,然后用配备急救器械的运输工具把他们安全快速护送到医院急诊科(室)接受进一步抢救和诊断,待其主要生命体征稳定后再转送到重症监护病房(ICU)或专科病房,这种把院外急救、院内急诊科诊治和加强监护治疗三部分有机联系起来(如图 1-1),以更加有效地抢救危重伤病员为目的的系统,叫做急诊医疗服务体系(EMSS)。

护士应参与 EMSS 管理,促进 EMSS 更加完善,使院外急救与院内救护一体化,合理有

效地利用急救资源。

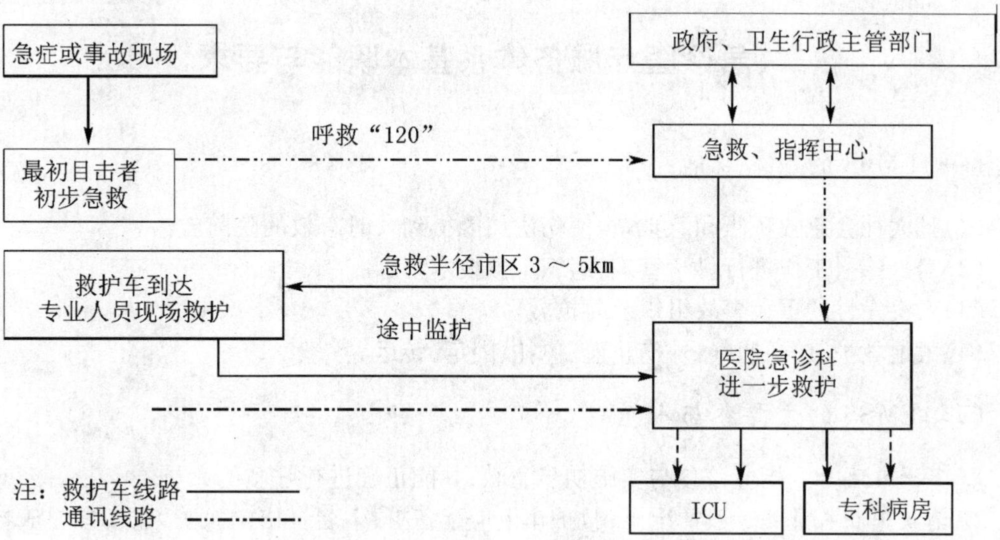

图 1－1 我国急诊医疗服务体系(EMSS)运行示意图

一、建立完善急救组织与急救网

城市医疗救护网是在城市各级卫生行政部门和所在单位直接统一领导下实施急救的专业组织。医疗救护网承担现场急救和途中护送，以及包括医院急救抢救的全过程的工作。城市应逐步建立健全急救站、医院急诊科(室)，并与社区卫生站等基层卫生组织相结合，组成医疗急救网。

(一)急救中心(站)的主要任务

(1)急救中心(站)是在市卫生行政部门直接领导下，统一指挥全市日常急救工作；急救分站在中心急救站的领导下，担负一定范围内的抢救任务。

(2)负责对各科急、危、重症病人及意外灾害事故受伤人员的现场抢救和途中救护。

(3)向基层卫生组织和群众宣传、普及急救知识，条件允许时，可承担一定的科研、教学任务。

(4)执行上级领导指派的临时救护任务。

(二)医院急诊科(室)的任务

(1)承担急救站转送的和来诊的急、危、重症病人的诊治、抢救和留院观察工作。

(2)有些城市的医院急诊科(室)同时承担急救站的任务。

(三)社区卫生站的主要任务

(1)在急救专业机构的指导下，学习和掌握现场救护的基本知识及技术操作。

(2)负责所在地段单位的现场救护、防火、防毒等知识的宣传教育工作。

(3)负责组织所在地段单位、群众开展现场自救、互救工作。

二、急诊医疗服务体系基本职能与要求

(一)EMSS 的基本职能

(1)扩大社会急救队伍和急救站,使伤病员能得到及时有效的院前救治。

(2)对急诊科工作进行科学管理,组织急救技术培训。

(3)对突发性的重大事故组织及时抢救。

(4)战地救护,包括通气、外伤止血、包扎、固定、转运等。

(二)EMSS 的主要参与人员

1. **第一目击者** 指应该参与实施初步急救,并能正确进行呼救的人员。

2. **急救医护人员** 一般情况下,救护车上应配备 1~2 名合格的医护人员,参加随救护车在现场和运送途中的救护工作。

3. **医院急诊科的医护人员** 伤病员送到医院,由急诊科医护人员进行进一步治疗。

(三)建立急诊医疗服务通讯网络

现代化急救医疗服务通讯联系,可以说是 EMSS 的灵魂。救护站、救护车与医院急诊科应配备无线通讯,有条件的城市应逐步建立救护车派遣中心和急救呼叫专线电话。通讯网络的完善与建立,有利于急救工作的顺利开展。

(四)改善城市救护站的条件,改变救护车只做运送工具的状况

每一城市都要建立救护站,大城市应设立一个救护中心站和若干分站,救护站要建立必要的通信设施,要配备一定数量的车况良好、具有必要救护装备的救护车,要有足够数量的急救医护人员编制,要有 1~2 名急救医生随车出发,以便进行及时有效的现场救护和运送途中的救护。应该改变救护车仅作为运送工具的状况,充分利用救护车上的抢救设备与资源。急救医护人员在现场进行急救的同时,还可以利用无线通讯工具和就近的医院急诊科取得联系,以便及时得到急诊科医师的指导,并通报病人即将到达,做好迎接病人的准备。

(五)加强医院急诊科的建设,提高急诊科的应急能力

城市医院急诊科应有独立的"小区"。要有专门的医护人员编制,要有一定规模的装备,还要有对内对外的通讯联系设备。加强急诊科室的业务管理,应从以下几方面入手:

(1)提高急诊科医务人员的急救意识和群体素质。通过有计划、有组织的业务目标训练,组织考核,使训练计划落到实处。

(2)建立、健全急诊科、抢救室的各项规章制度。

(3)推行急诊工作标准化管理,提高急诊科的应急能力。为了随时准备救治严重创伤病人,医院还应组织创伤急救小组,并每日将该小组值班人员的名单公布于急诊科,遇有严重创伤的病人来院,该小组成员应迅速到位。

第四节 急救护理人员应具备的素质

一、高度的责任心

每个护士都应认识到护理工作的重要性，对急危重症伤病员要争分夺秒，不失时机地进行抢救。切忌在工作中疏忽大意、掉以轻心，否则将增加病人的痛苦，甚至丧失抢救治疗病人的时机。树立爱岗敬业的精神，具备高度的责任心、以病人为中心、以抢救生命为己任，全心全意为病人服务。

二、精湛的抢救技术、全面的知识结构

由于急诊病人病种复杂，涵盖面宽，因此必须具备多学科的知识面和操作技能，能熟练地配合各科医生，对各种病人进行及时、合理的处置。

三、稳定的心理素质

急诊急救工作风险性大，随机性强，面对突发事件，要求护士提高心理适应能力。在处理突发事件和抢救病人时，沉着镇定，坦然自如，紧张有序地完成抢救工作。

四、良好的身体素质

急重症病人的病情危重、变化快，抢救工作激烈，随时出现大批的病人，使工作负荷骤然加大。良好的身体素质是急诊护士出色完成繁忙、紧张的急诊、急救护理工作的首要前提。

五、良好的沟通能力

急诊护士担负着病人与医务人员、病人与家属之间的协调、联络责任。护士与病人之间良好的沟通，对于了解病人的心理状况，提供信息反馈，减轻病人身心痛苦，缓解矛盾，提高抢救成功率是非常重要的。

第五节 学习急重症护理学的方法

一、培养良好的职业道德

急诊护士要自觉地规范自己的言行，设身处地为病人着想，牢固树立“时间就是生命”

的观念,急病人所急,争分夺秒,全力以赴,抢救病人的生命,保证抢救工作的质量。

二、掌握急救知识和急救技能

刻苦学习急救知识,勤学苦练急救技术,具备扎实的业务素质,在工作中能正确、敏捷操作,以赢得救治生命的时间。

三、涉猎多学科知识与技能

急诊、急救工作范围跨度大,急危重病人病情复杂,在分诊及护理过程中,涉及的知识面广,因此要求护士具备良好的专业素质,具有内、外、妇、儿等多学科护理知识和技能,以及伦理学、社会学、心理学等多方面的知识。还要善于将基础理论与学过的各科知识相互联系,融会贯通。以便全面地判断病情,更迅速地抢救急、危、重病人。

四、培养管理能力

急救护理中,管理工作非常重要,能否较好地排除护理抢救的各种障碍,协调好各方面的关系,直接关系到抢救工作能否顺利进行。护士应注意培养自身的管理能力。

五、积极参加继续教育

急诊医学进展迅速,不论在基础理论、治疗措施、监护手段及护理技术方面都日新月异,急诊护士的知识结构也需要不断更新,扩大自己的知识范围,掌握急诊医学领域的新进展,能够更好地理解和配合医疗急救。因此,任何年资的护理人员必须接受继续教育,重点学习新理论、新知识、新技术,并积极在实践中开展科学研究。

思考题

1. 急重症护理学的范畴包括哪些?
2. 急诊医疗服务体系是如何运行的?

第二章
院外急救

院外急救(outhospital care)也称院前急救(prehospital care),是指在医院之外的环境中对各种危及生命的急、危、重症伤病者进行现场救护、转运及途中救护的统称,即病人进入医院前实施的医疗救护。院外急救是 EMSS 的首要环节和重要基础。它改变过去那种医生在医院里等病人上门的传统急救医疗模式,迅速地把医疗救护送到急、危、重病人的身边,最大限度地减少了病人的“无治疗期”,即从病人发病至获得治疗为止的时间。当今社会已将院外急救工作作为衡量一个地区急救工作水平和能力高低的标志。

第一节　概述

完整的院外急救环节包括伤病员或目击者的呼救→急救中心接受呼救后调度出车→急救人员到达现场接近伤病员→对伤病员进行现场救治→搬运→转送医院的途中监护→抵达接收医院对伤病员的交接→急救人员及救护车返回待命。

由于社会的发展和进步,人们要求在急、危、重症的发病初期就能得到及时的救治。因此,院外急救服务越来越重要。

一、院外急救组织的标准

为使急、危、重症病员得到及时的救治,一个有效的院外急救组织必须具备以下标准:

(1)用最短的时间快速到达病人身边,根据具体病情转送到合适医院。

(2)给病人最大可能的院外医疗救护,使伤亡减少到最低限度。

(3)平时能满足该地区院外急救需求,灾害事件发生时具备较强的应急能力。

(4)合理配备和有效使用急救资源,获取最佳的社会、经济效益。

二、院外急救的重要性

(1)院外急救是 EMSS 的首要环节,其中包括了伤病员的现场抢救、途中监护和安全转运。虽然院外急救是短暂的,但及时有效的现场救护,快速、安全地转送病人,可以为挽回病人生命赢得宝贵的抢救时机。

(2)院外急救是社会医疗保障系统的重要组成部分,在应对突发意外事故及灾难时,

EMSS 能够缩短反应时间,快速、有效地提供及时、便捷的服务,以降低各种急慢性疾病以及意外伤害事故的病死率和伤残率。如猝死病人抢救的最佳时间是 4 分钟,严重创伤伤员抢救的黄金时间是 30 分钟。如果没有院外急救争取到这关键的几分钟,院内设备再好,医术再高明,病人也难以复活。

(3)院外急救服务系统是卫生行业的窗口,它的完善和健全,不仅是衡量一个城市经济发展、精神文明建设和综合服务能力的重要标志,而且可反映一个国家的急救医疗反应能力和急救医学水平。

三、院外急救的特点

根据上海市医疗急救中心近年来的统计,疾病谱顺序前 5 位为:外伤、脑血管急症、心血管急症、呼吸系统急症和肿瘤;急救死亡疾病谱顺序前 5 位为:心血管急症、呼吸系统急症、脑血管急症和中毒、肿瘤。这些疾病除肿瘤外,大多数具有突发性,而且常发生在医院以外,需要及时的现场急救和转送医院。由于院外急救与医院急救在地点、环境、时间以及病人对医疗的要求等方面有许多不同,因此,院外急救具有其自己的特殊性。其主要特点有:

1. **紧急性** 不仅体现在病情急、时间急,而且存在心理上的急,需要有快速果断的处理。它需要有极高的时效性,如一有“呼救”必须立即出车,一到现场必须迅速抢救。因此要求救护人员常备不懈,随叫随出。紧迫性、突发性灾害事故后伤员的情况复杂,不管是危重病人还是急诊病人,必须充分体现“时间就是生命”的紧急处理原则,即使对无生命危险的伤病员也不例外。其次还要应对不少病人或家属心理上的焦急和恐惧。

2. **突发性、随机性** 由于院外急救的对象往往出乎人们预料之外,包括各种危及生命的急症、创伤、中毒、灾难事故;事件发生随机性强,主要表现在救护者日常业务的不规律性,如成批伤员出现、急救地点分散、病人的流向一般不固定等,遇有特殊需要时可能会超越行政医疗区域分管范围,这就要求平时须普及和提高广大公众救护知识和技能,相关部门要有预案,一旦出现突发事件,就能及时进行自救互救和专业救援。

3. **艰难性** 现场急救多在非医疗条件或不理想的环境下进行,因而对服务有客观限制,如狭窄的地方难以操作,暗淡的光线不易分辨;有时在马路街头,围观人群拥挤、嘈杂,环境大多不能选择或控制;运送途中,救护车震动和发动机声常使听诊难以进行,触诊和问诊也受到影响;有时事故现场的险情未排除,如现场的大火、化学毒气、倒塌物、爆炸物等险情对救护人员具有一定的危险性,也可能造成人员再受伤。因此,救护人员只有熟练掌握急救理论和急救技术,才能适应在较差的环境条件下进行救护。

4. **复杂性** 是指灾害发生后伤病员多种多样,伤情重,一个人身上可能有多个系统、多个器官同时受累。病种复杂,涉及面广,病情紧急,无充足的时间和良好的条件作鉴别诊断,要求救护人员在较短时间内对复杂的病情进行评估、判断及分类,因而对救护人员的专业要求和综合应变处理能力要求更高。所以,院外急救一线人员必须具备良好的医学急救技能和独立分析、解决疑难问题的综合能力,才能熟练的应对现场救护中的各种病人。

5. **灵活性** 院外急救条件差,一般都存在缺医少药、抢救器材不全,这就需要灵活机动地在现场周围寻找相关抢救代用品,才能为病人获得抢救时机。

6. **体力强度大** 院外急救人员随车到现场途中要经过颠簸,到现场时要携带急救药品和器械到达伤病员所在处。如病员居住在高层楼房若无电梯时就需爬楼，现场若是处于车辆无法进入的地方时就要弃车步行，到现场后必须立即对病人进行抢救，医务人员既当医生又当护士，抢救后需要边指导边与其他救护人员一同搬运伤病员，运送途中还要不断观察病人的病情，每一环节均要消耗一定体力。因此急救人员必须具备强壮而灵活的体能素质。

四、院外急救的任务

根据院外急救的重要社会职能和功能定位，可将院外急救的任务概括为以下5个方面：

1. **承担日常情况下居民的急救事件处理**　这是院外急救的主要任务。对于短时间内有生命危险的急危重病人，应先实施初步的紧急处理，直至生命体征稍为稳定后在严密监护下转送至医院。对于病情紧急但短时间内尚无生命危险的急诊病人，则采取初步的现场处理，减轻病人痛苦，稳定病情后再转送至医院。

2. **大型灾难或战争时医疗救援工作**　当遇特大灾害或战争有大批伤员时应结合实际情况执行有关抢救预案，无预案时需要加强现场伤员分类和现场救护，并根据不同情况进行分流，转送到预定医院。

3. **特殊任务时的救护值班**　特殊任务是指当地的各类大型集会、体育活动、重要会议或重要外宾来访等救护值班，并及时提供急救医疗保障。

4. **向民众普及急救知识**　经常通过广播、电视、报刊、网络等媒体进行宣传教育，并举办各种急救知识与救护技术培训班，以提高民众自救互救水平。

5. **通讯网络的枢纽作用**　院外急救的通讯网络承担着急救信息的接收、传递任务，起着承上启下、沟通信息的枢纽作用。

五、院外急救的功能与原则

（一）院外急救的功能

（1）评估与维持伤病病人的基本生命体征、减轻痛苦、稳定伤员病情、防止再损伤、降低伤残率和病死率。

（2）评估病情并快速安全地分流与转运伤病员。

（二）院外急救的原则

1. **先排险后施救**　立即协助病人脱离险区，再实施救护。

2. **先重伤后轻伤**　是指优先抢救危重者，后抢救较轻者。但当大批伤员同时出现时，在有限的时间、人力、物力的情况下，应在遵循先重后轻的原则同时，重点抢救有可能存活的伤病员。

3. **分类检送及安全转运**　根据伤情，快速进行分类处理及安全转送。

4. **急救与呼救并重**　是指有多人在现场的情况下，救护与呼救同时进行，以尽快得到外援。只有一人的情况下应先施救，然后在短时间内进行电话呼救。

5. **转运途中加强监护、记录**　是指在转运途中要密切观察监护伤病员的病情，必要时进行相应的急救处理。如除颤、气管插管、面罩－球囊加压通气、心肺复苏术等,以使伤病员安全到达目的地。

第二节 我国院外急救的组织体系

目前我国院外急救由于各地在经济实力、城市规模、急救意识、服务区域以及传统观念的影响等方面存在较大差异,在设立院外急救医疗机构时,所采取的院外急救模式亦有很大不同。

一、我国城市院外急救模式

(一)独立型

独立型分为两种:

1. **院外院内完善型** 如北京模式:北京急救中心是北京市院外急救和重大急救医疗任务的统一指挥、调度和抢救中心。该中心由院外急救科、急诊室、重症监护室构成,并拥有现代化的调度通讯设备,可以和市政府、卫生局以及北京各大医院直接进行通信联系。院外急救工作由医生、护士协作承担,部分病人经院外抢救处理后转送中心监护室继续治疗,多数病人则被转运到其他医院。其急救流程为:病人及家属通过"120"电话向急救中心呼救,中心站调度室调度出车出人到现场急救,然后监护运送病人回急救中心或附近医院。其特点是具有院前、院内、重症监护和住院部,是个"大而全"的模式。但此模式不能充分利用其他医院的急救资源,需用巨额资金和大量人才来完善急救指挥系统和急救网络。

2. **单纯院外型** 如上海模式:这是由医疗救护中心站及其所属分站与该市若干医院紧密协作的急救模式。设有一个急救中心站,各县、区建有分站,一般分站设在协作医院内或附近,协作医院大多是区、县中心医院。急救中心没有院内部分,但编制有专业院外急救医务人员和车管部门,院外救护系统和协作医院关系主要是业务协作,但是也有人才培养等关系。其急救流程为:病人及家属通过"120"电话向急救中心呼救,中心站调度室调度指派就近分站出车出人到现场急救,然后监护运送病人到协作医院,也可到病人的劳保医院继续院内救护。其特点是由于院前急救人员亦属于急救中心的编制,管理比较方便,院前反应速度快。

(二)依附医院型

如重庆模式:这是以依托一个医院为主的急救模式。其特点是各急救中心主要附属于一家综合医院,并拥有现代化的急救仪器设备和救护车,经院外处理后可送到附近医院或收入自己的附属医院。因其有一所具有接受各专科病人能力的医疗单位,故扩大了院外急救和救治病人的范围。院外急救实质上是医院的一个部门,而市医疗急救中心实际上是同时担负急救任务的医院。此种模式一般多见于中、小城市和县中心医院兼急救中心。其急救流程为:病人及家属向市县急救中心呼救,急救中心的院外急救部派人派车到现场,然后监护运送病人回急救中心，由院内急救部继续救治。其特点是投资少，对院前病人处理能力较强。

（三）单纯调度指挥型

如广州模式：由急救指挥中心负责全市急救工作的总调度，以若干医院急诊科为区域，按医院专科性质分科负责急救的模式。急救指挥中心负责与其他急救系统、单位（如公安）、消防、人防、血液中心和防疫站等联系协作，以应付突发灾害事故。其急救流程为：病人及家属通过“120”电话向市急救指挥中心呼救，当接到呼救后，指挥中心立即通知该区域承担院外急救任务的医院急诊科，急诊护士接到电话指令后，由值班护士按病情通知有关专科医生、护士及驾驶员赴现场抢救，然后监护运送病人回本院继续治疗。其特点是投资少，能充分利用现有的医疗资源合理安排急救半径，但由于急救指挥中心与各医院无行政隶属关系，不具备急救医疗支持力量，而与各医院急诊科的协调存在一定困难。

（四）相对依托型

如深圳模式：一个既依托各大医院又自成体系的急救医疗指挥中心。该中心依托市红十字会、三甲医院，实行一套班子两块牌子，既相对独立，保持急救中心指挥的权威性，又互相融合、互为发展。中心实行“集中受理、分区处理、就近派车”的调度原则，以各大医院急诊科为急救单位，负责大部分的出车。急救中心除平时出车外，负责重大事故的抢救。这样就确保了中心指挥的权威性，同时又有较强的急救医疗支持力量，既完成了日常的急救任务，又有较强的应付大型灾害性事故的能力。其特点是既充分利用现有资源，又能集中财力，完善指挥调度系统，并具有合理的抢救半径和有利的医院支持，在短时期内形成强大的社会效益，但中心与各医院急诊科的协调管理仍须不断完善。

院外急救是一项服务于广大人民群众的公益事业，需要得到政府以及社会各界的重视、支持和帮助，尤其是大型灾害事故的医疗救护，需要动员社会各界的力量，有领导、有组织地协调行动，以最小的人力、物力与财力，在最短的时间内争取最大的抢救效果。

上述各城市院外急救共性如下（如图 2－1）：具有现代化灵敏的有线或无线通信设备；基本健全了急救网络，使抢救半径缩短在 5000 米左右；给病人以最快速度和高效的院外急救，从而减少了伤残率与病死率。但其组织形式各有不同特点，其工作效率也有一定差异。

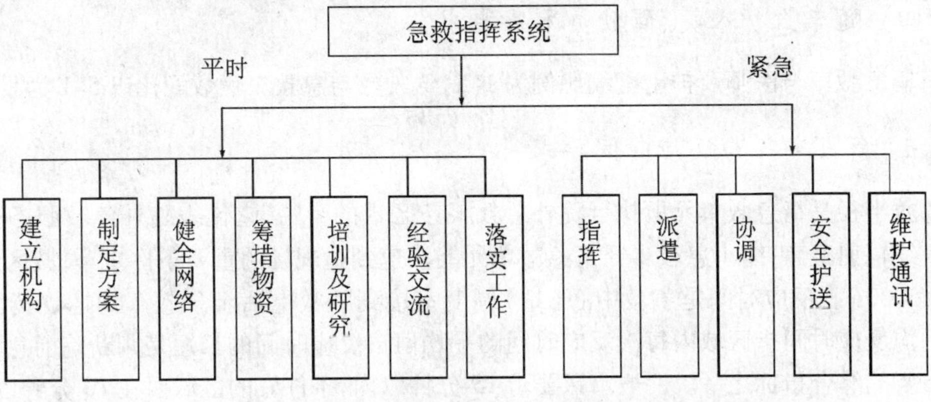

图 2－1　我国院外急救指挥系统功能

二、院外急救服务系统设置

(一) 院外急救中心设置要求

1. **规模** 一个拥有30万人口的区域,应该设置一个院前急救中心(站)。可设在某个医院内,也可设在医院外,应该有独立的"120"急救专用电话和其他基础设施。

2. **地点** 地点的选择对建筑设置的合理性、经济性和创造良好的急救条件有密切关系。急救中心(站)地点应符合以下条件:(1)在区域中心地带;(2)车辆进出交通方便;(3)设在医院内,也可设在医院外,设在医院外时最好靠近大医院,这样便于行政管理。

3. **基本建筑、建设** 基本建筑面积大小应根据区域实际情况决定,一般可定为每辆急救车占地100~200m^2,各类建筑最好独立。教学科研建筑包括教室、实验室、图书馆、活动室等;行政业务建筑包括办公室、调度室、会议室等;后勤建筑包括食堂、浴室、锅炉房、洗衣房、仓库、车库及其他设施;基本建设包括急救车辆、车修设备、医疗药品器材、通信设备、电脑设备、教学科技设备、生活设备及其他必需设备等。

(二)院外急救分中心(站)设置要求

1. **规模** 按社区需要设立规模。

2. **地点** 人口较密集地带;特殊需要地带,如旅游点、大企业附近处;交通比较便利地带;在医院内或与医院相毗邻。一般应按城市医院规划点均匀分布。

3. **建筑及设备要求** 建筑面积根据区域实际情况确定,一般为每辆急救车占地50~100m^2。包括值班人员休息室、餐厅、盥洗间、活动室、车库等。基本设备包括急救车辆、急救医疗药械、通讯设备、生活设备等。

(三) 区域人口与救护车辆比例

急救车辆数量配备标准,原则上每5~10万人口配一辆急救车,车况和性能要适应或满足急救需要。

(四) 随车医护人员、驾驶员配备要求

每辆急救车与医师及护士配编比例为1∶5,驾驶员与急救车辆数配比以5∶1为妥。

(五)急救半径与反应时间要求

急救半径是指急救单元所执行院外急救服务区域的半径,它代表院外急救服务范围的最长直线辐射距离,缩小急救半径是急救单元能快速到达现场的重要条件之一,城区急救半径应≤5000m。反应时间是急救中心(站)调度室接到呼救电话至急救车到达现场所需时间。平均反应时间指区域内每次反应时间的平均值。反应时间的长短是判断院前急救服务功能重要的综合指标之一。一般市区要求15分钟以内,条件好的区域要在10分钟以内,郊区要求30分钟以内。

三、院外急救服务系统管理

(一)系统通讯设备良好

1. **急救电话(120、999等)收接畅通** 电话线路畅通,每天24小时有专职指挥调度人员职守。要充分利用各种有线、无线通讯器材来进行联络、指挥、调度。

2. **自动显示呼救方位与救护车的动态变化** 调度室的计算机与卫星定位系统(GPS)联网,并在救护车上装置接收器。救护车待命、执行任务与空车返回的动态变化可在电脑屏幕上显示。一遇有"呼救"信号,根据呼救方位,计算机会依据编制的程序提供最佳调度方案。

3. **自动记录呼救时间和自动同步录音** 计算机会自动将呼救者的电话号码、家庭地址、来电时间和呼救者记录在案,并显示在屏幕上,调度员与呼救者对话也会自动录音。这不但能提高调度的效率,也可避免医疗纠纷的发生。

4. **急救资料储存** 急救出车次数、人次、千米数、疾病分类、病情程度、疗效、收费、油料消耗等等可输入计算机储存,并可在调度过程中完成统计,这样可即时查阅有关资料,也可按报表提供的数据事后输入储存以备查阅。

5. **危重病人病情资料储存与提供医疗咨询** 将危重病人病情输入电脑储存,一旦遇有持卡者发病抢救,可通过计算机查询,从而提高抢救的成功率。

(二)运输工具装备齐全

我国目前最常用的工具是急救车,部分发达城市现在已有陆地、水上及空中立体化紧急救援系统。全国目前还无法规定急救车内药品、器械及仪器设备的种类和数量配备的标准,因此,只能按各院外急救组织的实际情况,在保证临时够用的前提下,根据急救车辆的不同类型与功能进行科学合理的配备。一般需准备下列用品:担架与运送保护用品,包括普通或折叠式担架、床垫、床单、枕头、被子及胶布等;止血包扎固定用品;人工呼吸器具;手术器械;急救用的救生带、安全帽、救生器械、非常信号用具、病人标记卡片等;护理用品;消毒器具及一般消毒液;外伤消毒药;洗眼用品;必要的药物等。具有复苏功能的急救车除上述常规装备外,还要装备除颤器、监护仪、按需起搏器、血氧饱和度测定仪、人工呼吸器及有关救助设备。此外,要坚持车辆维修保养制度,始终保持车辆的完好状态;做好严格值班制度,受理呼救电话后,按规定时间出车;做到随车记录制度,准确及时的记录伤病员病情和院前急救情况及其疗效;坚持急救用品与仪器设备的维护制度,以保证救护的质量。

(三)医务人员要求

1. **院外急救医务人员要求** 身体健康、责任心强、服务态度好,具有一定的临床经验者,即医师必须是本科毕业后从事医疗工作3年以上;急救医师必须是大、中专毕业并经过专门急救技术培训,在医院急诊科工作2年以上;急救护士(师)中专毕业在医院急诊科工作2年以上;担架员、驾驶员(除具有驾驶技术合格证外)需经过心肺复苏和外伤急救四大技术(止血、包扎、固定、搬运)考核合格,能够熟练掌握院外急救设备、器材的使用,掌握药品的数量、剂量及使用方法。

2. 急救员的设立 在城乡每 60～100 人中，应有 1 名乡村医生、红十字会员或 1 名不脱产的急救员。每人需配备 1 个简单急救箱，出现灾害事故之后，这些急救人员能很快到达现场，并做好现场急救工作。

（四）急救网络运转良好的标准

运转良好的急救网络其相应指标是：城区急救半径≤5km；平均急救反应时间≤15 分钟；监护型救护车≥3 辆；危重病人医疗处理率达标 100%；救治显效、有效稳定率≥90%；急救途中死亡率≤1%；医疗责任事故发生次数为 0；三年内行车重大交通事故次数为 0；心脏骤停现场复苏成功率≥5%；急救物品完好率为 100%；通讯设备完好率为 100%；急救车辆完好率≥85%；万元以上仪器设备完好率≥95%；甲级病历率≥90%；一人一针一管、一用一灭菌执行率为 100%；一次性注射器、输液（血）器用后消毒并毁形率为 100%；病人对急救满意率≥85%；完成指令性任务为 100%；来信来访处理率为 100%；调度室 3 声呼救响铃接电话率为 100%；回车率≤3%；法定报告传染病漏报率为 0。

第三节 院外急救伤员的分诊与救护

伤员分诊是院外急救工作的重要组成部分。成批病人的院外急救除了要依具体情况进行必要的优先处理外，更要强调分诊。3 人以上同时受伤或发病为成批病人。成批病人的特点是突发性强、损伤人员多，损伤的种类和性质复杂。分诊一般分院外（现场）和急诊科两部分。做好伤员分诊工作，可以保证充分地发挥人力、物力的作用，使需要急救的轻、重伤员各得其需，使急救和运送工作有条不紊地进行，以提高伤病员存活率，降低病死率。

一、现场伤员的分诊

（一）分诊要求

在现场对伤员的分诊工作应派经过训练、经验丰富、有组织能力的技术人员来承担。依先危后重，再轻后小（伤势小）的原则进行。应边抢救边分类，做到快速、准确、无误。

（二）现场伤员分诊方法

1. 现场评估 评估应做到快速、有效。检查一个伤病员应在 1～2 分钟内完成，根据伤情可按照 SOAP（四个英文单词第一个字母的缩写）公式进行检查。

S（subjective，主观资料）：指简单的问诊，收集资料，如造成事故、伤害及发病的原因，造成伤害的危险环境是否仍然存在等。

O（objective，客观资料）：指观察面色、伤口、神志、特殊气味等。

A（assess，评估）：系运用 ABCBS 快速评估法。A（airway）气道：检查气道是否通畅，如病人有反应但不能说话、咳嗽，并有呼吸困难，可能存在气道梗阻，应立即检查原因并予清除；B（breath）呼吸：检查呼吸频率的改变是否由胸腔的伤口或压痛引起，呼吸是否停止可用看、听、感觉来判定，对呼吸存在的病人评估呼吸频率、深度及节律，有无呼吸困难、发绀及三凹征；C(circulation)循环：检查心脏功能是否正常，脉搏是否停止，可采用触、摸、量等方法来检查，桡动脉触摸不清，说明收缩压 <80 mmHg；B(bleeding)出血：检查伤病员的头部、胸腹、四肢有无大出血、内脏损伤、骨折等情况；S(senses)感知觉：检查伤病员的反应状况。

P(plan，计划)：是组织抢救或进行有序安全的转运。

2. 紧急呼救

(1)救护启动：早期呼救，启动救援系统，呼救网络系统的"通讯指挥中心"对急救电话立即做出反应，根据病人所处的位置和病情，指令就近的急救站、急救中心或医疗部门去救护病人，以加快救援，利于转运，提高效率。

(2)电话呼救："120"是我国统一实施的医疗急救电话号码，如果现场有多人，呼救与抢救可同时进行，如在场目击者只有一人，而病人又呼吸、心搏停止，则应先行心肺复苏 1～2 分钟后再打电话呼救。使用呼救电话必须用最简练、准确、清楚的语言说明病人目前的情况、伤病员人数及危险程度。

二、现场救护

(一)摆好体位

(1)无意识、无呼吸、无心跳者，应将其置于坚硬的平地上，仰卧位，解开衣领纽扣与裤带，立即进行心肺复苏。

(2)意识不清但有呼吸、心跳者，应将其置于侧卧位，以防止分泌物、呕吐物吸入气管而窒息。

(3)意识、心跳与呼吸存在者，根据受伤、病变部位不同摆好正确体位，如咯血者，应向患侧卧位，以防血流入健侧支气管和肺内。腹痛者，屈双膝于腹前，以放松腹肌。毒蛇咬伤下肢时，应将患肢放低，以减慢毒液的扩散，脚扭伤出现肿胀时，应抬高患肢，以利于血液回流。尽量不要随意移动病人。放置好病人体位后，均要注意保暖。

(二)检查伤情

1. 头面部检查　口唇有无破损及色泽改变，口腔内有无呕吐物、血液或其他异物。鼻腔是否通畅，有无出血或脑脊液流出，鼻骨是否完整或变形。外耳有无变形，有无血液或脑脊液流出，听力是否改变。眼球是否损伤，视物是否清楚。面色是否苍白或潮红，有无出汗。头颅大小、外形，有无外伤及颅内高压情况。

2. 颈部检查　观察颈部外形与活动，有无出血、压痛、畸形、肿胀、气管移位，有无颈项强直，必要时予以颈托固定并制动。

3. 胸部检查　观察呼吸运动是否对称，有无压痛、畸形、肿胀、血气胸表现，可予以加压包扎固定、胸膜腔穿刺或闭式引流减压。

4. 腹部检查　观察腹部外形有无膨隆、凹陷，腹式呼吸运动情况，有无外伤、压痛、反跳痛、肌紧张、移动性浊音，肠鸣音是否消失，判断脏器有无出血、穿孔。

5. 脊柱检查　有无肿胀、压痛及变形。在没确定是否存在脊髓损伤时，切不可盲目搬动病人。

6. **骨盆检查** 有无压痛或骨折,还要注意外生殖器有无损伤。

7. **四肢检查** 有无畸形肿胀、肢端及甲床血液循环情况,疑有骨折时予夹板固定。注意不要随意抬起病人双脚,以免加重创伤。

(三)现场伤员分类及急救区划分

1. **现场伤员分类** 在成批伤员出现时,应进行现场分类,以便对各类伤员进行及时、恰当的处理。根据伤员的症状和体征可分为四类,用红、黄、绿、黑不同颜色印制成分类卡,挂在伤员左胸的衣服上。如没有现成的分类卡,可临时用硬纸片自制。①红色:伤病情况严重,为危及生命的急症,需立即进行抢救;②黄色:伤病情况严重,为各种危重症,但可以在短时间内等待治疗而不会出现生命危险或永久性损伤与致残者;③绿色:伤情较轻、意识清楚,生命体征稳定,如一般挫伤、擦伤;④黑色:已死亡的伤病员。

当今在国际上正日益得到人们承认的一种分类新标签,是珀思(Perth)提倡的伤病员临场分类标签。因为它可以按任何所需顺序折叠标有优先顺序颜色的卡片,这就使分类级别的升、降成为可能。无论它的前面标有哪种颜色,背面都有人体略图。珀思(Perth)分类标签(如图2-2)。

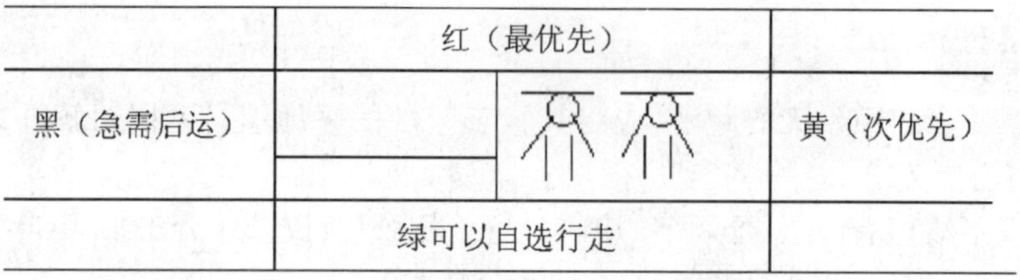

图2-2 珀思(Perth)分类标签

2. **现场急救区的划分** 现场有大批伤病员环境时,最简单、最有效的急救区域应设有以下4个区,以便有条不紊地进行急救。①收容区:伤病员集中区,在此区内的伤员左胸上挂有分类标签,为急救人员的抢救工作提供方便;②急救区:这个区内用以接受红色和黄色标志的危重病人,使急救人员在此做必要紧急复苏和进一步抢救等工作,如对休克、呼吸与心脏骤停者等进行生命复苏;③后送区:这个区内接受能自己行走或较轻的伤病员;④太平区:停放已死亡的伤病员(如图2-3)。

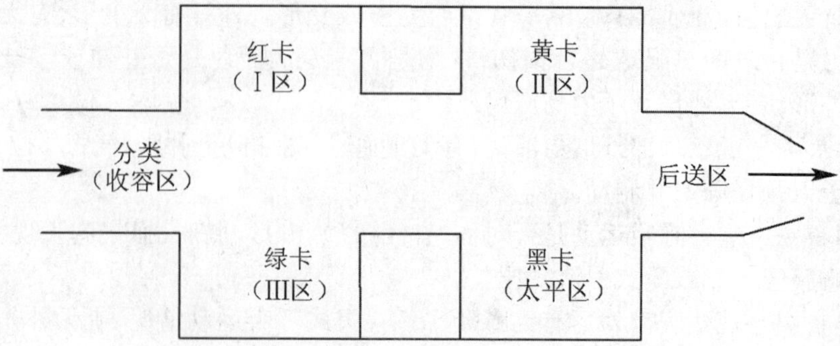

图2-3 现场急救区的划分

（四）现场救护要点与措施

1. **维持循环系统功能**　包括对高血压急诊、急性心肌梗塞、急性肺水肿、严重心律失常、各种休克以及心脏骤停的药物治疗和心肺复苏技术等。

2. **维持呼吸系统功能**　保持呼吸道通畅，及时清除口腔、咽喉、气管内异物或分泌物；昏迷者要防止舌后坠；呼吸停止者要进行口对口人工呼吸或面罩－气囊通气、气管插管通气等；对开放性气胸，应立即封闭创口，对张力性气胸，则应立即穿刺排气。

3. **维持中枢神经系统功能**　包括对急性脑血管疾病、癫痫发作以及脑水肿的急救护理，注重脑复苏，尽早头部降温，可采用冷敷、冰帽等降温措施，以保护血脑屏障，减少脑细胞损害。

4. **灾害、意外事故的现场救护**　（详见第九、十、十一章）。

5. **各种创伤的现场救护**　（详见第七、十三章）。

6. **对症救护措施**　如止血、止痉、止吐、止痛、止喘等。

7. **暴露**　在现场处理猝死、创伤、烧伤等病人时，为了便于抢救和治疗，应掌握松解或脱去病人衣、裤、鞋和头盔的护理技巧。如脱上衣应先健侧后患侧，或直接用剪刀剪开衣袖，以赢得时间和减少意外创伤。脱长裤时尽量取平卧位，解开腰带和裤扣，从腰部将长裤推至髋下，保持双下肢平直，不可随意抬高或屈曲，将长裤平拉下脱出。脱鞋袜应托起并固定住踝部，解开鞋带，向下再向前顺足型方向脱下鞋袜。脱除头盔应用力将头盔的边向外侧扳开，再将头盔向后上方托起，即可去除。

8. **制动**　对怀疑有脊柱损伤者应制动，对颈椎损伤者，可用颈托加以制动保护。

第四节　急救病人的转运

病人在现场进行初步急救处理后，必须经过转运这一重要环节送往医院进一步救治。转运包括搬运与运输。把病人从发病现场搬至担架，或从担架搬至救护车、船、飞机，然后再搬下，用担架送到医院内，这个过程就是转运。正确的搬运，稳妥而迅速的运送对病人的抢救、治疗和预后都至关重要。如病人搬运不当可使各种损伤加重，甚至可以导致严重后果。

一、转运方法、特点及护理

（一）搬运、转送病人的要求

（1）最好等救护人员先作初步处理，如外伤病人的止血、止痛、包扎、固定等，然后再搬动病人，并向医院转送。除非病人有生命危险，或急救人员无法在短时间内赶到才能例外。

（2）最好在人员、器材准备妥当时再搬运病人，尤其是对于休重过重者和神志不清者。否则途中可能因疲劳而发生滚落、摔伤等意外。

（3）在搬运过程中要随时观察病人的表现，如面色、呼吸等；呼唤病人以检查其神志是否清楚；注意保暖，但也不可将头面部包盖太严，以免影响呼吸。

(4)在火灾现场的浓烟中搬运病人,应在离地面约30cm以内匍匐前进,这个高度处烟雾稀薄,不容易被浓烟呛住。

(二)常用的搬运方法

1. **徒手搬运法**　适用于病情轻、路途近又找不到担架的情况。

(1)单人搬运:由一个人进行,可用扶持、背负、侧身匍匐、抱持等方法。① 扶持法:适宜清醒伤病者,没有骨折,伤势不重,能自己行走的伤病者。救护者站在身旁,将其一侧上肢绕过救护者颈部,用手抓住伤病者的手,另一只手绕到伤病者背后,搀扶行走(如图2-4);② 背负法:适用老幼、体轻、清醒的伤病者。救护者朝向伤病者蹲下,让伤病者将双臂从救护员肩上伸到胸前,两手紧握。救护员抓住伤病者的大腿,慢慢站起来(如图2-5)。如有上、下肢,脊柱骨折不能用此法;③ 侧身匍匐法:根据伤员的受伤部位,采用左或右匍匐法。搬运时,使伤员的伤部向上,将伤员腰部置于搬运者的大腿上,并使伤员的躯干紧靠在搬运者胸前,使伤员的头部和上肢不与地面接触;④ 抱持法:适用于年幼伤病、体轻没有骨折、伤势不重者,是短距离搬运的最佳方法。搬运者蹲在伤病者的一侧,面向伤病者,一手托其背部,一手托其大腿,然后轻轻抱起伤病者。如有脊柱或大腿骨折禁用此法。

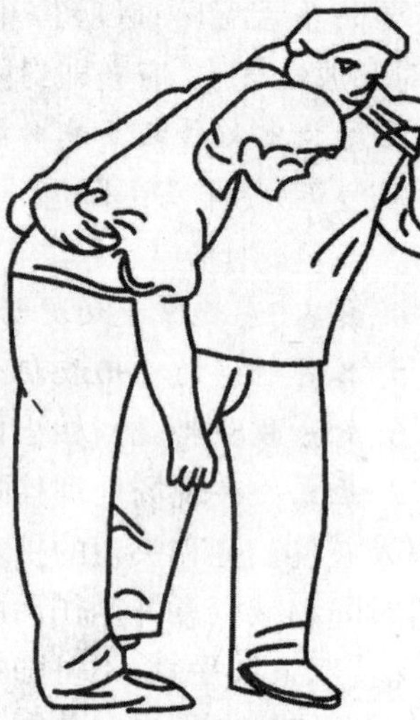

图2-4　扶持法

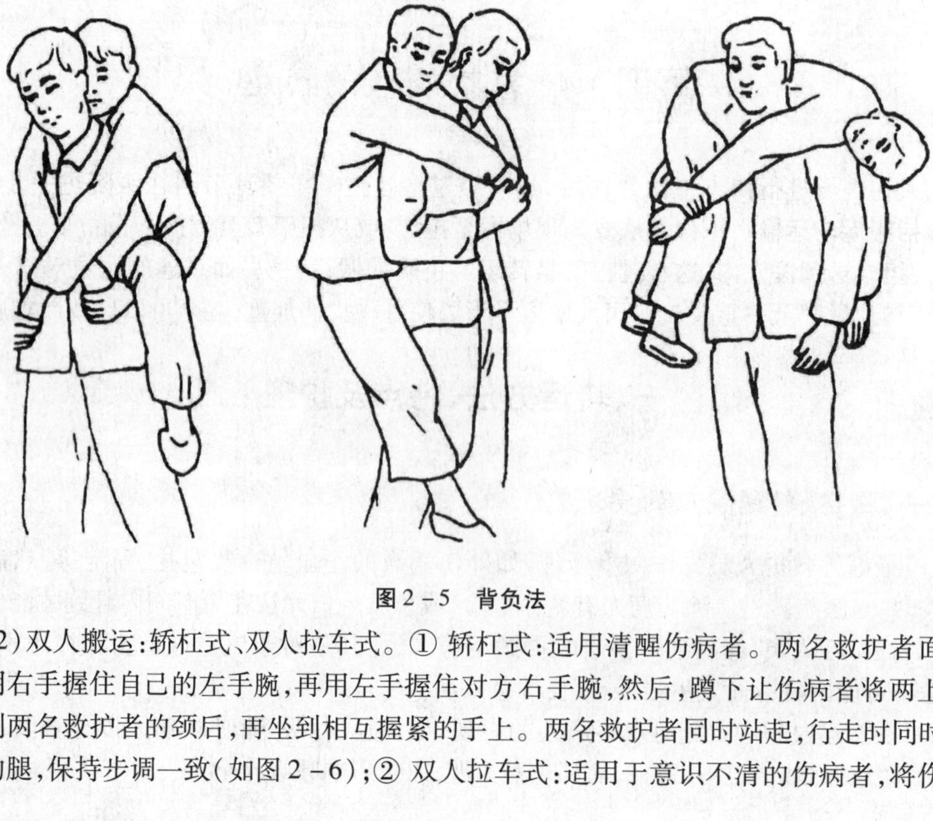

图2-5　背负法

(2)双人搬运:轿杠式、双人拉车式。① 轿杠式:适用清醒伤病者。两名救护者面对面各自用右手握住自己的左手腕,再用左手握住对方右手腕,然后,蹲下让伤病者将两上肢分别放到两名救护者的颈后,再坐到相互握紧的手上。两名救护者同时站起,行走时同时迈出外侧的腿,保持步调一致(如图2-6);② 双人拉车式:适用于意识不清的伤病者,将伤病者移至椅子、担架或在狭窄地方搬运。方法为：两名救护者，一人站在伤病者的背后将两手从伤病者腋下插入，把伤病者两前臂交叉于胸前，再抓住伤病者的手腕，把伤病者抱在怀里，另一人反身站在伤病者两腿中间将伤病者两腿抬起，两名救护者一前一后地行走（如图2－7）。

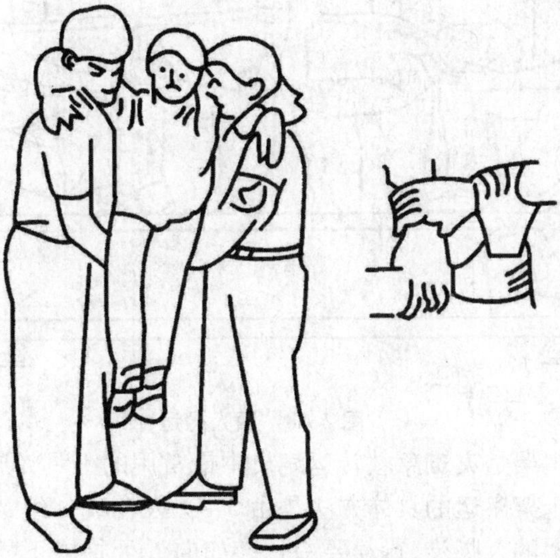

图2－6　轿杠式

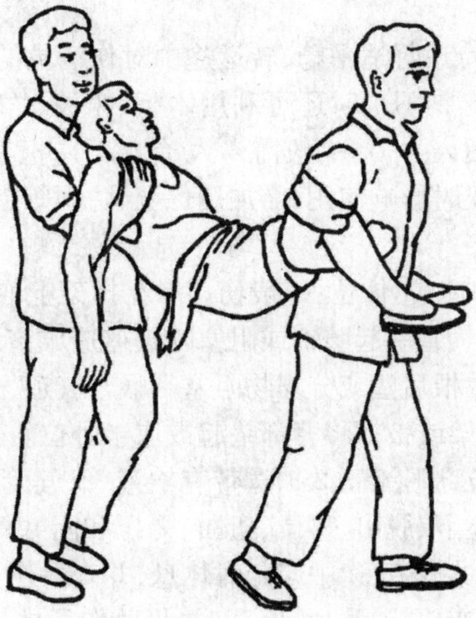

图2－7　双人拉车式

（3）三人或四人搬运：三人或四人平托式，适用于脊柱骨折的伤病者。①三人同侧搬运：由三名救护者站在伤病者的一侧，并排同时单膝跪地，分别抱住伤病者肩、后背、臀、膝部，然后同时站立抬起伤病者；②四人异侧搬运：由三名救护者站在伤病者的一侧，分别在头、腰、膝部，第四名救护者位于伤病者的另一侧，四名救护员同时单膝跪地分别抱住伤病者颈、肩、后背、臀、膝部，再同时站立抬起伤病员（如图2－8）。

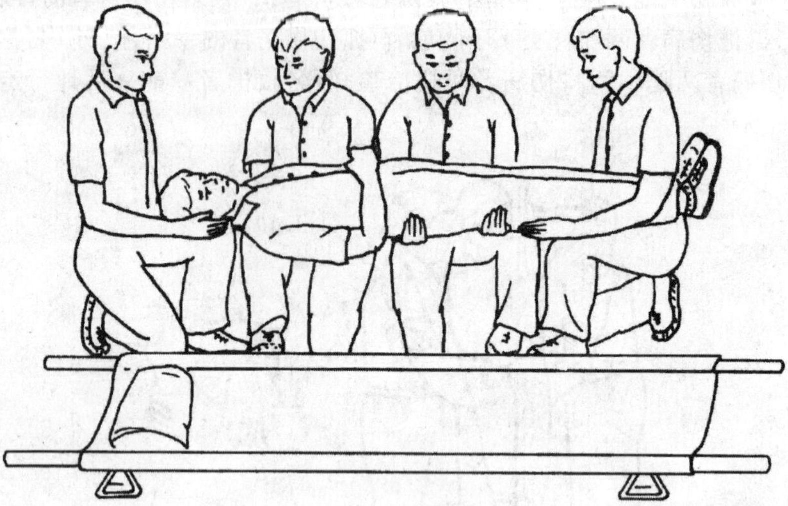

图2-8　四人搬运

2. *担架搬运法*　担架是灾难急救转运病员中最常用的工具,结构简单、轻便耐用。现在常用的是帆布担架。担架搬运的具体方法是由3~4人合成一组,将病人移上担架,病人头部在后,脚在前;抬担架的人脚步、行动要一致。如向低处抬或下楼时,前面的人要抬高,后面的人要放低,使病人保持在水平状态;上台阶时则相反,走在担架后的人要注意观察病人的情况。

(1)担架转运伤病员的特点:舒适平稳,转运途中对伤病员的影响小,适于各种伤病者,不受地形、道路等条件限制,工具不足时还可利用木板、树枝、竹竿等就地取材,临时制作。缺点是非机械化,速度慢,占用人力多(一般需4人抬1人),担架员搬运途中体力消耗大,当遇寒冷、强风、雨雪恶劣气候时影响使用,需加用保温、防雨等措施,否则会使伤病者冻伤、感染、加重病情等。

(2)担架转运伤病者的护理:①体位:一般伤病者在担架上取平卧位,恶心呕吐者,应取侧卧位,防止仰卧呕吐物吸入气管引起咳嗽或阻塞呼吸道造成窒息。对有颅脑损伤、昏迷等病人,应将头转向一侧,以防舌根后坠或分泌物阻塞咽喉与气道,必要时将舌牵出。胸、肺部创伤者常有呼吸困难,可用支架或被褥将背部垫起或取半卧位。腹部伤常用仰卧位、屈曲下肢。休克病人采用平卧去枕位,脚抬高;②护送带有输液管、气管插管及其他引流管道的伤员,必须保持管道通畅,防止坠下、脱出、移位、扭曲、受压和阻塞等,必要时可指定专人观察和保护;③为防止伤员和担架员疲劳,途中应定时休息,并查看伤员的体温、脉搏、呼吸、血压及进行必要的护理(如绷带纱布更换,注射、服药,并协助伤员排大小便,进食、饮水、调整体位等);④担架在行进途中,担架员的步调力求协调一致、平稳。另外,最好在担架上捆2条保险带,将伤员胸部和下肢与担架固定在一起以防伤员摔伤;⑤为防止压伤和压疮发生,应经常翻身或调整体位,在骨突出部适当加以按摩,以促进血液循环,并在该处用海绵、纱布等软物加以保护;⑥担架上应备有防雨、防暑、防寒等用品。

3. *汽车转运伤员的特点和途中护理*　目前我国用于院外急救的交通工具主要是救护车。我国大、中城市的救护车一般分为监护型、普通型和运输型三类。其中,监护型急救设备齐全,急救药品种类较多,主要用于危重病人的现场急救和医疗监护;普通型急救设备较简陋,急救药品较少,主要用于一般病人的初级处理和安全转运;运输型只是用于伤病者病情已完全稳定或已康复者的转院、出院或到院复查、体检等。一般来说,急救中心至少要有20辆救护车,至少设有3个急救分站。目前特大城市已开始配备国外标准的监护型车,包括抢救设备优质齐全,可称“流动的重症监护(MICU)和急诊手术室”。同时应有相当数量的医护人员具备驾驶技能,使现场急救小组工作配合更默契、快速、有效。

(1)汽车转运伤员的特点:汽车转运伤员,具有快速、机动、受气候条件影响小等优点。但是,汽车在不平的路上行驶,颠簸较严重,在行驶中实施抢救有一定困难。而且部分病人易发生晕车,出现恶心、呕吐,甚至加重病情。

(2)汽车转运伤员的护理:①合理安排车辆:伤员乘坐的车辆,应由医护人员统一安排。原则上危重病人及抢救的伤员应使用救护车运送,病轻伤员或途中一般不需要实施治疗的伤员可用大客车运送;②对于转运途中出现生命危险的伤员,如大出血未止住,骨折固定不确定,休克未能纠正,生命体征尚不稳定者,应停车就地抢救;③体位:一般重病伤员均可取仰卧位;胸部伤及呼吸困难者,取半卧位并给予吸氧;颅脑损伤和呕吐病人头应偏向一侧,以防止发生窒息;长骨骨折病人应将伤肢放在合适位置,背部及两侧用棉垫或被褥垫好,固定牢靠,并注意观察肢体远端血运情况;④严密观察伤情:转运途中护理人员应密切观察伤员面色、表情、呼吸节律、深度、频率,呕吐和分泌物、引流液颜色、伤员伤口敷料浸染程度等情况,发现异常情况应及时处理。

4.轮船、气艇转运伤员的特点　轮船运送平稳,但速度慢,遇风浪颠簸厉害,容易发生晕船。汽艇运送速度快,一般作为洪涝灾害时的运送工具。

5.飞机转运伤员的特点　飞机运送速度快、效率高、平稳,不受道路、地形的影响。但飞机升降时气压的变化会对开放性气胸、腹部手术后、外伤致脑脊液漏的伤病员不利;高空中氧含量下降,对肺部病变、肺功能不全等病人不利;低湿度、低气压则对气管切开病人不利。

二、转运途中监测与护理

(一)监测要点

1.瞳孔　双侧瞳孔是否等大等圆,对光反射是否灵敏,瞳孔是否固定,有无压眶或角膜反射。瞳孔不等大说明可能存在颅脑损伤,双瞳孔缩小或散大与中毒或意识丧失有直接关系,有时意味着心跳可能已经停止。

2.血压　常规测量肱动脉压,看压力是否正常。如病人双上肢受伤,应测量腘动脉血压,其压力值比上肢动脉压高20~30 mmHg。血压过高需立即控制,血压过低说明有大量出血或休克现象存在。

3.脉搏　测量脉率及脉律。注意脉搏的强弱、动脉壁的弹性和动脉走行深浅的异常,常规触摸桡动脉,猝死病人触摸颈动脉或股动脉,脉搏的微弱或触摸困难与心脏活动和血容量有直接关系。

4.呼吸　注意测呼吸频率,观察其速率、深浅度和节律有无改变,有无呼吸困难、被动呼吸体位、发绀及三凹征。

5.体温　必要时可用体温计直接测量腋下温度。也可直接观察或触摸病人肢体末梢循环血运情况,有无皮肤湿冷、发凉、发绀或花纹出现。肢端冰凉或皮肤花纹出现等说明微循环不良,是休克的主要表现之一。

(二)维护和加强生命支持

运送途中须加强呼吸道管理,及时清除呼吸道分泌物,保持呼吸道通畅,观察口腔或咽喉部有无异物或舌后坠,及时解除梗阻。观察呼吸的频率、幅度、节律,有无呼吸困难、三凹征,检查局部有无创伤。换气正常者给予鼻导管或面罩吸氧,若换气不佳或无呼吸者,可酌情选用口咽通气管、面罩、气管插管或气管切开予以呼吸支持,有条件者可行脉搏血氧饱和度(SpO_2)监测;对于心肺复苏术后的病人,应注重进一步生命支持如心电监护、心脏电起搏、电击除颤、复苏用药等。

(三)建立有效的静脉通路

对于创伤后需要建立静脉通路的院外急救病人,均选用静脉套管针。其一,可保证液体快速而通畅的流速,对抢救创伤出血、休克等危重病人在短时间内扩充血容量极为有效。其二,在病人躁动、体位改变和转运中均不易脱出血管外或刺破血管,确保液体的持续滴入。在输液的过程中,护士应掌握液体及所用药物的药理作用、副作用及配伍禁忌,并做好用药观察。在院外急救用药中,医生只下达口头医嘱,护士必须执行三清一核对的用药原则,即:听清药物的名称、剂量、浓度,问清药物的名称、剂量、浓度,看清药物的名称、剂量、浓度,并与医生核对,切忌出现用药差错。用过的空瓶应暂时保留,以便核对。

(四)保持各种管道的畅通

护送带有输液管、气管插管及其他引流管的病人时,护士应注意保持各管道的畅通,防止脱出、移位、扭曲、受压和阻塞等,转运途中应由专人观察和保护。

(五)心理护理

由于突遭意外,病人往往没有心理准备,因此普遍存在焦虑、恐惧、抑郁等心理,护士应保持镇静,技术娴熟,热情体贴,和蔼亲切,言语温柔,给予适度的病情介绍,以减轻或消除其恐惧感。同时对病人家属也应客观地介绍病情,以取得其合作和理解。

(六)其他

对于使用止血带的伤员,要切记定时松解(每小时松解1次,每次持续2~3分钟),松解止血带时要用力按住出血的伤口,以防发生大出血。若转运路途较远,护士应注意预防压伤和褥疮的发生,定时为病人翻身或调整体位。

(七)记录

运送途中伤病员所有病情变化及所接受的治疗、抢救及监护等有关资料,必须准确记录,并作好交接工作。

三、认真交接伤病员

安全运送急、危、重症伤病员到达急救中心或接收医院急诊科时，应向接诊护士详细交班，如伤病员现场情况、途中变化、已采取的急救措施及目前情况等，以便其对伤病员再进行进一步的救治及护理。

院外急救任务完成，急救人员随车返回后，应及时补充急救药品，维修急救仪器。并对救护车进行消毒处理，使其处于完好的备用状态。

思考题

1. 院外急救有哪些特点？
2. 简述院外急救的原则。
3. 现场伤员的分类要求有哪些？
4. 在病人转运途中监测与护理有哪些内容？

第三章 急诊科的设置与管理

急诊科工作是医院医疗和护理工作的"窗口",在社会整体医疗工作中起到非常重要的作用,也是医院科学管理水平和医疗技术水平的集中反映。现代的急诊科突出了多专科的特色并融入了急诊病人重症监护的优势,因而在现代急诊医疗体系中占有重要地位。

第一节 急诊科的设置

一、布局原则

急诊科合理的布局与管理是急诊病人就诊程序顺利与否的关键。医院急诊科接治的多是突发性的急、危、重病人,一切医疗护理过程均以"急"为中心,所以布局要从应急出发,出入路线应短捷,标志明显,以方便病人就诊治疗为原则。

(1)急诊科应设置在医院临街的醒目处,24 小时均有鲜明的标志,应有直接通道与住院部和门诊部相连接。

(2)相对独立,有单独的出入口,门前有宽敞的停车场和电话通讯设备。

(3)急诊大厅要宽敞,可停放平车、轮椅等物品,应设有预检分诊处和挂号室,急诊诊察室和抢救室应靠近入口的门厅处,便于急诊病人就诊和危重病人的抢救。

(4)各科室和辅助科室应有明显、突出的标志,光线明亮、空气流通。通道要宽敞(一般以两边有候诊人员的情况下担架能顺利通过为宜),以便于治疗、观察病人和人群流动。

(5)小儿急诊室要与成人急诊室分开设置,有单独的出入口,避免交叉感染。

二、具体设置与布局

(一)预检分诊室

预检分诊室应设在急诊科入口明显位置,是急诊病人就诊的第一站。预检员一般由有经验的护士担任,具体负责分诊和挂号工作,要做到快速疏导病人进入抢救室或专科诊室。现代化的设备有助于分诊工作的进行,预检分诊室应设有电话机、对讲机、信号灯、呼叫设备;应有诊察床、候诊椅;还需备有简单的医疗检查器械(如血压计、听诊器、体温表、压舌板、手电筒等);医疗护理文件及各种记录表格等。

(二)急诊诊察室

一般综合医院设有内、外、儿、妇、眼、耳鼻喉、口腔科等分科急诊诊室及相应的治疗室(注射室、输液室、处置室等)。室内应按各专科特点备齐急诊需用的各科器械和抢救用品。

(三)急诊抢救室

急诊抢救室是急诊科设置中的一个重要部分,由专职急救人员负责抢救工作。如病情重、复杂,抢救有困难时,有权急呼有关科室会诊,共同抢救。抢救室的环境及设备条件可直接影响到医疗技术水平的发挥和抢救的成功率。

(1)抢救室应有足够的空间,充足的照明,一般设抢救床 1~3 张。抢救床最好是多功能的,可移动、可升降,每床备有环形静脉输液架、遮帘布,床头设中心给氧装置及中心吸引装置。

(2)抢救室墙壁上贴有各种疾病的抢救程序示意图。

(3)抢救室需备有抢救病人必须的仪器设备,如心电图机、心电监护仪、心脏除颤器、起搏器、人工呼吸机、洗胃机、胃肠减压器、快速血糖仪、移动 X 光机等。常备有急救药品,如抗休克药、心血管药、中枢兴奋药、镇静镇痛药、止血药、解毒药、利尿药及洗胃、灌肠用药,外用药及常用液体。重要的抢救物品,如全套气管插管、输液、输血、导尿、各种穿刺、气管切开、静脉切开等用品,以及各种抢救包等物品。

(四)重症监护室

可设监护床 2~8 张,由专职医护人员对重危病人进行监护,如体温监护、心血管功能监护、呼吸功能监护、肝功能监护、肾功能监护及脑压监护等,24 小时连续不间断,发现异常及时处理和抢救。

(五)急诊观察室

留观察对象为暂时不能确诊、病情有危险性的病人,或抢救处置后需要待床住院进一步治疗的病人。留观察时限原则上为 3~5 天,之后应根据病情离院、转院或收相应科室住院。观察室室内设备基本与普通病房相似,护理工作程序也大致同医院内普通病房,一般观察床位占全院总床位的 5%。

(六)急诊手术室

位置与抢救室、外科诊察室相邻,急诊外科危重病人,经抢救和初步处理后,生命体征仍不能稳定且有可能危及生命者,须在急诊手术室进行急救手术。

(七)隔离室

供传染病病人使用。遇有疑似传染病人,预检护士应及时通知专科医生到隔离室诊治。病人的呕吐物及排泄物要及时处理。凡确诊为传染病的病人,应就地隔离,及时转送入传染科或传染病院诊治。

（八）辅助科室

辅助科室一般包括与急诊科密切相关的X线、B超、CT、心电图及常规化验检查等检查室，还有挂号室、药房、收费处等，做到基本的辅助检查与处置，在急诊区便可完成。

三、急救绿色通道

急救绿色通道即急救绿色生命安全通道，是指对急危重病人一律实行优先抢救、优先检查和优先住院为原则，医疗相关手续酌情补办。这是为适应急危重病人逐渐增多、而医疗人力资源相对不足提出的，目前在我国已得到广泛的发展和实施。

（一）病人进入急救绿色通道的范围

原则上所有生命体征不稳定和预见可能危及生命的各类急危重病人均应纳入急救绿色通道，但具体将哪些病人纳入急救绿色通道，根据各医院的医疗人力资源、医疗配置、医疗水平、急救制度、病人结构等不同而区别对待。

（二）急救绿色通道的硬件要求

1. **方便有效的通讯设备** 根据不同地区情况，选用对讲机、移动电话等通讯设备，设立急救绿色通道专线，接收院前急救的信息，联系院内急救相关科室和医务人员。

2. **急救绿色通道流程图** 在急救大厅设立简单明了的急救绿色通道流程图，方便病人及其家属快速进入急救绿色通道的各个环节。

3. **急救绿色通道的醒目标志** 急救绿色通道的各个环节，包括预检分诊处、抢救通道、抢救室、急诊手术室、急诊药房、急诊化验室、急诊医学影像中心、急诊观察室、输液室等，均应有醒目的标志，可采用绿色或红色的标牌和箭头显示。

4. **急救绿色通道的医疗设备** 一般应备有可移动的推出床或抢救床，可充电或带电池的输液泵，心电图机，多功能监护仪，固定和移动吸引设备，气管插管设备，除颤起搏设备和简易呼吸囊、面罩、机械通气机等。

（三）急救绿色通道的人员要求

（1）急救绿色通道的各个环节应24小时值班制，做到随时投入抢救，应配备3～4名护士协助工作。院内会诊10分钟到位。

（2）急救绿色通道的各个环节工作人员均能熟练胜任各自工作，临床人员必须有两年以上的急诊工作经验。

（3）急救绿色通道的各个环节工作人员应经常进行座谈，探讨交流工作体会，及时发现、解决新问题，不断完善急救绿色通道的衔接工作。

（4）设立急救绿色通道抢救小组，一般由医院业务副院长领导，由急诊科主任、护士长和各相关科室领导组成。

四、急诊科的人员组成

(一)急诊科人员组成

根据各医院急诊任务的轻重及医院人员总编制情况确定急诊科的编制。有条件应配备固定的医师和护士。急诊医师必须具有3年以上临床经验,专业知识扎实、责任心强,服务态度好,经由医务处审核后方可参加急诊工作。急诊科实习医生和进修的医生不得单独值班。从事急诊工作的护士必须接受正规护理专业教育,护士学校毕业后在院内主要科室轮转学习,使其对各专科危重病人有一定的专业护理观察能力和知识结构。医护人员应经过专门的、系统的培训方可上岗。另外还需配备卫生员、担架员、安全保卫人员及有关医技人员。

(二)急救领导小组人员组成

医院还应成立急救领导小组,由院长任组长,成员由医务科主任、各专科主任、急诊科主任和护士长等组成,负责重大抢救任务时的领导与急救工作。

(三)急诊护理人员编制

国内医院急诊科护理人员编制按床位与医师之比1∶0.3;床位与护士之比为1∶0.6;监护床位数与护士之比为1∶3~1∶4。

第二节　急诊科的护理工作

一、急诊护理工作的主要特点

(一)急

急诊病人发病急骤,多为遭受意外伤害、突然发病或病情变化而就诊。进行及时有效的救治,是抢救能否成功的关键。医护人员要有对病人生命高度负责的精神,突出"急"字,争分夺秒地进行抢救,争取抢救时机。

(二)忙

急诊病人来诊时间、数量、病种及危重程度随机性大、可控性小,难以预料。特别是发生交通事故、急性中毒、传染病流行时等,病人常集中就诊,更显得工作繁忙。急诊护士应做到有条不紊,忙而不乱。

(三)杂

急诊病人病种复杂,疾病谱广,几乎涉及临床各科,包括涉及法律与暴力事件及无主的病人，常需要多个科室及各类专业人员参加抢救。急诊护士应有管理协调能力，遵循集体主义原则，团结协作，发扬人道主义精神，以病人为中心，积极救治，有序地处理复杂的工作。同时应加强法制观念，依法行医，提高警惕，及时通知上级部门或治安保卫部门。

（四）任务繁重、责任重大

急诊工作需要及时、紧急处置危重病人，急诊工作人员长期处于紧张繁忙的工作中，劳动强度大，精神高度紧张，要求责任心强、技术水平高、身体素质好，才能胜任急诊工作。

（五）易发生医院内交叉感染

由于多数病人是初次就诊，其中可能有传染病病人，而且急诊科人员流量大，各种潜在感染及带菌者情况不明，所以病人与病人，病人与健康人之间的交叉感染机会始终存在；而在抢救危重病人时，又涉及较多的侵入性诊断与治疗的操作，在挽救病人生命的同时，也可能带来医院感染的潜在隐患。故特别强调无菌操作和严格执行消毒隔离制度。

（六）易发生医疗纠纷

急诊科是24小时开放接待随时就诊的病人，工作非常繁忙，随时会遇到复杂的情况，稍有不慎就有可能发生医疗纠纷，甚至是差错、事故。因此，近年来我国各级医院急诊科均制定了一系列安全护理、管理条例，如执行医嘱制度、查对制度、护理书写制度、交接班制度、抢救物品管理制度等。有效地防止了差错、事故的发生。

二、急诊护理工作的任务

（一）护理工作

1. 承担急诊、急救护理工作　急诊科的主要职责是对来院的急诊病人进行迅速的诊断和处理，迅速、及时、准确地抢救急、危重病人；必要时，也可以派出救护车参加院前现场急救和病人转运工作。急诊护理的范围涉及评估、诊断、计划、实施和评价现存的或潜在的、突然的或紧急的病人身心及社会方面的健康问题。

2. 承担灾害事故的急救护理工作　在保障急诊工作正常运转的前提下，应做好充分的人力、物力准备，以便随时有能力承担意外灾害性事故的抢救工作。

（二）科研工作

急诊科可以获得急重症病人病情变化的第一手资料，从而使病例分析和经验具有与院内完全不同的特色。因此，进行科研工作可提高急救工作水平，促进急诊医疗护理工作的发展。

（三）培训工作

为加速急诊专业人才的成长，采用多种形式对本科及下级医疗单位的急诊人员进行业务培训和技术指导。平时抓好技术训练，定期考试考核，不断学习现代急救护理知识和技术,以提高急诊质量。

三、急诊护士的职责

(1)在急诊科护士长和主管急诊科(室)负责人的业务指导下进行工作。

(2)做好急诊病人的分诊和登记工作,按病情决定优先就诊,有困难事情时请示医生决定。

(3)急诊病人来诊,在医生未到达前,遇特殊危急病人,可给予必要的急救处置,随即向医生报告。

(4)在急救过程中,应迅速而准确地协助医生进行抢救工作。

(5)做好抢救病人的特护记录、登记和疫情报告。

(6)护送危重病人及手术病人到病房或手术室。

(7)及时完成治疗及护理工作,严防差错事故。

(8)经常巡视观察室病人,了解病人病情变化及治疗护理的反应等情况。

(9)管理好各项急救所需药品、器材、敷料,使之适用够用。

四、急诊护理工作流程

急诊科护理工作流程是 EMSS 的一个重要组成部分,包括接诊、分诊、急诊护理处理等部分,这些环节紧密衔接,构成了急诊护理工作流程的基本程序。设置快速、准确、高效的护理工作流程,可以使病人尽快获得专科确定性治疗,能最大限度地降低病人的伤残率、病死率和医疗纠纷。

(一)接诊

急诊病人到达急诊室后,护士应热情接待,立即查看病情,安排病人坐在候诊椅上或躺在平车上。如在分诊室听到救护车报警声,意识到有突发的情况时,护士应主动推平车到急诊室门口迎候。迅速检查病人的生命体征、并判断疾病的严重程度,迅速决定应由哪科医生参加抢救。

对前来就诊的病人要根据病情缓急和来诊先后合理安置就位。对不是严重危及生命的一般急诊,护士应向病人及其家属解释清楚,请耐心候诊。在候诊过程中,护士要心中有数,密切观察尚未就诊病人的病情变化以便及时处理。

到急诊科就诊的病人,普遍存在着急躁、忧虑、恐惧的心理状态。就诊目的的陈述及症状描述多十分简单直接,很难分辨何为病因、诱因等,就诊病人多有他人陪伴,家属及陪伴者多以自己对疾病的认识能力与观察能力代为表述发病过程,这难免会出现一些错误的认识倾向,而干扰正确诊断。

一般讲,急诊病人主诉的共性是症状十分突出,如高热、抽搐、疼痛等,并就这一症状表述出自己的承受能力。到医院看病的病人多认为自己的病是最严重的,如果能得到医生的尽快处理,症状也很快会缓解。分诊护士必须了解病人的心态,进行有效的协调,安排好病人就诊秩序。

(二)分诊

分诊是急诊护理工作中重要的专业技术,所有急诊病人均要先通过分诊护士分诊后,才能得到专科医生的诊治。一个合格的分诊护士,不仅应具有多专科疾病的医疗护理知识、病情发展的预见能力,而且是集护理学、医学、心理学和社会学于一身的护理工作者。

1. **分诊定义** 分诊是指对急诊病人进行快速、重点地收集资料,并将资料进行分析、判断、分类及分科,再按轻、重、缓、急安排就诊顺序,同时登记入册(档),一般应在2~5分钟内完成。

2. **分诊评估方法** 分诊护士要对病人强调的症状和体征进行分析,但不宜作诊断。除注意病人主诉外,还要用眼、耳、鼻、手进行辅助分析判断,并使之保持成为一种观察的习惯。

(1)询问:通过问诊,得到病人的主观资料,并了解病人对疾病的感受、心理状态、行为反应及社会情况,了解与现病史有关的既往史、用药史、过敏史等,尽量使资料真实全面。

(2)体检:用肉眼去观察病人的一般状况,观察排泄物和分泌物的色、量、质的改变。用鼻去闻病人是否有异样的呼吸气味,如乙醇味、呼吸的酸味、化脓性伤口的气味。用耳去辨别身体不同部位发出声音,如呼吸音、咳嗽音、心音、肠鸣音等所代表的意义。用手去触摸病人的脉搏、皮肤温度、毛细血管充盈度、疼痛部位等来分析其意义。另外,可运用一些简单的护理体检工具,检查病人的体温、血压、各种反射存在的情况。

3. **分诊的技巧** 分诊护士应掌握好分诊处理技巧,及时、准确分诊,做到分诊准确率≥95%,急危重症分诊准确率达到100%。临床上常将分诊技巧概括为分诊公式,因分诊公式易记,实用性强,所以较常用。常用的公式有:

(1)SOAPE公式:是五个英文单词第一个字母的缩写。

S(subjective,主诉):收集病人或陪伴人叙述的所有资料。包括主诉和伴随症状。

O(objective,客观资料):实际上观察到的是什么。采用问、视、闻、听、触、查6种手段对病人的病情进行资料收集。

A(analysis,分析):综合上述情况对病情进行全面分析。

P(plan,计划):根据判断结果进行专科分诊,按轻、重、缓、急安排就诊。

E(evaluation,评价):评价候诊或已就诊病人的病情是否有变化。对每一个候诊病人至少1小时评估1次,急诊病人应每10~15分钟再分诊评估1次。

(2)OLDCART公式:7句话第一个单词第一个字母组成的缩写。

O(onset of sympotom)症状发生的时间。

L(location of problem)有问题的部位。

D(duration of symptoms)症状持续的时间。

C(characteristics the patient uses to describe the symptom)病人描述的症状特点。

A(aggravating factors)激发症状加重的因素。

R(relieving factors)可以缓解症状的因素。

T(treatment administered before arrival)来院就诊前所接受过的治疗。

(3)PQRST公式:一般用于有疼痛的病人。

P(provokes,诱因)疼痛的诱因是什么?怎样可以使之缓解?怎样使之加重?

Q(quality,性质)疼痛是什么性质的?病人是否可以描述?

R(radiates,放射)疼痛位于什么地方?是否向其他地方放射?

S(severity,程度)疼痛的程度如何,如果把无疼痛至不能忍受的疼痛比喻为1~10个数字的话,病人的疼痛相当于哪个数字?

T(time,时间)疼痛的时间有多长?何时开始的?何时终止?持续多长时间?

4. **病情分类**

Ⅰ类:危急症,病人生命体征极不稳定,需紧急抢救,否则会危及生命,如心跳呼吸骤停;高血压危象;怀疑是心肌梗死引起的胸痛;癫痫持续状态;严重心律失常;重度烧伤;呼吸道阻塞、呼吸窘迫;对疼痛无反应者;无法控制的出血;药物过量并有意识改变者;严重创伤、休克、昏迷等。

Ⅱ类:危重症,有潜在的危险,病情有可能急剧变化,需紧急处理与严密观察,如疑似药物过量但意识清楚者;高热;稳定性哮喘;外科急腹症;突发剧烈头痛、抽搐;严重创伤、烧伤;严重骨折等。

Ⅲ类:一般急诊,病人生命体征较稳定,没有严重的并发症,但仍需在3~6小时内治疗者。如轻度外伤;小面积烧伤;单纯性骨折且没有神经血管受损等。

Ⅳ类:此类病人病情轻,可等待,可在门诊治疗或次日就诊者,如轻、中度发热;伤风感冒、咽喉痛、慢性疾病而病情没有急性变化者等。

(三)急诊护理措施

是将进入急诊科的病人,经评估分诊后根据不同病种和病情,给予及时、合理的处置。

1. **一般急诊处理** 分诊后到专科急诊就诊。对病情复杂,难以确定科别的,由护理安排就诊科,按首诊负责制处理。对由院外急救出诊或"120"救护车转入医院的病人,立即通知医护人员接诊。因交通事故、吸毒、自杀等涉及法律问题者,应立即通知有关单位。

2. **危急重病人处理** 立即进入抢救室紧急抢救,或进急诊手术室施行急诊手术,之后进入急诊重症监护室监护,然后再去办理就诊手续。在医生来到之前,护士应给予必要的急救处理,如吸氧、建立静脉通路、人工呼吸、胸外心脏按压、气管插管、除颤、吸痰、止血等。同时密切观察病情变化。

3. **大批伤病员处理** 遇大批伤病员就诊时,护士除积极参与抢救外,还应进行协调工作,尽快分流病人。

4. **特殊病人处理** 因交通事故、吸毒、自杀等涉及法律问题者,在给予相应处理的同时应立即通知有关部门,无主的病人应先处理,再设法找到其家属。

5. **传染病人处理** 疑似传染病病人应对其进行隔离,确诊后及时转入相应病区或转传染病院进一步处理,同时做好传染病报告工作与消毒隔离措施。

6. **病人转运处理** 对病重者需辅助检查、急诊入院、转ICU、急诊手术或转院,途中须由医护人员陪送,并将病人病情及处理经过向有关人员进行交班。

7. **各项处理记录** 凡是抢救的病人,都应有详细的病历和抢救记录。抢救记录填写要认真细致,书写规范清楚。

8. **清洁、消毒处理** 按规定要求作好用物、场地、空间清洁消毒以及排泄物的处理。

9. **交接班及查对** 严格执行交接班及查对制度,避免将未处理完的工作交由他人处理,特殊情况需离开时,必须在床边交接清楚。

五、护患沟通

急诊护理工作中，要做到评估、诊断、计划、实施、评价五个步骤的顺利进行，达到良好的护理效果，护士必须善于具体分析了解每个急诊病人及其家属的心理状态，运用有效的交流方式，才能与病人及其家属建立良好的护患关系，消除他们的心理压力，提高救护质量。

（一）急诊病人与家属的心理特点

1. **恐惧、紧张感** 急诊病人一般起病突然、病情变化快或病势凶险，大多毫无心理准备，由于严重的病痛和治疗的影响造成躯体的难受不适，往往使病人感到预后难测、心神不安，而产生焦虑与恐惧；角色的突然转变难以接受和适应，引起内心紧张或惶恐不安等；周围急诊病人的痛苦表情或亡故，也可影响病人，使其恐惧感加重。社会文化、经济条件、家庭地位的不同，产生恐惧、紧张感的程度也不同。

2. **陌生感** 急诊病人以及其家属对急诊室及其周围环境不适应，如繁忙、嘈杂，抢救室内放置各种急救设备和仪器、医护人员的来回穿梭、不分昼夜地采光照明，造成了病人视觉、听觉超负荷，易发生焦虑、烦躁、失眠等。加之对医护人员及其他工作人员不熟悉，导致进行交流沟通时感到陌生，如不能及时消除，对诊治疾病不利。

3. **优先感** 很多急诊病人及其家属往往认为自己的疾病最严重，要求优先处理，对分诊护士按轻、重、缓、急安排的就诊次序不理解，表露出不满的情绪，甚至烦躁、发怒，引起病情加重。

4. **无助感** 由于某些疾病病情复杂，需进行反复多科的会诊及多项多次的检查等，较长时间的等待信息与结果，容易产生无助与焦虑。在急诊工作中，医护人员的一举一动，对病人均有潜在的、暗示性的提示，从而对病人及其家属心理产生直接或间接的影响。稳重而又动作敏捷的医护人员能使人产生安全感，而轻率、动作拖拉、漫不经心的举止容易让人产生不信任感、无助感。

（二）急诊病人及其家属的心理护理

(1)分诊护士应将急诊病人进行快速、准确地分诊与分流，使他们尽快就诊。暂时不能满足病人即刻就医的需要时，应作耐心的解释以取得理解，根据病人、病情的不同和导致不良心理反应的不同，有的放矢地进行疏导、安慰工作。如因对疾病错误的认识而导致的焦虑，应首先对病人进行有关医学知识的解释和教育。

(2)护士应主动向病人及家属介绍急诊科的环境、设施与布局，急诊病人就诊特点，有关治疗和作息的安排，使他们尽快熟悉环境，消除陌生感和恐惧感，自觉遵守医院规章制度及配合诊疗。

(3)根据病人病情的轻重缓急，首先处理紧急的、严重危害身心健康的心理反应。在病人面前必须沉着、稳重、严肃，有条不紊地进行抢救护理工作，以稳定病人的情绪。对于优先感强烈的病人及其家属，一定要诚恳、耐心地进行解释，谅解病人及其家属的过激行为。

(4)尽量使检查、治疗和护理操作相对集中进行，避免医疗救治时间延长，以减少病人的痛苦与潜在的危险。心理护理可与抢救同步进行，情况允许时，护士可边观察，边了解病人的心理反应,或边实施操作边说明意图,以达到消除病人疑虑又取得良好配合的目的。

(5)尊重病人及其家属的知情权,及时向他们解释或通告病情、治疗方案和预后的变化,给予家属适当的心理安慰,耐心倾听家属的意见,对其疑问及时予于解答,以消除其顾虑,促进相互理解,并指导他们如何配合医疗护理工作,在不影响治疗、护理工作的情况下,尽量让家属陪伴病人,以消除其孤独感与无助感。少数危重病人如有可能抢救无效,应事先告知家属,使他们有一定的思想准备。

(6)对抢救无效死亡的病人,做好家属的心理安慰与疏导,和家属一道认真、严肃地做好死者的善后护理。

第三节　常见症状的分诊

一、发热

发热(fever)是许多疾病重要的病理过程和共同症状。也是来急诊科就诊最常见的征象。大多数由于感染性疾病所致,包括各种急、慢性传染病和急、慢性全身与局灶性感染。非感染性疾病所致的发热,病人病情往往比较危重,常见于:①体温调节中枢功能失常,如中枢神经系统疾病,以脑血管意外、脑外伤、安眠药中毒、中暑最多;②无菌性坏死物质的吸收,如大面积烧伤、大手术后组织损伤;③内分泌与代谢失常,如甲状腺功能亢进产热过多,大量失水时散热过少;④免疫性、肿瘤性疾病等引起的发热。

分诊护士要了解发热病人的血压、脉搏、呼吸及神志等生命体征有无异常变化,注意观察皮肤与血液循环状态、精神状况。询问发热起病的缓与急、发热开始的时间、程度、持续时间、体温变化规律,评估热型。时刻警惕是否有传染性疾病发生。

(一)最初印象

因发热就诊的病人常伴有头痛、全身酸痛、少尿、昏睡、头晕、虚弱、食欲减退、口渴、皮肤干燥、面部潮红、出汗、寒战、呼吸急促、恶心、呕吐等不适症状,病人一般能够自述病史,小儿则由家长代述。

(二)分诊评估

1.伴随症状分析

(1)发热伴咳嗽、咳痰、气促、胸痛者,应考虑大叶性肺炎、急性胸膜炎、肺癌进展期、肺结核、严重急性呼吸综合征等。

(2)发热伴皮疹者,应考虑麻疹、水痘、猩红热、伤寒等急性传染病和药物反应或过敏性疾病。

(3)发热伴腹痛,多为腹腔脏器感染、穿孔、破裂等,如急性阑尾炎、急性胰腺炎、急性胆囊炎、肝脾破裂等。

(4)发热伴昏迷:①先发热后昏迷:常见于中枢神经系统感染(如流行性脑膜炎、化脓性脑膜炎、病毒性脑膜炎等)、严重感染性疾病引起的中毒性脑病(如斑疹伤寒、败血症、中毒性菌痢、脑型疟疾等);②先昏迷后发热,可见于脑外伤、脑血管意外、巴比妥类药物中毒等。

(5)发热伴腰痛、尿频、尿急、尿痛者,则应考虑急性泌尿系统感染,如肾盂肾炎、膀胱炎、尿道炎等。

(6)发热伴淋巴结肿大,应考虑急性化脓性感染、淋巴瘤、淋巴结核、癌转移等。

(7)发热伴出血者,应考虑败血症、急性白血病、急性再生障碍性贫血、流行性出血热、重症肝炎等。

2. **了解发热的相关因素** ①最近有无过度疲劳的情况;②最近是否有传染病接触史、疫区接触史;最近是否接触过家养、野生动物和鸟类;③有无创伤,如外伤感染、手术;④最近有无过度暴露于高温与高湿度下;⑤是否接受化学治疗或放射治疗;⑥月经周期和流产或分娩史;⑦最近是否喝过烈酒或咖啡样饮料;⑧是否服用某些药物,如利尿剂、中枢神经抑制剂、抗抑郁药物、血管收缩剂等;⑨最近所处环境的卫生、温度、空气如何;⑩最近的饮食清洁度。

(三)分诊处理

对疑为传染病或流行病的病人,应注意地区、发病季节、接触史、预防接种史和当地的流行情况等。如怀疑为传染病病人时,做好隔离防护的同时,立即送往隔离室诊治或转入发热门诊。发热涉及内科、外科、妇产科、儿科等多种专科,根据病史,结合护理观察,准确分诊。注意发热伴昏迷、意识障碍、血压降低、惊厥(小儿)、严重药物热、急性心肌梗死等可能危及生命的病人,应予优先救治。

二、胸痛

胸痛(chest pain)是因胸壁或胸部疾病所致的主要症状之一。胸痛的剧烈程度不一定与病情轻重相一致。由内脏疾病引起的胸痛,症状不典型,给分诊带来困难。如不及时救治,有时会危及生命。分诊目的是辨别致病原因及是否危及生命。

(一)最初印象

胸痛病人的主诉以胸痛为最突出症状,可伴有咳嗽、大汗淋漓、晕厥、休克和恐惧感。有些病人可以说出类似发作史,这对分诊有较大帮助。

(二)分诊评估

1. **注意年龄** 青壮年胸痛多见结核性胸膜炎、自发性气胸、心肌炎、心肌病、风湿性心脏病等;20~40 岁女性注意排除心血管神经官能症;40 岁以上病人应注意心绞痛、急性心肌梗死和肺癌。

2. **询问胸痛部位及放射** ①心绞痛和心肌梗死所致的胸痛位于心前区或胸骨后或剑突下,并放射至左肩、左臂内侧及左颈部,也可达左手指;②夹层动脉瘤疼痛位于胸背部,可向下放射至下腹、腰部、两侧腹股沟和下肢;③食管和纵隔病变的胸痛多位于胸骨后,进食或吞咽时加重;④自发性气胸、胸膜炎和肺梗死的胸痛,多位于同侧腋中线与腋前线附近,若病变累及肺底和膈胸膜,可出现同侧肩部放射痛;⑤胸痛部位局限,局部有压痛,应考虑胸壁疾病；⑥急性心包炎为下胸部剧烈疼痛，并放射于背、颈或下颌。

3. **了解疼痛性质**　①胸骨后压榨性痛并伴有紧缩压迫或窒息感，多见于心绞痛或心肌梗死；②疼痛持久不缓解，伴呼吸困难，发绀，多见于心肌梗死；③刀割样疼痛、咳嗽或深呼吸时加重，见于肺炎、气胸、肺栓塞；④开始即为撕裂样剧痛，为主动脉瘤剥离；⑤肺癌常为胸部闷痛，肺尖部癌则为夜间火灼样痛；⑥肋间带状疱疹常呈剧痛，如刀割样痛；⑦胸膜炎呈锐刺痛或撕裂痛；⑧食管炎为烧灼痛。

4. **了解疼痛时间、胸痛缓解或加重因素**　①心绞痛常因饱食、劳累、精神紧张、情绪激动而诱发，呈阵发性，持续时间一般为3～5分钟；心肌梗死呈持续性剧痛；②纤维素性胸膜炎的胸痛，于咳嗽或深呼吸时加剧，停止胸廓运动时缓解；③胸壁疾病所致的疼痛常于局部压迫或胸廓运动时加剧；④食管疾病的疼痛多于吞咽食物时发作或加剧；⑤肋骨、胸骨骨折疼痛随呼吸动作而加剧；⑥舌下含服硝酸甘油缓解者为心绞痛，不能缓解者多为心肌梗死；⑦休息后缓解者为不稳定性心绞痛；⑧进食或服碱性药后缓解者为消化道溃疡；⑨躺平加重者为急性心内膜炎、反流性食管炎。

5. **观察伴随症状**　①恶心、呕吐、大汗、晕厥见于心肌梗死；②呼吸困难、发绀见于气胸、肺炎；③咳嗽、咳痰多为气管、支气管和肺部疾患，肺癌伴有咯血；④伴吞咽困难或咽下痛，提示食管疾病（反流性食管炎）；⑤伴发热多为胸腔感染性疾病；⑥伴面色苍白、大汗、血压下降或休克表现，应考虑急性心肌梗死、夹层动脉瘤、主动脉窦瘤破裂和大面积肺栓塞等。

6. **了解病史及诱发因素**　病人的既往史，包括心血管病史、肺部疾病史、神经官能症病史、吞服异物或腐蚀剂史等。另外，应了解病人的工作性质、劳动强度、个性特点、是否过度紧张、过度疲劳以及用药情况。

（三）分诊处理

胸痛涉及的专科包括心内科、呼吸内科、胸外科、消化内科和普通外科。正确的初步诊断和呼叫相应的专科医生对病人的救治十分有益。护士可根据病情程度分为轻、重、缓、急，有些病人应迅速送抢救室治疗，如急性心肌梗死等。凡胸痛病人表现面色苍白、出汗、发绀、呼吸困难及生命体征异常，不论其为何种病因，均属危急状态，须立即给氧、建立静脉通道。有些病人则可进行分科诊治，如肺炎、溃疡病等。

三、腹痛

腹痛（abdominal pain）是急诊常见症状，多数由腹部脏器疾病所致，也可由腹腔外疾病及全身性疾病所致。其特点是发病急、变化快、病情重。分诊护理目标是尽快找到致病原因，采取紧急治疗措施。

（一）最初印象

因腹痛而就诊病人多呈被动体位，多数病人可以自诉病史，其病因与病人的年龄、职业、婚否、性别都可有直接关系，且需要尽快处理。故应采取详细问诊和观察，以提高准确率。

（二）分诊评估

1. 了解腹痛部位 疼痛剧烈而固定的部位，多为病变所在部位。如胆绞痛、十二指肠溃疡穿孔、右膈下脓肿疼痛常位于右上腹；急性胰腺炎、胃穿孔、左膈下脓肿常位于左上腹；阑尾炎、右腹股沟嵌顿疝、小肠穿孔、肠梗阻、右输尿管结石常位于右下腹；左腹股沟嵌顿疝、乙状结肠扭转、菌痢、阿米巴结肠穿孔、左输尿管结石常位于左下腹；宫外孕破裂、卵巢囊肿扭转、盆腔炎症、痛经、膀胱炎、急性前列腺炎等常位于下腹部；肾绞痛位于肾区；小肠绞痛位于脐周；弥漫性腹痛或部位不定多见于急性腹膜炎、急性肠穿孔、大网膜扭转或慢性铅中毒、腹型过敏性紫癜等。

2. 询问腹痛的性质 ①持续性疼痛往往病变波及腹膜，如炎症、出血、肿瘤及梗死等。或因腹内脏器发生梗阻或炎性病变引起，如麻痹性肠梗阻等；②阵发性疼痛往往提示空腔脏器发生梗阻或痉挛，如机械性肠梗阻或泌尿系统结石等；③持续性疼痛阵发性加剧则可能既有炎症又有梗阻，如胆结石症合并感染、胰腺炎、尿路结石等。

3. 观察伴随症状 ①伴有发热多为腹腔炎症所致。剧烈腹痛伴高热、寒战、黄疸，应考虑急性梗阻性化脓性胆管炎。腹痛开始时体温正常，随着病情发展而出现发热者，一般为外科性腹痛；先发热后腹痛则以内科疾病为多；②伴有呕吐提示食管、胃肠病变；③伴腹泻提示消化吸收障碍或肠道炎症、肿瘤或急性盆腔炎等；④伴反酸、嗳气提示胃、十二指肠溃疡或胃炎；⑤伴便血为消化道出血或其他肠道疾病，伴脓血为痢疾，伴果酱样黏液血便是肠套叠的特征；⑥伴有尿频、尿急或血尿者应考虑为泌尿系统疾病、盆腔肿瘤等；⑦伴有休克多为腹腔脏器破裂（肝、脾或异位妊娠破裂）、穿孔、扭转、绞窄性肠梗阻、急性出血坏死型胰腺炎；⑧伴有放射性痛，某些急腹症常伴有特定部位的放射痛，如胆囊炎、胆石症向右肩部放射；⑨急性胰腺炎刺激后腹膜引起左腰背部带状放射痛；⑩肾、输尿管结石向会阴部及大腿内侧放射；⑪子宫与直肠病变向腰骶部放射。

4. 了解病因及诱发因素 了解病人的既往病史，重点询问溃疡病史、胆绞痛史、糖尿病、胰腺炎、心血管疾病、结石病史、过敏史、手术史、月经史、毒物接触史、饮酒史及腹部创伤史等。应注意：① 胆囊炎或胆石症发作前常有进油腻食物史；②急性胰腺炎发作前常有酗酒、暴饮暴食史；③部分机械性肠梗阻多与腹部手术有关；④腹部受暴力作用引起的剧痛并有休克者，可能是肝、脾破裂所致。

5. 观察腹痛的程度和体位 由于个体疼痛的阈值不同，有时耐受差异较大。①肠扭转、卵巢囊肿蒂扭转、空腔脏器急性穿孔、急性胰腺炎等梗阻及化学性刺激腹痛多为剧烈腹痛，病人辗转不安、呻吟不已；②急性胰腺炎病人常喜蜷曲侧卧，不敢活动；③胃黏膜脱垂的病人取左侧卧位，使腹痛减轻或缓解，而右侧卧位使疼痛加重；④胰腺癌病人取仰卧位时，疼痛加重，而取前倾坐位或俯卧位时减轻。

6. 询问腹痛发作时间 ①餐后痛可能由于胆胰疾病、胃部肿瘤或消化不良所致；②饥饿痛发作呈周期性、节律性者，见于十二指肠球部溃疡；③子宫内膜异位者腹痛与月经来潮相关；④卵泡破裂者发作在月经间期。

（三）分诊处理

腹痛涉及专科有内科、外科、妇产科等，按照病史，结合护理观察，一般不难诊断。如成年女性病人多考虑妇科急症，中年男性以溃疡病为多见。分诊时把握好病症共性与特点，通过资料收集与护理体检综合判断。如一时难以判断，而病情危重，应先抢救，后分诊。必要时呼叫有关专科医生共同会诊。

四、呼吸困难

呼吸困难（dyspnea）是指病人主观感觉空气不足或呼吸费力，客观上表现用力呼吸、张口抬肩、重者可出现鼻翼煽动、端坐呼吸及发绀，辅助呼吸肌也参与呼吸运动，并有呼吸频率、节律与深度的变化。是多种疾病的严重症状之一，就诊病人可涉及呼吸内科、心内科、神经内科、脑外科、妇产科、耳鼻喉科等。

（一）最初印象

呼吸困难的表现通过视诊即可确知，病人除表现明显的憋气或持续的哮喘，呼吸表浅、急促或伴鼻翼扇动，还有焦虑、烦躁、恐惧感，病人自述病症有一定的困难，叙述病情的多为陪伴者。引起呼吸困难的原因很多，甚至是直接威胁生命的，必须高度重视。

（二）分诊评估

1. 判断呼吸困难的类型与特点

（1）肺源性呼吸困难：①吸气性呼吸困难：吸气时间长且费力，有明显的三凹征，见于上呼吸道喉梗阻性疾病，如急性喉炎、急性咽后壁脓肿、喉头水肿、气管异物等；②呼气性呼吸困难：呼气时间明显延长且费力，常伴有哮鸣音，见于急性细支气管炎、支气管哮喘、慢性阻塞性肺气肿、肺源性心脏病等；③混合性呼吸困难：整个呼吸过程均很费力，多见于肺炎、急性肺水肿、大片肺不张、大量胸腔积液、自发性气胸及重症肺结核等。

（2）心源性呼吸困难：是左心功能不全的主要表现，其特点是活动时出现或加重，休息时可减轻或缓解，仰卧位加重，坐位减轻，较严重的病人，常采取端坐位。另外，常表现为阵发性呼吸困难，多在夜间睡眠中发生，病人常于睡眠中突然感胸闷、气急，被迫坐起，用力呼吸。

（3）中毒性呼吸困难：由各种原因中毒所致。常见于糖尿病昏迷、尿毒症所致的代谢性酸中毒，表现深而规则的呼吸，常伴有鼾声；发热时，代谢亢进，毒素刺激呼吸中枢，使呼吸频率增快；吗啡、巴比妥类药物、有机磷中毒时，呼吸中枢受抑制，表现呼吸缓慢，严重者可出现潮式呼吸或比奥呼吸。

（4）血源性呼吸困难：重度贫血、高铁血红蛋白血症、硫化血红蛋白血症、一氧化碳中毒等致红细胞携氧量减少，血氧含量降低，可表现呼吸加快，常伴心率增快。

（5）神经精神性呼吸困难：重症颅脑疾病如脑出血、脑炎、脑膜炎、脑外伤等，呼吸中枢受到侵犯、压迫或缺血，致功能受损，使呼吸深而慢，常伴呼吸节律的异常；癔症病人可表现为发作性呼吸困难，特点是呼吸浅表，可因换气过度而发生呼吸性碱中毒，出现口周、肢体麻木和手足搐搦。神经官能症可表现为叹息样呼吸，即正常呼吸中偶尔出现一次深大呼吸，类似叹气样，之后自觉症状减轻或消失。

2. 注意伴随症状与体征　①伴有高热，提示肺炎、胸膜炎、肺脓肿、急性心包炎、咽后壁脓肿、扁桃体周围脓肿的可能；②伴有胸痛，提示自发性气胸、肺炎球菌性肺炎、心肌梗死、肺栓塞等；③伴有咯血，提示支气管扩张、空洞型肺结核等；④临产前破水后，突然出现的呼吸困难应警惕羊水栓塞；⑤发作性呼气性呼吸困难，春秋季发病，发作前常有过敏物质接触史和过敏症状，如喷嚏、流涕和咳嗽等，并伴有肺部哮鸣音，多提示支气管哮喘；⑥夜间阵发性呼吸困难是早期左心衰竭的典型症状；⑦呼吸浅快，颈部皮下气肿，吞咽困难，心音遥远，胸骨旁与心搏一致的捻发音，提示纵隔气肿。

3. **了解病史及诱发因素** 既往有无循环、呼吸、血液、内分泌系统或代谢性疾病史，有无个性改变及外界刺激因素，是否有感染、过度劳累、外伤、接触过敏物质或有毒物质等诱因。

4. **注意起病情况** ①睡眠中突发的阵发性呼吸困难或体力劳动、输液过量和过快、溺水、烧伤，甚至精神刺激而诱发者，多见于急性左心衰竭；②阻塞性肺部病变常于感染、运动或体力劳动后呼吸困难加重；③支气管哮喘病人常因接触某种过敏物质或感染诱发呼吸困难；④自发性气胸常因屏气用力过猛、剧烈咳嗽而发生呼吸困难；⑤长期与铅接触，可诱发中毒性呼吸困难。

（三）分诊处理

迅速采取措施，缓解呼吸困难。首先保持呼吸道的通畅，实施正确氧疗，维持舒适体位，一般可取半坐位或坐位身体前倾的体位；对气道部分或完全堵塞出现神志不清者，应及时建立人工气道。在抢救的同时，根据初步判断，应尽快呼叫专科医生应诊。

五、意识障碍

意识是指大脑的觉醒程度，是中枢神经系统对外界环境的刺激能做出正确应答反应的能力，该能力减退或消失就会导致不同程度的意识障碍。意识障碍（disturbance of consciousness）是机体对外界环境的刺激缺乏正常反应的一种病理状态，是急危重症病人常见的症状。按意识障碍的严重程度临床分为嗜睡、意识模糊、昏睡和昏迷四种表现。

（一）最初印象

意识障碍病人急诊就诊时有护送者，可能是病人家属或朋友，他们对病人的发病原因、诱因及程度比较清楚，可提供一些有分析价值的资料。初诊印象所见：病人神志不清，护送者对病人病情的描述可能不完整，分诊护士要判断病人意识障碍程度，需要检查瞳孔、血压、脉搏及呼吸，予立即分诊，进行急救处理。

（二）分诊评估

体检应重点突出、快速和准确，可局限于检查与意识障碍有关的体征，如生命体征、瞳孔反应、神经反射、脑膜刺激征、皮温、肢体活动和外伤情况等。初步体检的目的是判断病情程度，初步诊断，决定抢救治疗的方向与时间。

1. **判断意识障碍的程度** 根据病人的精神状态、语言反应、对各种刺激的反应、瞳孔大小及对光反应、角膜反射等可判断病人有无意识障碍及其障碍程度。意识障碍程度可分为：①嗜睡，为程度最轻的意识障碍。病人在安静环境中经常处于睡眠状态，但可被声音、疼痛或光照等轻度刺激唤醒,醒后能正确回答问题,配合检查,但反应较迟钝,停止刺激后很快又入睡;②意识模糊,是较嗜睡程度深的意识障碍。病人表现思维活动困难、言语不连贯,对时间、地点、人物的定向能力发生障碍,可有幻觉、错觉、思维混乱、语言不连贯、记忆模糊等;③昏睡,是较严重的意识障碍。病人处于沉睡状态,仅能被压眼眶、用力摇动身体或高声呼唤等较强的刺激唤醒,但很快又进入沉睡状态,醒后答话含糊或答非所问;④昏迷,为最严重的意识障碍,按程度不同可分为:①浅昏迷,病人随意运动消失,对外界事物及声、光等刺激无反应,但对疼痛等强烈刺激可表现痛苦表情或肢体退缩的反应,吞咽反射、咳嗽反射,瞳孔对光反射等存在或减弱,生命体征较平稳,但大小便可有潴留或失禁;②中度昏迷,对外界各种刺激均无反应,对强烈刺激的防御反射及生理反射均减弱,生命体征不稳定;③深昏迷,全身肌肉松弛,对外界任何刺激全无反应,各种反射均消失,生命体征有不同程度异常。

2. **寻找意识障碍的病因**　意识障碍的病因繁多,给诊断带来一定困难,但只要注意详细询问病史及仔细体检多可获得正确诊断。一般具有神经系统定位体征和(或)脑膜刺激征者多为颅内疾病所致;起病急和(或)逐渐加重者,多为颅脑外伤、脑血管意外、急性中毒、电击伤、急性脑缺氧等;起病缓慢者,多为颅内占位病变或全身代谢紊乱性疾病;既往有高血压、癫痫、糖尿病、肺心病、肾脏病、肝脏病、精神病等病史者,应了解是否存在这些疾病出现意识障碍的诱发因素;还应了解病人近期的精神情绪状况、工作紧张情况、家庭及与他人的人际关系情况等。

3. **注意观察伴随症状**　①伴有颈项强直,见于各种脑膜炎、蛛网膜下腔出血;②伴有扑翼样震颤,见于肝昏迷和代谢性脑病;③伴有抽搐,见于癫痫、脑出血、脑炎、尿毒症、脑缺血偏瘫等脑血管病、颅脑损伤、颅内占位病变等;④瞳孔的变化:伴有双侧瞳孔散大,提示乙醇、颠茄类、氰化物中毒;双侧瞳孔缩小,多为吗啡类、巴比妥类、有机磷农药中毒或尿毒症昏迷;双侧瞳孔大小不等或忽大忽小,为脑疝的早期征象;单侧瞳孔散大和对光反射消失,见于颅内血肿和蛛网膜下腔出血。

(三)分诊处理

迅速检查生命体征,如已初步确定病人存在生命危险、应立即进行初级生命救护,并呼叫其他医护人员,迅速将病人送入抢救室。如意识障碍不伴有明显生命体征异常,根据初步判断,可送相关专科诊室,并呼叫专科医生应诊。

第四节　急诊科的管理

急诊科管理首要任务是保证及时、迅速、准确地抢救急、危、重症病人。从本地区、本单位的实际情况出发,建立急诊科组织管理体制,制定出各种急救抢救的实施预案和程序,保证急诊医疗、护理工作质量。同时,也可以使急诊工作中一些不必要的纠纷得到防范及妥善处理。

一、急诊科的管理制度

为了保证急诊医疗护理工作的正常进行，急诊科应根据上级部门的有关要求，全面地制定各项规章制度。急诊科应督促医护人员自觉执行规章制度，严格要求医护人员按规范化、程序化操作。

(一)预检分诊制度

(1)急诊预检分诊工作必须由熟悉业务、责任心强、能坚守工作岗位的护士担任。

(2)预检护士应热情接待每一位前来就诊的病人，简要了解病(伤)情，重点观察体征，进行必要的初步检查及化验并记录，尽量予以合理的分诊。遇有分诊困难时，可请有关医生协助分诊。

(3)根据病情轻重缓急，优先安排病情危重者诊治。急救病人一般先抢救后挂号。

(4)遇有严重工伤事故或成批伤病员时，应立即通知科主任及医务处，组织及指挥抢救工作。对涉及刑事、民事纠纷的伤病员，应及时向有关保卫部门报告。

(5)掌握急诊就诊范围，做好解释工作，对婴幼儿及老年病人可酌情予以照顾。

(二)急诊室工作制度

(1)对急诊病人的诊断、紧急处理、治疗等应有高度的责任感，认真严肃，迅速准确。各科室要相互配合，避免发生互相推诿的现象。

(2)急诊室内各分科诊疗室的一切用品实行"四固定"制度:定数量，定位置，定人管理，定期检查、消毒和维修。

(3)工作人员必须坚守岗位，随时准备抢救病人，如需暂时离开，必须告知有关人员。非固定在急诊室的其他各科急诊值班医生，应有固定地点，做到"一呼即到"。若需离开固定地点，应随时将去向通知急诊室值班护士。

(4)护士在治疗时应严格执行查对制度。急诊病人流动性大，执行医嘱时，必须按照医嘱中所要求的药品名称、剂量、用药途径进行治疗，严防差错事故的发生。

(5)做好急诊室的各项统计记录工作，如每日急诊、抢救病人人数、留观人数、抢救记录等。

(三)首诊负责制度

(1)凡第一个接待急诊病人的科室和医师为首诊科室和首诊医师。

(2)首诊医师发现涉及其他科或确定是其他科病人时，应在询问病史、进行体检、写好病历并进行必要的紧急处置后，才能请有关科室会诊或转科，不得私自涂改科别，或让病人去预检处改科别。

(3)凡遇多发伤、跨科疾病或诊断未明的伤病员，首诊科室和首诊医师应首先承担主要诊治责任，并负责及时邀请有关科室会诊，在未明确收治科室前，首诊科室和首诊医师应负责到底。

(4)如需转院，且病情允许搬动时，由首诊科医师向医务处汇报，落实好接收医院后方可转院。

(5)涉及两科以上疾病的病人的收治,可组织会诊或由医务处协调解决,各科室均应服从。

(四)急诊抢救室制度

(1)急救室是抢救危重病人的场所,设备应齐全,制度应严格,做到能随时投入抢救工作。抢救中,各有关科室必须积极配合。病人需转入病房时,应及时收容,严禁推托。急诊抢救室有呼救权和转诊权。

(2)各类仪器保证性能良好,随时备用。急救室物品一律不外借,值班护士每班交接,并有记录。

(3)参加抢救的医护人员要严肃认真,动作迅速而准确。抢救过程中的指挥者应为在场医师中职称最高者。各级人员必须听从指挥,既要明确分工,又要密切协作。

(4)抢救工作中遇有诊断、治疗、技术操作等方面困难时,应及时请示上级医生,迅速予以解决。一切抢救工作应做好记录,要求准确、清晰、扼要、完整,并且必须注明执行时间。

(5)医护密切配合,共同完成所担负的任务。口头医嘱要求准确、清楚,尤其是药物的使用。如药名、剂量、给药途径与时间等。护士在执行口头医嘱前要求复述一遍,避免有误,并及时记录于病历上,事后由医师补写医嘱及补开处方。

(6)各种急救药物的安瓿、输液空瓶、输血空瓶等均应集中放在一起,以便统计与查对,避免医疗差错。

(7)遇有大批需抢救的病人同时就诊时,应立即报告科主任及院领导,以便及时组织力量抢救。

(8)病人经抢救后,如病情稳定,应由医师或护士陪同将病人护送至病房或急诊观察室继续治疗。病情不允许搬动者,应根据情况留在监护室或观察室进一步处理,待病情稳定后送有关科室继续治疗。护送病人前应先电话通知接收单位,以便做好相应的准备工作。

(9)急救室除工作人员外,一切非工作人员未经许可禁止入内。急救室物品使用后要及时清理、补充,保持整齐清洁。

(10)对已住院治疗的急救病人要定期追踪随访,不断总结抢救经验。

(五)急诊观察室制度

(1)留观察对象:①病情需要住院,但无床位且一时不能转出,病情允许留观者;②不能立即确诊,离院后病情有可能突然变化者;③某些病症如高热、哮喘、腹痛、高血压等经治疗病情尚未稳定者;④其他特殊情况需要留观者。但传染病、精神病病人不应在此留观察。

(2)需收入观察室的病人,由接诊医师通知观察室护士和医师。对于危重病人,接诊医师应当面向观察室护士和医师详细交代病情。

(3)留观察病人必须建立病历,负责观察室的医师应及时查看病人病情变化及处理经过,下达医嘱,及时记录病情变化及处理经过。

(4)值班护士应及时巡视病房,按医嘱进行治疗护理并及时记录,病人病情变化时,随时向值班医生报告。

(5)留观察时间一般为 24 小时,最多 5 天,特殊情况例外。

(6)值班医师或负责观察室的医师应及时向危重病人的家属交代病情,取得家属的理解和配合,必要时需请家属签字。

(7)值班医师或负责观察室的医师、护士下班前应巡视一遍病人,与接班人员做到床头交班,并写好交班记录。

(8)对可以离院的病人,各级医护人员应及时动员其离院。并开具诊断证明和处方,详细交代注意事项。

(六)急诊监护室工作制度

(1)监护室是危重症病人的抢救场所,室内需要保持清洁与肃静,非有关人员未经批准不得入内。

(2)监护室的急救仪器、监护设备要按操作规程使用。操作前要熟悉仪器性能及注意事项。用后要整理完毕并放回原处,关掉电源。

(3)贵重仪器要建立使用登记卡,遇有故障速报护士长及科主任,并通知专业人员检修。

(4)严格按医嘱对危重病人执行监护。监护过程中,认真详细填写监护记录,发现病情变化及时报告医师。

(5)监护人员在工作时必须集中精力,不得擅离职守,如需暂时离开必须有人替换。

(七)涉及法律问题伤病员处理办法

(1)对于自杀、他杀、交通事故、殴斗致伤及其他涉及法律问题的伤病员实行人道主义精神,积极救治,同时应增强法制观念,提高警惕。

(2)预检护士应立即通知急诊科主任、医务处,并报告治安部门。

(3)病历书写应实事求是,准确、清楚,检查应全面仔细,病历要注意保管,切勿遗失或被涂毁。

(4)开具验伤单及诊断证明时要实事求是,并经上级医师核准。对医疗工作以外的问题不随便发表自己的看法。

(5)若是服毒病人,须将病人的呕吐物、排泄物留下送毒物鉴定。若是昏迷伤病员,需与陪送者共同检查其财物,有家属在场时应交给家属(要有第三者在场),若无家属,由值班护士代为保管,但应同时有两人签写财物清单。

(6)涉及法律问题的伤病员在留观期间,应有家属或公安人员陪守。

二、急诊科的仪器设备管理

随着当代急诊医学迅速的发展,新型设备、器材的应用越来越多,急诊科所配置的抢救设备和仪器已经构成了衡量一个单位和地区抢救水平的标志。掌握所配备的高科技医疗产品的性能,搞好设备的使用规则和管理制度,有利于延缓设备老化速度,保持设备的工作能力,延长使用寿命,对提高抢救成功率、医疗质量具有重要意义。对急诊科的设备管理与维护应做到:

(1)对急诊科医疗设备建立仪器档案,并储存于计算机中,保存主机及附件清单、操作规程及保养维护记录等。

(2)按照专人保管、专人负责保养、使用的原则进行管理。除1名行政副主任负责外，可由1名技术员或护士兼职管理仪器与设备。

(3)每增添新的仪器，在使用前均应进行调试，合格后方可投入使用。

(4)所有贵重仪器设备均应制定出仪器操作规程，写出书面文字卡片，挂在仪器旁以便于使用。

(5)严格执行各项仪器操作规程，严禁将仪器地线接到水管、气道管上，并注意各表盘、调节器开关是否在正常位置。

(6)操作人员应经过训练，正确掌握使用方法、适应证和注意事项，并熟悉仪器的结构和性能，负责日常清洁保养，及时排除故障。未经过训练的人员不得随意使用仪器。

(7)定期清点、检查核对仪器性能，使其保持在随时备用状态。医疗设备管理人员要定期检修，尤其是贵重、精密仪器。要及时调整不常使用或需要更新换代的设备，使所有仪器发挥最大的效能。

(8)仪器每次使用后要切断电源，擦拭干净。并进行必要的消毒处理后，及时安装，以备急用。

(9)各类仪器的保养要做到“五防一上”，即防潮、防震、防热、防尘、防腐蚀，定期上油。如有腐蚀性溶液黏附在机器上应立即擦拭干净。

三、急诊科医院感染管理

医院急诊科是急诊医疗体系的一个重要组成部分，进入急诊科救治的病人大多病情急，症状、病因复杂，涉及很多侵入性诊断与治疗的操作，在挽救病人生命的同时也可能带来医院感染的潜在隐患。而且急诊科人员流量大，病种多而复杂，甚至有传染病病人就诊，陪护人员较多，各种潜在感染及带菌者情况不明，导致环境严重污染，极易造成医院内交叉感染的发生，是预防和控制医院感染的重点科室。

(一)急诊病人的人流组织

医疗体制的改革，人们生活水平及就医需求的不断提高，致使病人流向城市二、三级综合医院，尤其是急诊科，人满为患。为确保医疗质量，满足不同病人的抢救及治疗需要，保证就医环境，减少医院交叉感染的发生，正确引导来院的病人尤为重要。二、三级综合医院的急诊科要根据来诊病人的日均诊量、疾病构成，设置相应的科室及诊室数，并配备相应数量的医护人员。对于急诊病人，应按一般急诊、重症急诊、危重和濒死，将病人分别安置至一般急诊、重症诊室和抢救室救治，避免一般急诊与重症和危重病人在同一诊室就诊，以提高医疗质量，降低病人间的交叉感染机会。

(二)急诊科的感染控制措施

急诊科有严格的消毒隔离制度，通过制度的执行落实，使医院内感染率降到最低水平，可有效地防止交叉感染，提高医疗护理工作质量。

1. 环境、空气的消毒

(1)急诊科要保持空气清洁,安装通风设备,加强通风、空气流通。

(2)各室每日进行空气消毒,各室的门、窗、桌、椅、床、地面均用含有效氯消毒液擦拭。

2. 医护人员的要求

(1)所有上岗人员应衣、帽、裤整齐、不戴饰物,常规执行上班后和下班前及接触病人前后认真洗手的原则。抢救室、观察室、治疗室应常规设置消毒洗手设备,便于随时消毒用 。

(2)急诊科的工作人员应定期进行感染控制基础知识培训,在抢救中除了掌握各种急救技能和仪器的操作外,还要求能熟练掌握各种医疗器械的消毒保养方法、隔离措施和无菌操作技术。

3. 各类物品及废弃物的消毒与处理

(1)各类无菌手术包和治疗包均需高压蒸汽(或环氧乙烷)灭菌消毒后备用。

(2)各种无菌敷料筒每天灭菌消毒 1 次。

(3)各种无菌清创液体每天更换消毒。

(4)病人之间不能交叉使用医疗仪器,尽可能使用一次性无菌物品。

(5)所有医疗废弃物应分类装袋封口,送指定地点处理。一次性医疗用品使用后,须及时消毒、毁形处理,统一回收。

(6)如被血液、体液、分泌物或排泄物污染的物品必须收集在防渗漏的袋中或容器内进行特殊的处理。

(7)临床操作中常用的利器,如输液头皮针、针头、手术刀片等用毕,经预处理后一定要收集在防穿透的容器中进行特殊处理。

(8)危重病人吸引出的体液、痰液、分泌物应收集在封闭的容器中进行消毒处理,如需取送,一定要避免溢出和洒出。

(9)运送病人的工具使用后应进行消毒,担架、平车等物体表面用含氯消毒剂擦拭;救护车运送病人后,车内的物体表面用含氯消毒剂擦拭,空气用流动紫外线灯照射消毒;救护车上应当配备速干手消毒剂。

4. 医疗器械的消毒与灭菌

(1)高危器械:凡是穿过皮肤或粘膜而进入无菌组织、器官、腔隙的医疗器械及与破损的皮肤、粘膜密切接触的医疗器械应当进行彻底清洗、干燥后进行灭菌处理。首选压力蒸汽灭菌,如果物品不耐高压、高温,可用环氧乙烷、甲醛、戊二醛灭菌。

(2)中危器械:凡是接触皮肤、粘膜的医疗器械应当经过彻底清洗、干燥后,根据其材料要求分别采用不同消毒方法进行消毒。①流动蒸汽消毒 20 分钟;②煮沸消毒 20 分钟,水中加入 1% 碳酸氢钠可提高消毒效果;③不适于压力蒸汽灭菌的物品可采用化学消毒法,可用 2% 的碱性戊二醛溶液、0.2% ~0.5% 过氧乙酸(加防腐蚀剂)、70% 乙醇浸泡消毒。

(3)低危器械:通常这类物品只直接或间接与病人健康无损的皮肤相接触,一般只需清洁处理。当被病人的血液、体液、分泌物、排泄物等明显污染时才需要消毒。常用有效氯消毒液浸泡或擦拭。

5. 终末消毒

(1)出院病人的床单用有效氯消毒液擦拭。

(2)死亡病人的床单用紫外线灯照 1 小时后,再用有效氯浓度的消毒液擦拭。

(3)传染尸体用有效氯浓度的消毒液擦拭,用棉花填塞口、鼻、耳、肛门、阴道后送往太平间。

思考题

1. 急诊科的工作任务有哪些？
2. 简述急诊护理工作的主要特点。
3. 简述急诊科护理工作流程的主要内容。

第四章 重症监护

重症监护病房(intensive care unit,ICU)是以救治急危重病人为中心的一种现代化的先进医疗护理组织形式,即应用现代化的仪器设备监护病人,及时发现潜在危险,包括可危及生命的或导致病人残废的严重变化,对这些医务人员感觉(视、触、听)一时不能察觉或来不及察觉到的变化,通过监护仪器一经发觉,可以及时进行治疗或抢救,从而提高医疗护理质量,减少并发症,降低死亡率。

自上世纪40年代开始建立手术后恢复病房,特别是建立的冠心病危重病房,在抢救工作中取得显著效果,导致危重症监护的概念应用于有急性生命威胁的各种疾病和综合症病人的抢救及护理工作中。高科技医疗仪器设备的发展亦为医学科研和临床诊治技术的飞跃发展提供了强有力的基础。根据医学现代化的要求和医院发展的规律,医院必须建立起ICU,集中危重病人,并采用高尖端技术和医疗仪器设备进行监护和治疗或抢救。

第一节 概述

一、ICU的特点

(一)ICU对危重病人的治疗目的

危重病人在ICU内,由受过特殊训练的医护人员进行管理,用较完善的电子装置和血液、生化检查等实施严密监测、强化治疗和精心护理,以及对衰竭的脏器功能进行支持,以迅速阻止危重病病理生理演变的恶性循环,稳定病情,为原发病的治疗和最终康复创造条件和赢得时间,从而进行有效的专科处理。

(二)ICU的基本组成部分及其作用

ICU有三个基本的组成部分:一是训练有素的医生和护士;二是先进的监测技术和治疗手段;三是可以应用先进的理论和技术对危重病进行有效的治疗和护理。其中人是最重要的组成部分,医生和护士是ICU的主体,先进的设备是人的视听功能、双手功能的延伸和加强,为大脑提供更多的信息。

(三)ICU 病人的收治途径

危重病人的收治途径有两个:绝大部分是临床各专业科室及急诊科的危重病人转入,偶尔是院外或突发性事故现场的危重病人经医生会诊后直接收入。

(四)ICU 病人的收治标准

(1)ICU 的收治标准通常为急性可逆性疾病、高危病人及慢性疾病的急性加重期。ICU 病人收治的具体范围,包括:

1)各种复杂大型手术后需监测救治的病人,如心、肺手术,坏死型胰腺炎,严重颅脑手术,或术中经过不平稳、出血量大者。

2)多器官功能障碍综合征(MODS)病人。

3)心肺脑复苏(CPCR)后的病人。

4)急性心肌梗塞、严重心律紊乱者。

5)严重复合伤、多发伤,此类病人容易发生多系统脏器衰竭(MSDF)。

6)急性物理、化学致伤性疾病,如淹溺、中暑、电击伤、急性药物、毒物中毒,虫蛇咬伤者。

7)严重水、电解质、酸碱平衡紊乱者。

8)各种原因所致的急性肾小管坏死(ATN)病人。

9)器官移植病人。

10)其他危重病人,如甲状腺、肾上腺、胰岛等内分泌危象;各种类型的休克;各类大出血、突然昏迷、抽搐、心衰、呼衰,尤其是急性呼吸窘迫综合征(ARDS)等。

(2)ICU 不宜收治的病人包括精神病、急性传染病、脑死亡者、无急性症状的慢性疾病者、恶性肿瘤晚期、老龄自然死亡过程、无望或因某种原因放弃抢救者等,均不属 ICU 的收治范围。

(五)ICU 与各专业科室的关系

危重病的治疗要与原发病病因的控制相结合,ICU 的医疗工作要与相应专业科室治疗相互配合。ICU 对危重病的治疗为原发病的治疗创造了时机和可能性,使原来一些不可能治疗或不可能根治的疾病得到彻底的治疗。与此同时,其他专业科室对原发疾病的治疗又是危重病根本好转的基础。这种有机的结合所表现的危重病医学专业与其他专业的相得益彰是 ICU 在综合医院中得以发展的关键之一。

二、ICU 的设置

(一)ICU 的分类

ICU 分综合性 ICU 和专科性 ICU 两类。

1. **综合性 ICU(即中心监护室、中心 ICU)**　是以检测和支持病人所有的脏器功能为主要任务,是医院内跨学科集中人力、物力对各科危重病人进行统一监测、治疗和护理的场所。

2. **专科性 ICU** 是针对监护治疗单一脏器功能而设置，如冠心病 ICU(CCU)、呼吸 ICU(RCU)、肾病 ICU(KCU)、神经科 ICU(NCU)等，一般是临床二级科室，多属某个专业科室管理。

(二)ICU 的规模

1. **ICU 位置** 综合性 ICU 所收治的病人可来自于急诊室、手术室或医院其他科室，其位置应与重病病人居多，需要与 ICU 经常联系的科室相比邻，以便于转运和抢救病人。专科性 ICU 一般设立在专科病房内，便于管理和医护人员的调配。

2. **床位数** ICU 的病床数量根据医院等级和实际收治病人的需要，一般综合性医院综合性 ICU 床位数量占医院总床位数的 1% ~2%，可根据实际需要适当增加。从医疗运作角度考虑，每个 ICU 管理单元以 8 ~12 张床位为宜；床位使用率以 65% ~75% 为宜，超过 80% 则表明 ICU 的床位数不能满足医院的临床需要，应该扩大规模。

3. **设计要求**

(1)ICU 应该有特殊的地理位置，设置于方便病人转运、检查和治疗的区域并考虑以下因素：接近主要服务对象病区、手术室、影像学科、化验室和血库等，在横向无法实现“接近”时，应该考虑楼上楼下的纵向“接近”。

(2)ICU 每张床位占地面积比普通病室的要大，一般宜 25 平方米为宜，相邻床位，可使用透明质地隔板，以便于临床观察和不影响操作为原则。鼓励在人力资源充足的条件下，多设计单间或分隔式病房。

(3)ICU 的基本辅助用房包括医师办公室、主任办公室、工作人员休息室、中央工作站、治疗室、配药室、仪器室、更衣室、清洁室、污废物处理室、值班室、盥洗室等。有条件的 ICU 可配置其他辅助用房，包括示教室、家属接待室、实验室、营养准备室等。辅助用房面积与病房面积之比应达到 1.5:1 以上。

(4)ICU 要有合理的包括人员流动和物流在内的医疗流向，最好通过不同的进出通道实现，以最大限度减少各种干扰和交叉感染。

(5)ICU 应具备良好的通风、采光条件，有条件者最好装配气流方向从上到下的空气净化系统，能独立控制室内的温度和湿度。医疗区域内的温度应维持在 24℃ ±1.5℃左右，湿度 50% ~60%，保持空气清新。每个单间的空气调节系统应该独立控制。

(6)监护病床床头墙面应安置氧气、负压吸引等插头装置，并设有不少于 20 个多功能电源插座，且备用的不间断电力系统和漏电保护装置，最好每个电路插座都在主面板上有独立的电路短路器。

(7)安装足够的感应式洗手设施和手部消毒装置，单间每床 1 套，开放式病床至少每 2 床 1 套。

4. **人员编制** 鉴于各类危重病人救治工作量大、治疗手段繁多、操作技术复杂、知识面要广，故医护人员配备要高出其他科室。一般综合性 ICU 要求医生与床位的比例为 1.5 ~2 :1；护士与床位的比例为 3 ~4:1。只有在保证足够的人员编制的前提下，才能保证高质量的 ICU 工作的完成。

5. **医疗器械设备** 除普通病室日常所需医疗器械外，ICU 至少需要下列设备：中心监护仪、床边监护仪、呼吸器、麻醉机、心电图机、除颤机、输液泵、起搏器、气管插管及切开所需急救器材。有条件的应配备血液气体分析仪、血液生化分析仪、血及尿常规分析仪、脑电图机、B 型超声波、床边 X 光机、动脉内气囊反搏器等中高档设备。

三、ICU 的管理

(一)规章制度

为了保证工作质量和提高工作效率,需要建立和健全自身的各项制度。包括各类人员岗位责任制、交接班制度、医护查房制度、药品管理制度、观察记录制度、消毒隔离制度、清洁卫生制度、仪器使用保管制度、差错事故报告制度、学习进修制度以及家属探视制度。

还需建立和健全各项监护常规,如昏迷监护常规、休克监护常规、呼吸机支持呼吸监护常规、体外循环术后监护常规、溶栓监护常规,以及气管插管或气管切开护理常规,各种导管、引流管护理常规和基础护理常规等。

(二)人员要求

不仅是要满足医生和护士的编制,更重要的是对医务人员高素质的要求。

1. ICU **医生**　可来源于麻醉科、急诊科、外科或内科。组成应包括高级、中级和初级医生,每个管理单位必须至少配备一名具有高级职称的医师全面负责医疗工作。挑选有较丰富的临床工作实践经验、良好的医学基础知识、能熟练应用各种精密仪器、善于钻研及创新的中青年专业人员作为专科医生。

2. ICU **护士**　不仅要有多专科医疗护理及急救基础知识,更要强调对病情系统的认识。还应掌握各种监护仪器的使用、管理、监测参数和图像的分析及其临床意义。从某一专科抽调来的骨干护士,可以先进行多专科的轮转学习,再进行 ICU 的强化训练,然后在实践工作中逐渐达到 ICU 护士标准。

ICU 护士应当是技术全面、应变工作能力强,在临床实践及护理科研方面起重要作用的专职监护人员。其素质要求包括:

(1)有为护理事业奋斗的献身精神及开拓精神。

(2)具有比较系统的护理学基础和多专科护理理论、知识和娴熟的护理操作技能。

(3)善于创新及应用逻辑思维发现问题及总结经验。

(4)实际工作及接受新事物能力较强,操作敏捷、善于钻研、工作细致耐心。

(5)具有健康的身体,能适应紧张、高强度的工作需要。

ICU 护士必须经过严格的专业培训,熟练掌握重症护理基本理论和技能,经过专科考核合格后,才能独立上岗。

(三)病房管理

ICU 病房由于其接收的病人病情重、抵抗力差,加之各种侵入性监测的实施及介入治疗等,使 ICU 病人感染的几率明显高于一般病房,并成为严重威胁病人生命的重要因素之一。因此,ICU 的管理需要严格各项病房管理规章制度。

1. **探视制度**　ICU 病室取消陪伴,如因病情需要与其家属商谈,必须保证很快取得联系,病人家属可留下电话、地址或在病室外等候。限制探视人数,每次探视限两人,探视时间每天10~30分钟,并要求戴帽子、口罩、换衣、换鞋入内,严禁探视者将鲜花及食品带入ICU。

2. 感染管理制度

(1)严格执行《消毒隔离管理总则》有关规定。

(2)布局合理:分清洁区、污染区。清洁区包括治疗区和监护区;污染区为厕所和外走廊。

(3)医务人员进入ICU时应着装整洁,一律穿工作服,戴工作帽,换鞋入内。工作场所不得进食和堆放食物。

(4)凡接触病人前后、进行无菌操作前要以肥皂流水洗手,进入和离开隔离病房、接触可能污染的物品之后和处理污物之后应进行全面的清洁或消毒,接触特殊感染和隔离病人前必须穿隔离衣、戴手套,并及时更换被污染的衣物,严格遵守无菌操作规程。

(5)加强抗感染药物应用的管理,防止病人发生菌群失调,及时正确留取标本,加强细菌耐药性的监测。

(6)注意病人各种管路的观察,局部护理与消毒。

(7)加强对各种监护仪器设备的清洁消毒保养,有污染时用2%碱性戊二醛擦拭。

(8)保持监护区内空气新鲜、洁净、定时通风,每日三次采用动态消毒机进行空气消毒,每一病床当病人离开后进行终末消毒、清洁,每月一次空气、手、消毒液、医疗用品监测。

(9)严格探视制度,严禁陪护。

(四)设备管理

ICU医疗器械设备先进、品种较多,必须要保持医疗器械设备处于良好的状态,提高利用率,减少故障率,延长使用寿命,绝不能因设备故障而耽误病人的抢救。设备管理要求:①各种设备有专人负责保管;②各种设备须定点存放,不可擅自移换位置,以免紧急时不能迅速取用;③定期检查设备的性能、定期维修、保洁和消毒,保证应急使用性能完好、实用;④护士应能熟练掌握各种设备、机器的使用,操作方法及排除简单故障;⑤建立档案,登记造册,每班均要进行交接和记录。总之,严格执行设备“四定制度”,即定数量、定放置地点、定人管理、定期检查和消毒及维修。

第二节　重症监护病房护理工作

一、ICU护理工作制度

(1)掌握自己所分管病人的病情、诊断治疗、处理等情况。

(2)严密观察病情变化,及时报告医生,危急情况下可先行必要的处理。

(3)按时完成各项治疗,认真做好特护记录,严格执行查对交接班及消毒隔离制度,遵守各项操作规程。

(4)随时检查、备齐急救所须药品及器材,迅速准确配合医生进行抢救工作。

(5)凡有心电图、心导管、上呼吸机和气管切开等特殊监护时要按常规做好一切护理。

(6)保持各管道通畅,静脉输液按每小时入量均匀输入,凡用药物必须遵照医嘱,特殊药物剂量浓度要精确计算,必须经另一人核对。

(7)熟悉常用仪器,按正规操作,注意保养。

(8)凡须置导尿管病人应保留开放,记录每小时尿量,24 小时出入量平衡,并按常规护理。

(9)每日按常规做好晨、晚间护理及呼吸治疗,每日更换床单,保持床铺整洁,病人卧位舒适,定时翻身、防压疮护理。

(10)交接班认真、无误,写好交班报告,并做好床头交班。

(11)保持病室安静,物品定位放置,井然有序,定期清洗,消毒。

(12)凡进入 ICU 工作人员必须穿工作衣、帽、工作鞋,各项无菌操作须戴口罩,遵守无菌操作规程。

二、监护内容

(一)ICU 基本监护项目及目的

1. **呼吸管理**　维持良好的气体交换。

2. **循环管理**　保障氧合血液向全身脏器以及末梢循环灌注。

3. **体液代谢管理**　保持体液和代谢的平衡。

4. **营养管理**　营养支持。

(二)一般监护

1. **稳定情绪**　对意识清醒者,医护人员应向病人解释每项监测的目的和作用,以消除紧张情绪。使用气管插管和气管切开的病人,应教会病人如何用手势、写字等表达自己的要求。

2. **护理评估**　通过必要的病史询问和体格检查,迅速全面地对病人存在的主要问题、重要脏器功能状态做出初步的护理评估,并制定护理措施。

3. **监测项目**　根据护理评估决定监测的项目和检测频率。

4. **基础护理**　ICU 病人病情危重,生活不能自理,应做好基础护理,并根据病情适当鼓励和协助病人翻身和活动四肢。

5. **营养支持**　根据病情需要确定禁食、鼻饲、流质或半流质。要耐心地定时定量喂入,并观察和训练病人的吞咽动作。

6. **记录出入量**　为了保持液体平衡,应准确记录出入量,并及时调整。

7. **管腔护理**　一般有吸氧管、尿管、输液管,特殊的有气管插管、气管造口、鼻饲管、三腔双囊管、中心静脉压管、透析管、胸腔闭式引流管等。应根据病人身上管道的原理、作用以及病情需要给予相应的护理。

8. **观察病情**　严密观察病情变化,及时报告医生,分析判断变化的原因,迅速做出相应的处理。

9. **护理书写** 严格的书写监测记录。

(三)加强监护

1. **体温** 包括中心温度及周围温度测量。

2. **心血管系统** 包括心率监护、血压监护、中心静脉压监护、血流动力学监护和心脏电活动监护。

3. **呼吸系统** 包括观察呼吸频率、节律、深浅度、胸式呼吸或腹式呼吸、呼吸的气味、呼吸困难、皮肤粘膜等,以及呼吸功能测定和动脉血气分析。

4. **肾功能** 包括尿量、尿浓缩与稀释功能试验、内生肌酐清除率测定、血尿素氮和血肌酐测定。

5. **中枢神经系统** 包括观察意识状态、瞳孔大小及对光反射、肢体活动情况、感觉和运动功能、语言表达能力、生理和病理反射,进行格拉斯哥昏迷计分,脑电图监测,经颅多普勒监测及颅内压监测等。

6. **血液系统** 以检查血红蛋白、红细胞压积、白细胞计数和分类、血小板计数及出凝血机制指标的监测等。

7. **肝功能** 血胆红素、白蛋白、球蛋白及丙氨酸氨基转移酶等测定。

8. **胃肠系统** 胃液 pH 测定及大便潜血试验,检查腹胀、腹水、腹痛、肠鸣音等。

9. **细菌学监测** 包括各种可能感染部位的细菌学检查。

(四)ICU 分级监测

在 ICU 收治的均是危重病人,各种监测项目繁多,以便给诊断和治疗提供可靠的参数和依据。但并非所有监测项目同时进行,一拥而上,而是根据不同病种、不同病情,有目的地进行选择,以避免给病人增加不必要的痛苦和经济负担。因此,根据病人全身脏器的功能状况及对监测水平的不同需求,从重到轻一般分为一至三级监测。

1. **一级监测** 适用于两个以上脏器衰竭病人,这种病人病情重、死亡率高。其监测项目除包括 ICU 常规监测项目、受损脏器功能监测和其他脏器功能监测,以病情的进展,随时检查,随时记录。并需每日测体重,计算热氮平衡,观察每小时甚至每分钟尿量。这种病人,病情变化快,而且复杂,对护理的要求很高。

2. **二级监测** 适用于具备一个脏器衰竭的指征,需进行受损脏器支持治疗者。其监测项目包括增加 ICU 常规监测项目的频度,并根据受损脏器,重点选择相应的监测项目,如血流动力学监测、呼吸功能监测、肝功能监测、肾功能监测,脑功能监测等诸项指标。

3. **三级监测** 适用于经过积极治疗,生命指征平稳,已脱离危险的恢复期病人和大手术后的病人,但仍需要在 ICU 观察治疗者。其监测内容属 ICU 常规监测项目,包括心电图、无创血压、脉搏、呼吸、体温、尿量及液体出入量,每日或隔日测血、尿、便常规,血生化、血糖、血气分析、肝功能、肾功能及床边胸片等。

第三节　重症监护技术

一、体温监护

正常人的体温相对恒定的,它通过大脑和丘脑下部的体温调节中枢调节和神经体液的作用,使产热和散热保持动态平衡。体温监护是一项简便易行,能反映病情恶化或缓解的可靠指标之一,感染、创伤、手术后体温多有升高,而极重度或临终病人体温反而下降。

(一)正常体温

机体深部的体温较为恒定和均匀,称深部体温。而体表的温度受多种因素影响,变化和差异较大,称表层温度。临床上所指的体温是指平均深部温度。一般以口腔、直肠和腋窝的体温为代表,其中直肠体温最接近深部体温。正常值:口腔舌下温度为36.3℃~37.2℃,腋窝温度36℃~37℃,直肠温度36.5℃~37.5℃。昼夜间可有轻微波动,清晨稍低,下午或傍晚稍高,但波动范围一般不超过1℃。

(二)测温方法

常用测温装置除玻璃水银体温计外,还有红外线温度探测器、食管中下段温度计、热敏电阻及热电偶温度计等。可测口腔、腋窝、直肠、咽喉部、食管下段、耳鼓膜、皮肤等处的温度。腋窝和口腔温度为周围温度,操作容易,准确性差。直肠温度、食管温度为中心温度,比较准确。鼻咽温度可间接了解脑部温度。

(三)发热程度

腋窝温度37.4℃~38℃为低热,38℃~39℃为中等度热,39℃~41℃为高热,41℃以上为超高热。热型有稽留热、弛张热、间歇热、回归热、波状热和不规则热等。

(四)降温程度

分浅低温35℃~33℃,中度低温33℃~28℃,深低温28℃~18℃。

(五)临床意义

对危重病人进行体温监测,有助于疾病诊断及治疗效果的判断,对脑复苏的病人了解降温与复温的程度,有助于脑功能恢复效果的判断。

1. 体温过高　高热或持久发热使神经肌肉兴奋性增高,导致病人烦躁、谵妄、幻觉和惊厥。发热加速代谢、加重机体消耗,对循环、呼吸、肝、肾功能都有不利影响。由于病因不同分感染性发热和非感染性发热,又由于治疗手段的增多使发热程度和热型变得不规则甚至难以预测,故危重病人定期或连续体温监测极为重要。

2. 体温过低　在低温状态下,应激反应、免疫、造血、循环、呼吸以及肝、肾功能都发生明显障碍,严重创伤等危重病人低体温发生率较高,死亡率显著升高。低体温对机体极为不利,故应严密监测体温,采取积极的限制热丢失和保暖措施,对危重病人的治疗极为重要。

3. **人工低温术** 是应用适当药物等阻碍寒冷刺激,使机体免受自然降温的危害,再给予物理降温,可使体温顺利下降,以降低机体基础代谢,减少耗氧量,提高机体对缺氧的耐受力,以减轻危重病人对缺血缺氧的损害的一种方法。为综合治疗争取时间,既有利于危重病人的复苏,也可减少后遗症。在采用人工冬眠或低温治疗危重病人时应防止发生并发症。为此应注意:①每30分钟测温一次,降温必须平稳,不宜忽高忽低,频繁波动,要逐渐降温严防骤降,尽可能使体温波动在1℃以内,严防寒战反应;②控制体温于34℃~30℃,低于30℃常可发生室性心律失常及房室传导阻滞,最大的危险是发生心室纤颤,故应密切监测循环功能状态;③呼吸频率随温度下降而逐渐减慢,低温抑制咽喉反射,严防误吸而窒息;④要加强胸部体疗,防止肺部感染;⑤要采取多种渠道加强营养,增强抵抗力;⑥连续监测指足趾温度与中心温度差(正常温差应小于2℃),是了解外周微循环灌流是否减少或改善的有价值的指标;⑦脑复苏病人应及时采取有效的头部低温措施,要求头部温度降至28℃、肛门30℃~32℃;坚持到皮层功能开始恢复,出现听觉为止;⑧复温时也要逐渐上升,防止“反跳”。

二、心血管系统监护

(一)心率监护

1. **正常值** 正常成人的安静时心率为60~100次/分。不同年龄、性别和机能状态下的心率均有所不同,心率变化有明显的个体差异。一般小儿心率较快,老年人心率较慢。女性心率比男性稍快。

2. **临床意义** 心率是了解循环系统功能的简单易行的指标之一。

(1)判断心排血量:心排血量是心搏量与心率的乘积,在一定的范围内(50~160次/分)随心率的增快,心排血量会增加。

(2)计算休克指数:休克指数为心率除以收缩期血压(以mmHg计算),指数为0.5,一般表示无休克;超过1.0~1.5,表示存在休克;在2.0以上,表示休克严重。

(3)估计心肌耗氧量:用心率乘以收缩压的值作为估计心肌耗氧的指标。因此,心率加快时,心肌氧耗也成倍增加。

(二)血压监护

1. **正常值** 正常成年人血压范围收缩压为90~139mmHg,舒张压为60~89mmHg,脉压差为30~40mmHg。

2. **测量方法** 动脉血压监测可分为无创血压(NIBP)监测和有创血压(IABP)监测,可采用间断和连续监测方法。无创血压监测一般使用袖带测压,根据病情需要确定监测的间隔时间和次数。然而对血流动力学不稳定的危重病病人,无创血压监测存在一定的限制,不能动态地、准确地反映病人实际的血压水平,必须进行有创血压监测。有创血压监测是指心脏或血管内直接置管,通过压力传感器将心脏或血管内的压力转换为电的信号录入监护仪后,再由监护仪将其译成数字和图形,连续监测血压,分析和评估病情。

3. 临床意义　收缩压:其重要性在于克服各脏器的临界关闭压,保证脏器的供血。舒张压:其重要性在于维持冠状动脉灌注压。凡是能影响心输出量和外周阻力的各种因素,都能影响动脉血压。其因素包括心脏每搏输出量、心率、外周阻力、主动脉和大动脉的弹性贮器作用、循环血量和血管系统容量的比例。虽然血压可以较好的反映循环功能,但临床上仍要结合其他多项指标,综合分析。

(三)中心静脉压监护

中心静脉压(central venous pressure,CVP)是上、下腔静脉进入右心房处的压力,通过上、下腔静脉或右心房内置管测得,它反映右房压,是临床观察血液动力学的主要指标之一。

1. 适应证

(1)了解有效血容量、心功能及周围循环阻力的综合情况。

(2)对不明原因的急性循环衰竭进行鉴别。

(3)对需大量输血、补液时,借以观察血容量的动态变化,防止循环超负荷的危险。

(4)对重危病人、大手术以及紧急情况下作为大量输血、补液途径。

2. 测量方法　病人平卧时,测压管的零点位置应定位在病人右第4肋腋中线的水平。将测压管充满液体,再夹住输液器,使测压管与静脉相通,待液柱徐徐降至稳定位置时,其水柱的厘米数即为中心静脉压。测量后将测压管夹闭,开放输液器,以保持静脉通畅。

3. 正常值　0.49~1.18 kPa(5~12cmH_2O)。

4. 临床意义

(1)低血压,中心静脉压低于0.49 kPa(5cmH_2O)提示有效血容量不足,可快速补液或补血浆,直至中心静脉压升至0.59~1.18 kPa (6~12cmH_2O)。

(2)低血压、中心静脉压高于0.98 kPa(10cmH_2O)应考虑有心功能不全的可能。需采用增加心肌收缩力的药物如西地兰或多巴酚丁胺,并严格控制摄入量。

(3)中心静脉压高于1.47~1.96 kPa(15~20cmH_2O)提示有明显的心衰,且有发生肺水肿可能,应暂停输液或严格控制输液速度,并给予速效洋地黄制剂和利尿药或血管扩张剂。

(4)低中心静脉压也可见于败血症、高热所至的血管扩张。

必须指出,评价中心静脉压高低的意义,应当从血容量、心功能及血管状态三方面考虑。当血容量不足而心功能不全时,中心静脉压可正常。故需结合临床综合判断。

5. 注意事项

(1)如测压过程中发现静脉压突然出现显著波动性升高时,提示导管尖端进入右心室,立即退出一小段后再测,这是由于右心室收缩时压力明显升高所致。

(2)如导管阻塞无血液流出,应用输液瓶中液体冲洗导管或变动其位置;若仍不通畅,则用肝素或枸橼酸钠冲洗。

(3)测压管留置时间,一般不超过5天,时间过长易发生静脉炎或血栓性静脉炎,故留置3天以上时,需用抗凝剂冲洗,以防血栓形成。

(四)血流动力学监护

借助Swan-Ganz气囊漂浮导管经外周或中心静脉插入心脏右心系统和肺动脉进行床

旁心脏及肺血管压力和心排血量等参数的测定(如图4-1),可了解病情和指导治疗。由于方法简便、精确,可连续观察而又相对安全,此项检查可为临床抢救危重病人提供可靠的血流动力学改变程度的客观数据,从而使病人得到及时、准确和合理的救治。

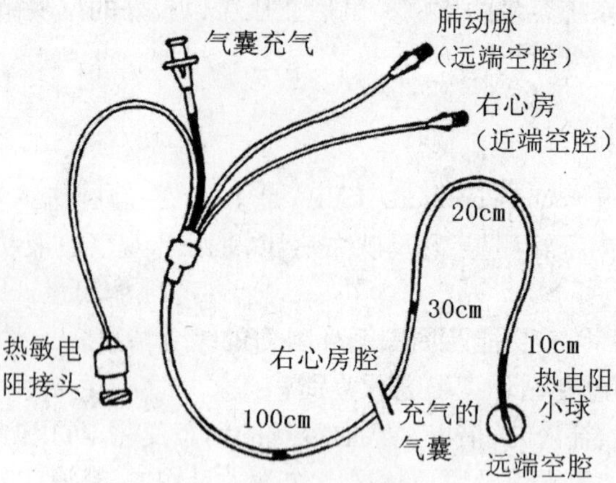

图4-1　气囊漂浮动脉导管

1. 适应证

(1)急性心肌梗死、充血性心力衰竭及各类休克的血动力学指标和连续监测。

(2)判断血管活性药物、正性肌力药物、阻滞剂、机械呼吸、血液透析及辅助循环的疗效等。

(3)急性呼吸衰竭,尤其是急性呼吸窘迫综合征的监测。

(4)危重病人和心脏疾患在术中及术后的监测。

(5)借助漂浮导管技术进行临时性心脏起搏、超速抑制等。

2. 禁忌证

(1)出血性疾病、凝血机制障碍及近期内有体循环或肺循环栓塞。

(2)白细胞减少和免疫功能低下。

(3)穿刺或切开部位有化脓性感染。

(4)心膜炎、心肌炎、风湿病活动和严重心律失常。

3. 主要监测指标及其临床意义

(1)右心房压(RAP):正常值为0~6mmHg。升高见于右心衰竭、三尖瓣狭窄或关闭不全、缩窄性心包炎、心包积液、心肌病、肺动脉高压;降低反映血容量不足。

(2)肺动脉压(PAP):正常值为15~30/6~12mmHg,平均压为10~20mmHg。升高见于左心衰竭、二尖瓣狭窄或关闭不全、肺心病、肺栓塞、左向右分流型先天性心脏病;血容量不足和肺动脉瓣口狭窄则下降。

(3)肺毛细血管楔压(PCWP):正常值为6~12mmHg,可较好地反映左心房平均压及左心室舒张末压。升高见于左心衰竭、心源性休克、二尖瓣狭窄、二尖瓣关闭不全、左心室顺应性下降和血容量过多;当血容量不足时则降低。

(4)心排血量(CO):是指心脏每分钟泵出的血量,正常值为4~6L/min。是左心功能最重要的指标。由于心排血量随人体大小而异,为了便于对比分析及精确判断,临床上多采用心脏指数(CI)来估计心脏的泵功能。心排血量除以体表面积即为心脏指数,正常值为2.6

~4.0L/(min · m^2)。心脏指数降低时可见于组织、器官灌注不足。低于2.2 L/(min · m^2)时见于心源性休克。

(五)心脏电活动监护

1. **目的**　对病情危重者进行持续不间断的监测,以便及时发现、识别和确诊各种心律失常,并对各种致命性心律失常进行及时有效的处理,减低心律失常猝死率。具体地说,临床心电监测具有以下目的:

(1)及时发现和诊断致命性心律失常。

(2)及时显示和发现致命性心律失常的先兆。

(3)指导临床抗心律失常治疗。

(4)指导其他可能影响心电活动的治疗。

2. **操作程序**

(1)核对病人,解释目的。

(2)安置舒适体位。

(3)连接监护仪电源,打开主机开关。

(4)暴露胸部,正确定位,粘贴电极片。

(5)连接心电导连线。临床上心电监护仪导联装置有3导联装置和5导联装置两种,其电极安放位置(如图4-2)。

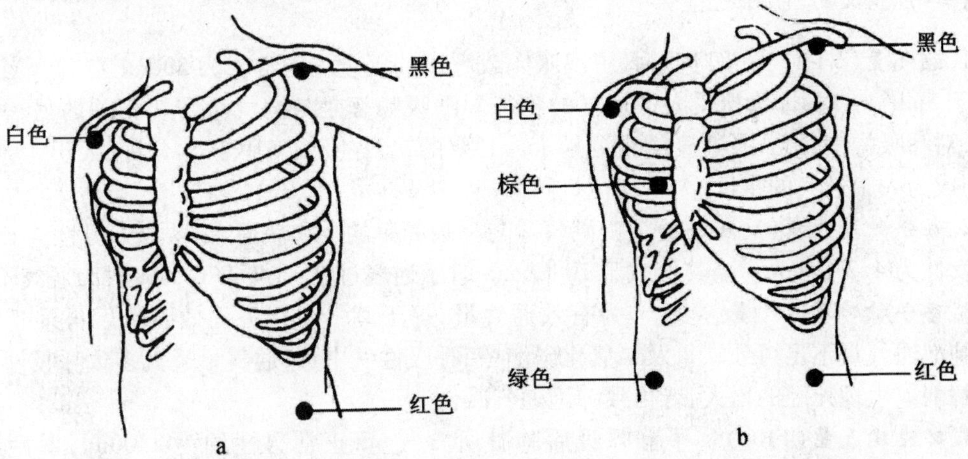

a. 三导联装置的电极安放位置　　b. 五导联装置的电极安放位置

图4-2　心电监护电极安放位置

(6)选择P、QRS、T波显示较清晰的导联。

(7)调节振幅。

3. **主要观察指标**

(1)定时观察并记录心率和心律。

(2)观察是否有P波,P波的形态、高度和宽度如何。

(3)测量PR间期、QT间期。

(4)观察QRS波形是否正常,有无"漏搏"。

(5)观察T波是否正常。

(6)注意有无异常波形出现。

4. **注意事项**

(1)注意安全,接好地线。

(2)若存在规则的心房活动,则应选择P波显示良好的导联。

(3)QRS振幅应大于0.5mV,以能触发心率计数。

(4)心电监护只是为了监测心率、心律变化,若需分析ST段异常或更详细地观察心电图变化,应做常规导联心电图。

三、呼吸功能监护

(一)临床观察

(1)观察病人的呼吸频率、节律、深浅度、胸式呼吸或腹式呼吸、呼吸的气味以及呼吸有无困难等。

(2)观察皮肤粘膜,缺氧时可出现皮肤粘膜发绀;二氧化碳潴留时可出现皮肤粘膜潮红、多汗、结膜充血。

(3)观察意识状态,缺氧时出现烦躁、头痛,甚至嗜睡、昏迷。

(二)呼吸功能测定

1. **潮气量(VT)** 平静呼吸时,一次吸入或呼出的气量。正常人为500ml左右。当潮气量小于5ml/kg时,即为接受人工通气的指征。呼吸频率是与潮气量密切相关的另一监测指标,对呼吸幅度、形式及速度的观测是十分必要的,当呼吸频率小于5/分钟、大于35/分钟时,即成为人工通气的指征。

2. **每分钟通气量(V或VE)** 由潮气量与呼吸频率的乘积获得,正常成人男性为6.6L/min,女性为4.2 L/min。当其值大于10 L/min时示通气过度,小于3 L/min时为通气不足。

3. **每分钟肺泡通气量(VA)** 为有效通气量,等于潮气量减去无效腔量后再乘呼吸频率。肺泡通气量不足可致缺氧及二氧化碳潴留、呼吸性酸中毒,通气量过大多致呼吸性碱中毒。解剖或生理死腔的增大,皆可致肺泡通气减低。

4. **功能残气量(FRC)** 平静呼吸后肺脏所含气量,正常男性约为2300ml,女性约为1580ml。功能残气量减少见于肺纤维化、肺水肿的病人。而由于某种原因造成呼气阻力增大时,由于呼气流速减慢,气体没全呼出,下一次吸气又重新开始,而使功能残气量增加。

5. **时间肺活量(TVC)** 又称用力呼气量(FEV),指深吸气后作一次快速呼气,计算最初3秒内的呼气量,求出每秒呼出量占肺活量的百分比。FEV_1正常值:男性约3719ml ± 117ml;女性约2314ml ± 48ml。FEV_1、FEV_2、FEV_3百分比分别为83%、96%、99%。正常人FEV_1一般大于80%,基本能在3秒钟全部呼出。减低表示有阻塞性通气障碍。提前完成(如2秒内呼完),表示有限制性通气障碍。

6. **最大呼气中期流速(MMEF)** 测验与意义同时间肺活量,但更为敏感,对考核阻塞性通气障碍损害有一定价值。正常值为2~4L/S,时间小于0.5秒。

7. **弥散功能试验** 采用一氧化碳弥散功能测定法。正常值为29.5ml/(mmHg·min),

弥散功能减低主要造成缺氧。凡影响肺泡功能呼吸面积和肺毛细血管面积的各种疾病，皆可致弥散功能障碍。

8. **死腔通气比例**(VD/VT) 是指二氧化碳从肺内排出效率的指标。VD:通气中无助于二氧化碳呼出部分的通气量。健康人在静息状态下，其约占潮气量的25% ~35%。计算公式:$VD/VT = (PaCO_2 - P_ECO_2)/ PaCO_2$。$PaCO_2$为动脉血 CO_2分压，P_ECO_2为呼出气二氧化碳分压。VD/VT 值升高往往提示预后不良，常见于气道部分阻塞、肺气肿及呼吸衰竭的病人。

(三)动脉血气分析

1. **酸碱度**(pH) 为血液中氢离子浓度的负对数值。正常范围为7.35 ~7.45，平均7.40。低于7.35 为失代偿性酸中毒或酸血症，高于7.45 为失代偿性碱中毒或碱血症。但 pH 正常并不能完全排除无酸碱失衡。

2. **动脉血氧分压**(PaO_2) 指物理溶解于血液中氧分子产生的压力。正常值90 ~100 mmHg。PaO_2小于60mmHg 可作为呼吸衰竭的诊断指标。

3. **二氧化碳分压**($PaCO_2$) 指血液中物理溶解的 CO_2分子产生的压力。正常值35 ~45mmHg。大于45mmHg 为通气不足，小于35mmHg 可能为通气过度。$PaCO_2$大于50mmHg 作为呼吸衰竭的诊断指标。

4. **动脉血氧饱和度**(SaO_2) 是单位血红蛋白的含氧百分数，正常值为96% ~100%。当 PaO_2低于60 mmHg，血红蛋白氧解离曲线处于陡直段时，SaO_2才反映出缺氧状态，故在重症呼吸衰竭抢救时，用脉搏血氧饱和度测定仪来帮助评价缺氧程度，调整吸氧浓度使病人 SaO_2达90%以上，以减少创伤性抽动脉血作血气分析，这对合理氧疗和考核疗效起积极作用。

5. **动脉血氧含量**(CaO_2) 是10ml 血液的含氧毫升数。其中包括血红蛋白结合氧和血浆中物理溶解氧的总和。$CaO_2 = 1.34 \times SaO_2 \times Hb(g\%) + 0.003 \times PaO_2$。正常值为16 ~20ml/dl。

6. **实际碳酸盐**(AB) AB 是在实际测得的动脉血中碳酸氢根(HCO_3^-)含量。正常值为22 ~27mmol/L，平均值为24mmol/L。HCO_3^- 含量与 $PaCO_2$ 有关，随着 $PaCO_2$ 增高，血浆 HCO_3^- 含量亦增加。另一方面 HCO_3^- 血浆缓冲碱之一，当体内固定酸过多时，可通过 HCO_3^- 缓冲而 pH 保持稳定，而 HCO_3^- 含量则减少。所以 AB 受呼吸和代谢双重影响。AB 下降为代酸或呼碱代偿;AB 上升为代碱或呼酸代偿;AB 正常，不一定正常，如呼酸合并代酸时 AB 正常，应具体分析。

7. **标准碳酸氢盐**(SB) 系指隔绝空气的全血标本，在37℃，$PaCO_2$为40mmHg，血红蛋白100%氧合的条件下，所测的血浆中碳酸氢根(HCO_3^-)含量，正常值为22 ~27mmol/L。SB 不受呼吸因素的影响，其数值的增减反映体内 HCO_3^- 储备量的多少，因而说明代谢因素的趋向和程度。代谢性酸中毒时 SB 下降;代谢性碱中毒时 SB 升高。AB > SB 时，表示有 CO_2潴留。

8. **剩余碱**(BE) 在标准状态卜(条件同 SB)将血液滴定至 pH 7.4 所需的酸碱量。正常范围在 ±3mmol/L。它是人体代谢性酸碱失衡的定量指标，加酸量 BE 为正值，是代谢性碱中毒;加碱量 BE 为负值，是代谢性酸中毒。

9. **缓冲碱**(BB) 系血液中各种缓冲碱的总含量,其中包括重碳酸盐、磷酸盐、血浆蛋白盐、血红蛋白盐等。正常值为45~55mmol/L。它反映人体对抗酸碱干扰的缓冲能力,及机体对酸碱失衡代偿的具体情况。

10. **二氧化碳结合力**(CO_2CP) 反映体内的主要碱储备。正常值为22~29 mmol/L。代谢性酸中毒或呼吸性碱中毒时,CO_2CP降低;代谢性碱中毒或呼吸性酸中毒时,则CO_2CP升高。但呼吸性酸中毒伴代谢性酸中毒时,CO_2CP不一定升高。

11. **阴离子隙**(AG) 反映未测定阳离子和未测定阴离子之差。正常范围8~16 mmol/L,凡是AG大于16 mmol/L,应考虑高AG代谢性酸中毒存在。是早期发现混合性酸碱中毒重要指标。

判断酸碱失衡应先了解临床情况,一般根据pH、$PaCO_2$、BE(或AB)判断酸碱失衡;根据PaO_2及$PaCO_2$判断缺氧及通气情况。pH超出正常范围提示存在失衡。但pH正常仍可能有酸碱失衡。$PaCO_2$超出正常提示呼吸性酸碱失衡,BE超出正常提示有代谢性酸碱失衡。但血气和酸碱分析有时还要结合其他检查,结合临床动态观察,才能得到正确判断。

四、肾功能监护

(一)尿量

是ICU常规要求监测的项目之一,正常成人尿量为1000~2000ml/24h。一般24小时多于2500ml为多尿,见于糖尿病、尿崩症、慢性肾炎、神经性多尿、肾移植早期肾小管重吸收功能尚未恢复时。尿量24小时少于400ml为尿少,见于急性肾小球肾炎、肾功能不全、脱水、血液浓缩等,而24小时尿量少于100ml为无尿,如急性肾功能衰竭、肾功能衰竭尿毒症期。

(二)尿浓缩与稀释功能试验

尿浓缩和稀释试验主要是评价肾小管浓缩、稀释功能。当肾脏受损害并功能减退时,失去对水分调节的能力,使尿量和比重以及相互关系发生改变。试验方法:试验日病人摄普通饮食,但每餐含水量应在500~600ml之间,此外,不另进餐、饮水。试验日晨8时排尿弃去。自晨8点至晚8点的12小时内,每2小时排尿1次,分别置于清洁标本瓶内。自晚8点至次晨8点的12小时内全部尿液另集中于大清洁标本瓶内。分别测定各次尿量和比重。正常范围是日间尿量与夜间尿量之比为3~4:1;12小时夜间尿量不应超过750ml;尿液最高比重应在1.020以上;尿液最高比重与最低比重之差不少于0.009。其临床意义:①肾功能不全时,夜间尿量可超过750ml,此种现象常为肾功能不全的早期表现;②最高尿比重小于1.018,表示肾浓缩功能不全;③尿比重大多固定在1.010左右,表示肾浓缩功能严重障碍;④日间尿比重固定在1.018或更高,见于脱水病人。

(三)内生肌酐清除率(Ccr)测定

内生肌酐主要通过肾小球滤过排出,肾小管不重吸收,因此它代表了肾小球滤过率。该值是反映肾功能的敏感指标。正常范围为80~120ml/min。内生肌酐清除率在

51 ~ 70ml/min为肾功能轻度损害；降至在 26 ~ 50ml/min 为中度损害；降至在 10 ~ 25ml/min 为重度损害；低于 10ml/min 为终末期肾功能不全。

（四）血尿素氮（BUN）和血肌酐（Cr）测定

均反映肾小球的滤过功能。正常值为血 BUN：3.2 ~ 7.1mmol/L；血 Cr：男性 53 ~ 106μmol/L，女性 44 ~ 97μmol/L。其临床意义有：①各种严重肾脏疾病引起肾功能不全时，可增高；②上消化道出血、严重感染和饮食中蛋白质过多时，均可使血尿素氮暂时升高；③血肌酐浓度受饮食等因素影响比较少，基本上能反映病人的肾功能情况，血肌酐明显增高时，提示预后差。

五、中枢神经系统监护

（一）临床观察

包括意识状态、瞳孔大小及对光反射、肢体活动情况、感觉和运动功能、语言表达能力、生理和病理反射。

了解意识障碍病人的神经机能状态是判断有无器质性损害和其严重程度的重要依据。临床上把意识状态分为五级，即清醒、嗜睡、意识模糊、昏睡和昏迷。这种分类简单、容易掌握，但有时不能确切反映临床实际情况。虽然评价意识的方法很多，但目前比较常用的是格拉斯哥昏迷评分法（glasgow coma scale，GCS）。根据病人受刺激后的睁眼反应、语言反应、动作反应进行评分，将 3 项得分相加，即为 GCS 分数（见表 4 - 1）。GCS 最高分为 15 分，最低分为 3 分，8 分以下为昏迷，分数越低表示病情越重，反之表示病情好转。

表 4 - 1　GCS 昏迷评定表

睁眼反应	评分	语言反应	评分	动作反应	评分
正常睁眼	4	回答正常	5	遵嘱动作	6
呼唤睁眼	3	回答错误	4	定位动作	5
刺痛睁眼	2	词语不清	3	肢体回缩	4
无反应	1	只能发音	2	肢体屈曲	3
		无反应	1	肢体过伸	2
				无反应	1

（二）脑电图监测

脑电图是通过脑电图描记仪将脑自身微弱的生物电放大记录成为一种曲线图，以帮助诊断疾病的一种现代辅助检查方法。它对被检查者没有任何创伤。临床用于：①脑电图对癫痫诊断价值最大，可以帮助确定诊断和分型，判断预后和分析疗效；②脑外伤：普通检查难以确定的轻微损伤脑电图可能发现异常；③对诊断脑肿瘤或损伤有一定帮助；④判断脑部是否有器质性病变，特别对判断是精神病还是脑炎等其他疾病造成的精神症状很有价值。

(三)经颅多普勒监测(branscranial doppler,TCD)

是采用脉冲式发射的2MHz超声波、结合距离选通技术、经特定的头颅声窗、直接描记颅内血管的多普勒频谱信号和音频信号,从而观察和测定颅底动脉血流频谱图形和血流速度的一种非创伤性检查方法。TCD用于诊断脑血管疾病、脑血流动力学监护、评价血管机能、预防保健。其中对脑血管疾病有较肯定的诊断意义。

(四)颅内压监测

1. **临床观察** 颅内压增高的基本临床特征是头痛、呕吐、视神经乳头水肿、意识障碍和脑疝等。

2. **有创颅内压监测** 判断颅内压变化最准确的方法是进行有创的颅内压监测。

(1)适应证:①所有开颅术后的病人;②CT显示有可以暂不必手术的损伤,但GCS评分<7分,该类病人有50%可发展为颅内高压;③虽然CT正常,但GCS<7分,并且有下列情况两项以上者:年龄>40岁;收缩压<82.5mmHg;有异常的肢体姿态,该类病人发展为颅内高压的可能性为60%。

(2)测定方法:脑室内测压、硬膜下测压、硬膜外测压和腰穿测压四种。

3. **无创颅内压监测** 是一种稳定性高、可靠性好、检测精度高的新一代颅内压监测设备。它利用闪光视觉诱发电位的潜伏期(Latency)与有创检测获得的颅内压(ICP)的函数关系ICP=f(Latency),无创性地监测病人颅内压,具有无创、准确、快速、简便、经济的特点,适用于各种颅内、颅外疾病引起的颅内压增高病人。

4. **正常值** 正常成人平卧时颅内压为10~15mmHg。成人颅内压持续超过15mmHg时为颅内压增高。

5. **临床意义** 在可将颅内压增高的发展过程分为四个阶段:①代偿期:此期颅腔内容物体积或容量的增加未超过其代偿能力,临床上可无症状。其持续时间,取决于病变的性质、部位和发展速度。严重缺氧、缺血、急性颅内血肿等多为数分钟到数小时;而慢性颅内压增加如脑脓肿、肿瘤等可长达数天、数周乃至数月;②早期:此期颅内容物的体积已超过代偿能力,脑灌注压和脑血流量为平均动脉压和正常脑流量的2/3,有轻度脑缺血和缺氧的临床表现。此时如及时去除病因,脑功能容易恢复;③高峰期:病情发展到较严重阶段,颅内压几乎与动脉舒张压相等,脑灌注压和脑血流量仅为平均动脉压和正常脑血流量的1/2,脑组织有较重的缺血和缺氧表现,并明显地急剧发展。此期如不及时采取有效治疗措施,往往出现脑干功能衰竭;④晚期:此时颅内压几近平均动脉压,脑组织几乎无血液灌流,脑细胞活动停止、脑细胞生物电停放。临床表现为深昏迷、一切反射均消失、双瞳孔散大、去大脑强直、血压下降、心跳微弱、呼吸不规则甚至停止。此期虽经努力抢救,但预后极差。

六、肝功能监测

(一)反映肝细胞损伤

以血清酶检测常用,包括丙氨酸氨基转移酶(ALT)、门冬氨酸氨基转移酶(AST)、碱性磷酸酶(ALP)、γ-谷氨酰转肽酶(γ-GT或GGT)等。以ALT和AST能敏感地反映肝细胞损伤与否及损伤程度。

(二)反映肝脏分泌和排泄功能

包括总胆红素(TBil)、直接胆红素(DBil)、总胆汁酸(TBA)等的测定。根据总胆红素和直接胆红素可以鉴别诊断溶血性、肝细胞性和梗阻性黄疸。

(三)反映肝脏合成贮备功能

包括前白蛋白(PA)、白蛋白(Alb)、胆碱酯酶(CHE)和凝血酶原时间(PT)等。前白蛋白、白蛋白下降提示肝脏合成蛋白质的能力减弱。当患各种肝病时,病情越重,血清胆碱酯酶活性越低。如果胆碱酯酶活性持续降低且无回升迹象,多提示预后不良。肝胆疾病时ALT和GGT均升高,如果同时CHE降低者为肝脏疾患,而正常者多为胆道疾病。另外CHE增高可见于甲亢、糖尿病、肾病综合征及脂肪肝。凝血酶原时间(PT)延长揭示肝脏合成各种凝血因子的能力降低。

(四)反映肝脏纤维化和肝硬化

包括白蛋白(Alb)、总胆红素(TBil)、单胺氧化酶(MAO)、血清蛋白电泳等。当病人患有肝脏纤维化或肝硬化时,会出现血清白蛋白和总胆红素降低,同时伴有单胺氧化酶升高。血清蛋白电泳中γ球蛋白增高的程度可评价慢性肝病的演变和预后。

(五)反映肝脏肿瘤的血清标志物

目前可以用于诊断原发性肝癌的生化检验指标有甲胎蛋白(AFP)。

思考题

1. ICU有哪几种模式?
2. ICU监测分级和主要内容包括哪些?
3. 简述体温、心率、血压、中心静脉压、心电图监测的临床意义?

第五章 心脏骤停与心肺脑复苏

第一节　概述

任何为抢救生命而采取的医疗措施均可称为复苏,而危及生命片刻瞬间的则是心跳、呼吸的骤停。如果此时争分夺秒,抓住抢救时机,对处在濒死阶段,即呼吸、心跳即将停止或刚刚停止,或处在临床死亡阶段,而并未进入生物学死亡阶段的伤病员,采用复苏术使之“死而复生”既是可能,也是必须。

通常所说的复苏,是针对心跳、呼吸停止所采取的抢救措施,称为心肺复苏(cardiopulmonary resuscitation,CPR)。近年来,人们日渐认识到,心肺复苏成功的关键不仅要使心肺的功能得以恢复,更重要的是恢复大脑功能,避免和减少“植物状态”、“植物人”的发生。故现代复苏概念把心肺复苏扩大到心肺脑复苏(cardiopulmonary cerebral resuscitation,CPCR)。即对心跳、呼吸骤停病人采取连续的、多层次的生命支持措施,最终恢复其循环、呼吸和大脑功能。

一、心脏骤停的原因

心脏骤停(cardiac arrest)指心脏因急性一过性的原因突然终止搏血而致的循环和呼吸停顿的“临床死亡”状态。凡原有严重心脏病或其他治疗无效的慢性病晚期发生的心搏停止不属于此范畴。

(一)心源性

因心脏器质性病变所致,如冠心病(最为多见)、心肌炎、心肌病、心瓣膜病、心包填塞、某些先天性心脏病等。

(二)非心源性

由于其他疾病或因素影响到心脏:如触电、溺水、药物中毒、颅脑外伤、或心导管刺激性增高的心内膜所引起心室纤颤,手术牵拉内脏引起的迷走反射,麻醉意外和急性高钾血症等。

二、心脏骤停的类型

根据心脏状态和心电图表现,心脏骤停分三种类型:

1. **心室纤颤**(ventricular fibrillation, VF)　心室心肌呈不规则蠕动,但无心室搏出。ECG 上 QRS 波群消失,代之以不规则的连续的室颤波。在心搏停止早期最常见,约占 80%。

2. **心脏停搏**(ventricular standstill)　心脏完全丧失收缩活动,呈静止状态,ECG 呈一平线或偶见心房 P 波。

3. **心电－机械分离**(electro－mechanical dissociation, EMD)　心肌完全停止收缩,心脏无搏出,ECG 上有间断出现的、宽而畸形、振幅较低的 QRS 波群。

以上三种类型,除非开胸后直接观察或作心电图,否则在临床上无法鉴别,其表现均为心脏丧失有效收缩和排血功能,但初期处理基本相同,故统称为心脏骤停。

三、心脏骤停的诊断

对心脏骤停的诊断必须迅速、果断,应在 10 秒内作出。

其临床表现为:①清醒病人神志突然消失;②大动脉摸不到搏动,测不到血压,心音消失;③自主呼吸停止或呈喘息样呼吸 1～2 次后随即停止;④瞳孔散大,对光反射消失;⑤面色发绀或苍白。

以上最可靠而出现较早的临床征象为:病人神志突然丧失和大动脉搏动消失。此两个征象存在,心脏骤停的诊断即可成立,并应立即进行现场 CPR 急救措施。切忌因反复听诊和测血压、等待心电图结果或请示上级医师会诊等,从而浪费宝贵时间,延误复苏抢救的进行。

四、关于安全时限

心肺脑复苏成功与否的关键是时间。所谓安全时限是指心脏骤停后大脑缺血缺氧尚未出现不可逆转的时间,即临床死亡期。按国际医学界惯例,心搏停止时间是从心搏骤停起计算,至开始有效的 CPR 开始为止,以此段时间长短作为判断脑损伤程度的依据。一般认为,大脑一旦缺血缺氧 4～6 分钟,脑组织即发生损伤,超过 10 分钟即发生不可恢复的损害,即发生生物学死亡。因此,在 4～6 分钟内,最好是在 4 分钟内立即进行心肺复苏,在畅通气道的前提下进行有效的人工呼吸、胸外心脏按压,这样使带有新鲜氧气的血液到达大脑和其他重要脏器。故把心搏停止后的 4～6 分钟定为安全时限。

时间就是生命,有效复苏的开始时间虽然有时只有分秒之差,但对于复苏的效果却是明显的不同。许多临床研究表明,复苏的成功率与开始 CPR 的时间密切相关(见表 5－1)。

表 5－1　复苏的成功率与开始 CPR 的时间关系

心脏骤停后 CPR 开始的时间	PR 成功率
1 分钟内	>90%

续表 5－1

心脏骤停后 CPR 开始的时间	PR 成功率
4 分钟内	60%
6 分钟内	40%
8 分钟内	20%
10 分钟内	0%

五、终止心肺复苏的时间

何时终止心肺复苏是一个涉及医疗、社会、道德等诸方面的问题。不论什么情况下，终止 CPR 的决定权应在医生或由医生组成的抢救组的首席医生手中。

救护人员必须清楚地了解伤病员的情况，反复评估呼吸循环体征。这其中主要包括进行 CPR 已有多长时间、除颤的次数及效果、原发病、心搏骤停前状态等情况。

现存国际上已经有一个明确的规定，包括高级生命支持在内的有效连续抢救超过 30 分钟以上，伤病员仍未出现自主循环，则可以停止复苏。但是，在某些情况下也可适当延长 CPR，如伤病员身体基本状况较好，猝死的原因属于意外事故如触电、溺水，尤其是溺入冰水中。

六、心肺脑复苏基本程序

CPCR 的基本程序可以分为三个阶段：

1. **基础生命支持**(basic life support, BLS)　又称初期复苏或现场急救。该阶段是指由专业或非专业人员(第一目击者)在事发现场对病人所实施的救治，目的是迅速建立人工的呼吸和循环，尽快恢复全身组织器官的氧供。主要有 A、B、C、D 四个步骤，即开放气道(airway)、人工呼吸(breathing)、人工循环(circulation)、除颤(defibrillation)。

2. **高级生命支持**(advanced life support, ALS)　是在 BLS 基础上，由专业救护人员应用药物、辅助设备和特殊技术恢复并保持自主呼吸和循环。包括建立和维持有效通气和血液循环、复苏药物使用、心电监测等。

3. **延续生命支持**(prolonged life support, PLS)　又称复苏后治疗，是指病人恢复自主心跳后继续完成脑复苏及加强重要器官功能的支持。此期包括三个步骤，即：对病情及治疗效果加以判断、争取恢复神志及低温治疗、加强重要器官功能的支持治疗。

上述 CPCR 步骤不能完全按先后次序排列，往往有些步骤是同时进行的，且相互关联的，不能截然分开。

第二节　心肺复苏

心肺复苏(CPR)是针对心跳、呼吸停止所采取的抢救措施，即用心脏按压形成暂时的人工循环并诱发心脏的自主搏动,用人工呼吸代替自主呼吸,以及使用一定的药物及电除颤使心跳和呼吸恢复。CPR 包括基础生命支持、进一步生命支持两个阶段。

临床实践证明,现场救护的“生命链”(chain of survival)是提高 CPR 成功率的唯一途径。“生命链”有四个互相联系的环节序列,体现在四个尽早,又称四个“E”,“E”是 Early“早期”的字头,即:①尽早识别、呼救;②尽早心肺复苏;③尽早心脏电除颤;④尽早高级生命支持。这四个环节是环环相扣的,任何一环的削弱或缺失都会带来生存机会的丧失。BLS 的初期 4~10 分钟是病人能否存活的最关键的“黄金时刻”,决定着抢救程序是否继续进行。

一、基础生命支持

BLS 是 CPR 最重要、最基本、最核心的内容,BLS 的步骤主要包括:判断、呼救 EMS、CPR 的 ABC 和电除颤。

(一)判断意识

先在伤病员耳边大声呼唤“喂！您怎么啦?”再轻拍伤病员的肩部。如伤病员对呼唤、轻拍无反应,可判断其意识丧失(如图 5-1)。

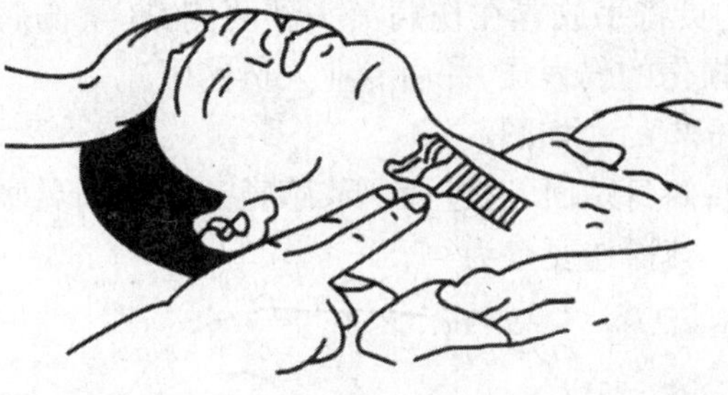

图 5-1　触摸颈动脉搏动

(二)立即呼救

当判断伤病员意识丧失,应该求助他人帮助,在院外急救现场应原地高声呼救:“快来人！救命啊！我是救护员,请这位先生(女士)快帮忙拨打‘120’急救电话！有会救护的请和我一起来救护。”如果有两个或更多救护者,应该首先一人开始 CPR,其他人呼叫 EMS 系统和取自动除颤器(AED)(见后介绍)。院内的病人则应立即接通院内的紧急呼救系统。

(三)体位

1. **病人的体位**　仰卧于平坦、坚实的表面如平地或硬板上,若病人面部朝下时,必须将病人的头、肩和躯干作为一个整体同步翻转成仰卧位,双臂应置于躯干两侧。

2. **救护者的体位**　在实施 CPR 时,根据现场病人的周围处境,选择病人一侧,将两腿自然分开与肩同宽间距,救护者跪于(或立于)病者的肩、腰部,有利于实施操作。

（四）CPR 的步骤

1. A（airway，开放气道） 观察并迅速清除伤病员口鼻内的异物、呕吐物等，使呼吸道畅通。解开伤病员衣服、领带、腰带等。采用下列方法开放气道：

（1）仰头举颏法：救护员用一手的小鱼际（手掌外侧缘）部位置于伤病员的前额，另一手示指、中指置于下颏将下颌骨上提，使下颌角与耳垂的连线和地面垂直。（如图 5－2）。

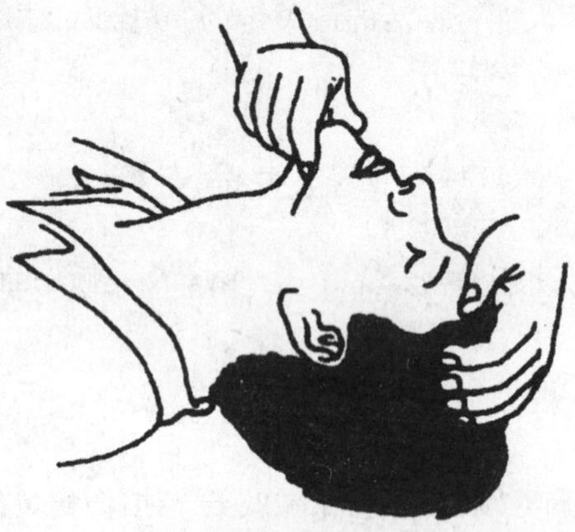

图 5－2 仰头举颏法

（2）下颌前推法：救护员将手放置在伤病员头部两侧，握紧伤病员下颌角，用力向上托下颌（此法仅为怀疑颈椎损伤的伤病员，并由专业人员使用）。

2. B（breathing，人工呼吸） （如图 5－3）。

判断伤病员有无呼吸：俯身贴面，通过视、听、感觉。如伤病员呼吸停止，应立即给予口对口人工呼吸，吹气 2 次。其操作要点为：

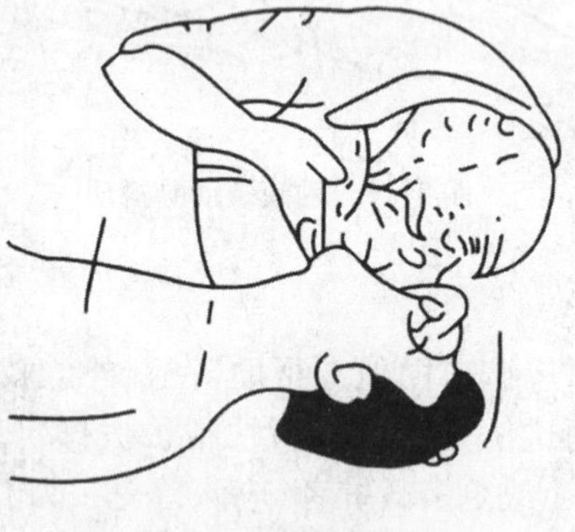

图 5－3 口对口人工呼吸

（1）救护员用放在伤病员前额手的拇指和食指捏紧伤病员的鼻翼，以防气体从鼻孔逸出。救护员吸一口气，用双唇包严伤病员口唇四周，再缓慢持续将气体吹入，吹气时间持续 1 秒钟以上，同时观察伤病员，以胸部隆起为度。

（2）吹气完毕，救护员松开捏鼻翼的手，侧头吸入新鲜空气并观察胸部有无下降，听、感觉伤病员呼吸情况，准备进行下次吹气。

（3）成人每 5～6 秒钟吹气一次，吹气频率为 10～12 次/分。

如果伤病员口部受伤，无法张口或其他原因所致的口对口人工呼吸未能生效时，可改用口对鼻人工呼吸法。口对鼻人工呼吸的要求与口对口人工呼吸基本相同。

注意事项：

1）人工呼吸一定要在气道开放的情况下进行。

2）向伤病员肺内吹气不能太急太多，仅需胸廓隆起即可，吹气量不能过大，以免引起胃扩张。

3）吹气时间每次1秒钟以上。

3. C（circulation，人工循环）　建立有效的人工循环，在现场最迅速有效的是胸外心脏按压法。

检查循环：用一手食指和中指置于颈前正中部（甲状软骨），手指从颈前正中滑向甲状软骨和胸锁乳突肌之间的凹陷，可触摸到颈动脉有无搏动。

《2005年国际心肺复苏与心血管急救指南》指出：非医务人员无须检查循环情况，2次人工通气后，立即实施胸外按压。

胸外心脏按压法其操作要点（如图5－4）：

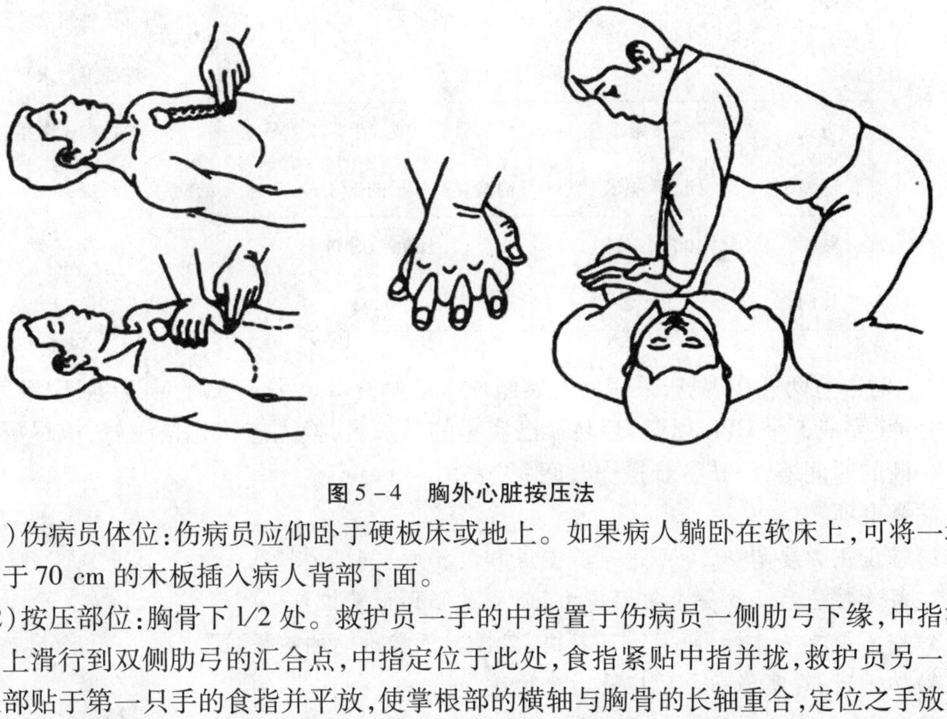

图5－4　胸外心脏按压法

（1）伤病员体位：伤病员应仰卧于硬板床或地上。如果病人躺卧在软床上，可将一块宽度不小于70 cm的木板插入病人背部下面。

（2）按压部位：胸骨下1/2处。救护员一手的中指置于伤病员一侧肋弓下缘，中指沿肋弓向内上滑行到双侧肋弓的汇合点，中指定位于此处，食指紧贴中指并拢，救护员另一只手的掌根部贴于第一只手的食指并平放，使掌根部的横轴与胸骨的长轴重合，定位之手放在另一只手的手背上，双手掌根重叠，十指相扣，掌心翘起，手指离开胸壁。

（3）按压姿势：救护员的上半身前倾，腕、肘、肩关节伸直，以髋关节为轴，垂直向下用力，借助上半身的体重和肩臂部肌肉的力量进行按压。开始的一、二次用力可略小，以探索病人胸部的弹性，忌用力过猛，以免发生肋骨骨折、血气胸和肝脾破裂的并发症。

（4）按压深度：按压深度4～5厘米，按压后放松胸骨，便于心脏舒张，放松后，掌根不要离开胸壁按压部位。按压和放松所需时间相等（1:1）；待胸骨回复到原来位置后再次下压，如此反复进行。

（5）按压频率：按压频率为100次/分钟。

心脏按压必须同时与人工呼吸配合进行，按压与吹气之比30∶2（见表5－2）。

表5－2　成人、儿童、婴儿实施CPR比较表

分类 项目		成人	儿童（1～8岁）	婴儿（1岁以内）
判断意识		呼喊、轻拍	呼喊、轻拍	拍击足底
开放气道		头部后仰呈90度角	头部后仰呈60度角	头部后仰呈30度角
吹气	方式	口对口、口对鼻		口对口鼻
	量	胸廓隆起	胸廓隆起	胸廓隆起
	频率	10～12次/分钟	12～20次/分钟	12～20次/分钟
检查脉搏		颈动脉		肱动脉
胸外按压	部位	胸部正中乳头连线水平 （胸骨下1/2处）		胸部正中紧贴乳头 连线下方水平
	方式	双手掌跟重叠	单手掌跟或双手掌跟重叠	中指和无名指
	深度	4～5厘米	约胸廓前后径的1/3～1/2	约胸廓前后径的1/3～1/2
	频率	100次/分钟	100次/分钟	100次/分钟
按压与吹气比例		30∶2	30∶2	30∶2

对于有两人在现场，采用一人实施单人心肺复苏。另一人呼叫、启动EMS系统，应每2分钟（完成5个CPR周期）后替换已疲惫的救护员，换人应该越快越好，应尽可能地使CPR中断的时间缩，CPR各步操作时间（见表5－3）。

注意事项：

1）按压用力要均匀，不可过猛。按压和放松所需时间相等。

2）每次按压后必须完全解除压力，使胸壁回到正常位置。

3）按压要有节律性，频率不可忽快、忽慢。保持准确的按压位置。

4）按压时，观察伤病员反应及面色的改变。

5）在CPR过程中不应该搬动患者，除非伤病员处于危险环境或者其创伤需要外科处理。

表5－3　CPR各步骤操作时间

时间	程序	重点
4～10秒	判断意识、高声求助、体位	检查时，回忆CPR程序
10秒	A. 开放气道、检查呼吸	检查呼吸必须先畅通气道
5～6秒	B. 口对口吹气	注意胸部隆起

续表 5 - 3

时 间	程 序	重 点
5 ~ 10 秒	C. 检查脉搏	不要花费更长时间
30 ~ 40 秒	实施胸外心脏按压,人工呼吸 30:2	按压定位准确
10 秒	检查呼吸、循环体征	如无呼吸、脉搏,继续 CPR
继续 CPR,每 5 个周期(约 2 分钟)停 <10 秒钟检查呼吸、脉搏		

(4)胸外心脏按压有效的指标:按压期间,密切观察,心脏按压有效的表现是:①大动脉能触摸到搏动;②可测到血压,收缩压≥8.0 kPa(60 mmHg);③紫绀的口唇渐转为红润;④散大的瞳孔开始缩小,甚至出现自主呼吸。

(5)胸外心脏按压的并发症:由于按压时操作不当,可发生肋骨骨折,折断的肋骨骨折端可刺伤心、肺、气管以及腹腔脏器或直接造成脏器破裂,从而导致气胸、血胸,肝、脾、胃、膈肌破裂,脂肪栓塞等。

4. D(defibrillation,**除颤**)　过去把除颤归为 ALS 的内容之中,随着认识到早期除颤的重要性和自动体外除颤器(automatic external defibrillator,AED)的普及,不少国家已经把现场使用 AED 列入 BLS 内容中。

AED 是一种便携式、易于操作的先进除颤设备。为国际急救界近些年最为推荐、重要的急救器械,在一些发达国家已迅速地被应用于现场抢救,应用于非专业救护人员如巡逻的警察,消防人员,公众部门,服务人员,超市、公寓的保安人员,乃至普通民众。国内也逐渐在部分大城市开始使用。

早期进行心肺复苏(CPR)虽然重要,但是,CPR 对于早期致死性的心室纤维性颤动(简称心室纤颤或室颤)并无直接除颤作用。而十几分钟后,专业人员到来使用心脏除颤器进行除颤,往往为时已晚,难以奏效。若能在现场及早使用心脏除颤器进行除颤,将会大大提高心搏骤停抢救的成功率。每延迟 1 分钟除颤,心室纤颤心脏性猝死的生存率以 10% 递减。如能在急救现场早期 CPR 时加 3 ~5 分钟内的电击除颤可使生存率增加 49% ~75%。

(1)除颤策略:除非目击病人出现心搏骤停,一般应先施行 5 个(30:2)周期约 2 分钟的 CPR 后再除颤。因为病人心搏骤停时间过长,会造成心肌缺氧及除颤无效。先施行 5 个周期 CPR 可以使心脏恢复供氧,从而提高除颤效果。如果目击病人出现心搏骤停,则应先施行电击除颤。

(2)除颤的次数及能量:研究显示,现代双相波除颤首次成功率很高,采用单次除颤足以消除 90% 以上的室颤(VF)。而连续采用 3 次除颤会延误胸外心脏按压的实施。如果在 1 次除颤后仍不能消除室颤(VF),其原因为心肌缺氧,需要继续进行 5 个周期大约 2 分钟的 CPR,以重新恢复心脏的氧供,这样可使随后施行的除颤更有效。最新的研究认为除颤所用的能量:双相(BTE)波能量为 150 ~200J;直线双相(RB)波为 120J;单相波初次和随后的剂量均为 360J,这样推荐的目的是为了简化除颤操作。儿童,初次剂量为 2J/ kg(单相或双相波),2 次和随后剂量是 2 ~4J/ kg 。

(3)AED 除颤的操作步骤:

1)先决条件:首先要评估伤病员的情况,在无意识、无自主呼吸、无脉搏、无心跳,出现心室纤颤,室性心动过速的伤病员身上使用 AED。

2)准备:救护员将两个有吸力的除颤电极与 AED 接连,然后将电极片放置伤病员身上。一个电极片置于伤病员裸胸的右侧锁骨之下;另一个置于左侧乳头的外侧,电极片必须要确定与皮肤接触严实完好,救护员应避免在实施电击时与伤病员的身体接触。

3)除颤:在电极片固定后,启动 AED 的心律分析按键,AED 即进行心律分析,一般需要10 秒钟左右。经分析后确认需要除颤,AED 即发出充电信号,当自动充电完毕,再发出指令按动除颤放电键,完成一次除颤。在电击后,AED 进行心律分析,以确定除颤是否成功. 是否还需进行除颤、是否进行 CPR。

4)检查除颤的效果:因为即使除颤能消除室颤(VF),但很多病人会转为无脉性电活或停搏,并且心脏会因血液灌流不足导致心脏收缩无力。所以每次除颤后应继续施行5个周期的 CPR(约 2 分钟,或直至病人恢复正常窦性心律后才停止),以增加心脏血液灌流,使心脏有能量进行有效的收缩和射血。除颤程序为:①除颤 1 次;②CPR 5 个周期(约 2 分钟);③心电图检查;④重复此循环。

二、高级生命支持

高级生命支持(advanced life support,ALS)是在 BLS 的基础上,应用辅助设备和特殊技术(如人工呼吸器、心电监护和药物等)建立与维持更有效的通气和血液循环。ALS 根据病人所处的场景不同,可以是救护车到达现场后的院前急救的继续,也可以是急救室内或 ICU内一开始即采用的措施。

(一)进一步的气道控制

1. **气管插管** 有条件时应尽早作气管插管,因其能保持呼吸道通畅,防止肺部异物和呕吐物,便于清除气道分泌物,并可与简易呼吸器、麻醉机或呼吸机相接以行机械人工呼吸,可使病人获得最佳肺泡通气或供氧。

2. **环甲膜穿刺** 严重窒息而气管插管困难者,可用粗针头作环甲膜穿刺并接上"T"型管输氧,暂时缓解病人的严重缺氧情况后,然后再考虑作气管插管或气管切开。

3. **气管切开** 对于不适合做气管内插管者以及心肺复苏后仍长时间需要机械通气,应气管切开。

4. **喉罩(LMA)及结合管** 喉罩于 1983 年由英国医生发明,是依据人体喉部解剖形态设计、采用医用硅胶制成的、维持呼吸道通气的工具。它适用于各年龄组,与气管内插管相比,具有操作简单、插入容易,可迅速建立呼吸道通气等优点。在气管插管困难时,用于紧急的气道处理,建立有效通气。如仍需气管插管,也可通过喉罩置入气管插管导管。喉罩不能防止胃内容物返流与误吸,导致肺炎是 LMA 可能发生的严重并发症之一。

(二)维持有效人工通气

1. **给氧** 只要具备条件,CPR 时要尽快充分供氧。由于病人存在呼吸系统疾病或低心排量(导致动脉和静脉氧差增大),肺内分流和通气/灌流异常;而且低氧血症导致无氧代谢和代谢性酸中毒常常减弱了药物和除颤的治疗效果。因此,推荐在 BLS 和 ALS 中使用

100%浓度氧气，给氧的速度为 8～10L/min。

2. **通气器械**

(1)简易呼吸器：简单而有效的人工呼吸器由气囊——单向活瓣——呼吸面罩构成，因携带方便而广泛应用于临床。呼吸气囊处于松开状态时空气经进气活瓣存入囊内，挤压气囊时囊内气体经活瓣——衔接管——呼吸面罩进入病人气道，气体进入肺内时胸廓被动升起；气囊挤压间歇期，胸廓弹性复原，因活瓣的单向作用，病人“呼”出的气体不会回到囊内。使用时一手将面罩紧扣于病人口鼻部，另一手以一定频率挤压气囊即可。呼吸气囊上附有供氧入口，可连接氧气源，以提高病人吸入气体的含氧浓度。

(2)呼吸机：如果需要持续人工通气，应使用呼吸机进行机械辅助通气，通气方式根据病人的呼吸障碍情况而定，有肺水肿征兆时，可加用呼气末正压通气(PEEP)模式。

(三)药物治疗

心脏按压为心脏复苏提供了基础。除反射性心脏停搏外，经及时按压多可复跳，其他多需配合药物应用或/和电击除颤才能复跳。CPR 给药的目的主要在于：①激发心脏复跳，增强心脏收缩力，防治心律失常；增加心肌血灌流量(MBF)、脑血流量(CBF)和提高脑灌注压(CPP)和心肌灌注压(MPP)；②减轻酸血症或电解质失衡；③提高室颤阈或心肌张力，为电击除颤创造条件。

1. **给药途径**

(1)静脉给药：静脉给药安全、可靠，为首选给药途径。但在复苏时必须从上腔静脉系统给药，因下腔静脉系(尤其是小腿静脉)注射药物较难进入动脉系统。如有中心静脉导管(CVP)，经 CVP 注药其药物起作用的速度，约 3 倍于周围静脉注射者。

(2)气管内滴入法：静脉不明显或已凹陷者，不要浪费时间去寻找穿刺，可快速由环甲膜处行气管内注射。已有气管内插管行机械通气者更好。一般用一细塑料管，尽量插入气管深部将含有 0.5～1 mg 肾上腺素的 10 ml 生理盐水，从塑料管注入，然后用大通气量进行通气，把药吹入远端，让其扩散。其用量可 2.5 倍于静脉注射者，如有需要，可隔 10 分钟注射 1 次。已知可经气管内滴入的药有肾上腺素、利多卡因、溴苄胺、阿托品。

(3)心内注射：是给药与药物对心脏起作用最快的方法，但由于缺点多，现已很少使用。因在操作时须行间断胸外心脏按压，穿刺时有伤及胸廓内动脉、冠状动脉撕裂及损伤肺造成出血与气胸危险，若把药物误注入心肌内，有导致心肌坏死或诱发室性心律失常的可能。目前仅在开胸作心内心脏按压时直视下注药。未开胸条件下，方法是选取 10cm 长的穿刺针，抽取药液后在胸骨左侧第 4 肋间，距胸骨 1.5～2.0cm 处垂直进针；刺入心室有落空感，回抽活塞有回血后将药物注入。

2. **主要急救药物**　适应证及使用剂量(见表 5－4)。研究表明肾上腺素与加压素在药效上没有明显分别，可应用于无脉室速(VT)、VF、心脏停搏、无脉性电活动(PEA)。抗心律失常处理室速(VF)首选胺腆酮，因为较多研究证明胺腆酮比利多卡因更有效；抗心率迟缓药用阿托品；抗室上性心动过速所采用的药物是腺苷。

表 5-4　主要急救药物的适应证及其使用剂量

药物名称	适应证	剂　　量
肾上腺素	无脉 VT、VF、心脏停搏、PEA	静脉注射，1 mg/3～5min
胺碘酮	无脉 VT、VF	静脉注射，首次300 mg，接着150 mg，最大剂量不超过2.2g/d复苏后1 mg/min静脉滴注，连续滴注，接着0.5 mg/min静脉滴注，连续滴注18h，最大剂量不超过2.2g/d
	有脉 VT、各类心动过速	150 mg 静脉注射，必要时重复，最大剂量不超过2.2g/d；复苏后 1 mg/min 静脉滴注，连续滴注 6h，接着 0.5 mg/min 静脉滴注，连续滴注 18h，最大剂量不超过 2.2g/d
利多卡因	无脉 VT、VF	1～1.5 mg/ kg，接着0.5～0.75 mg/ kg，最大剂量不超过3剂或3 mg/ kg
	有脉 VT、各类心动过速	复苏后静脉滴注，1～4 mg/min
硫酸镁	尖端扭转型 VT	1～2g静脉注射
阿托品	心脏停搏、PEA	静脉注射1 mg/3～5min，最大剂量不超于3剂或3 mg/kg
	心率迟缓、房室传导阻滞	静脉注射0.5 mg/3～5 min，最大剂量不超过3 mg
腺苷	阵发性室上速	静脉注射，先给予6 mg，然后给予12 mg，再给予12 mg

第三节　复苏后治疗

复苏后治疗也称持续生命支持(PLS),是以脑复苏为核心进行救治和护理。这一阶段主要任务是,在上述两阶段的 CPR 抢救结果使自主呼吸循环稳定的基础上,围绕脑复苏进行治疗及护理。这些措施包括两个方面的主要内容:即①防治缺氧性脑损伤;②维持颅脑以外各脏器功能稳定。

一、脑复苏

心肺脑复苏的目的最终在于脑复苏,即恢复智能、工作能力、至少能生活自理,故脑功能的恢复是复苏成败的关键。因此,为取得良好的脑复苏效果,应及早进行 CPR,并在 CPR 一开始就致力于脑功能的恢复,尽快恢复脑的血液灌流,尽量缩短脑组织缺血缺氧的时间,减少原发性脑损害的范围和程度。在循环恢复后,积极采取各种有效的脑保护措施。

(一)完全性脑缺血缺氧的病理生理

1. 脑能量代谢改变 脑内能量储备很少,所储备的ATP和糖原在10分钟内即完全耗竭,使脑功能丧失。心脏停止后(缺血期)的能量代谢障碍易于纠正,而重建循环后发生的病理生理变化将给脑组织以第二次打击(即再灌注损害),这可能是脑细胞死亡的主要原因。

2. 脑循环的"无再灌现象"其机制可能与下述因素有关

(1)凝血和血液流变学异常,血液黏滞度增加,血小板聚积等引起的毛细血管阻塞。

(2)神经、体液因素和微环境失调导致血管痉挛和血液供应失衡。脑循环停止重建后,由于反应性充血、脑水肿及脑循环的"无再灌现象",导致大脑微循环功能障碍,使脑缺氧持续存在,引起脑细胞死亡。

3. 脑生化异常 缺血早期,由于能量代谢障碍,无氧酵解形成乳酸增多,致脑细胞内产生酸中毒,加重脑细胞肿胀。循环重建后,自由基的释放增多,导致神经细胞结构和功能的破坏,是引起细胞死亡的主要致病原因。缺血后导致细胞损害的另一重要激活物是细胞内钙离子的增加,细胞浆中钙离子浓度增高是致成缺血缺氧后生成白三烯脑细胞死亡的关键因素。

4. 脑水肿 当缺血达一定时限,脑血管内皮细胞损伤,血脑屏障受损,脑毛细血管通过性增加,血浆蛋白与水分外溢,脑细胞外液增加,造成间质性脑水肿,即谓血管源性脑水肿。脑水肿和脑肿胀除脑细胞功能受损外,由于脑体积增加致颅内高压。颅内压升高,进一步减少脑血流灌注,从而使受损的脑细胞遭受第二次打击,可因此向不可逆方向转化,也可因此而发生脑疝而致不可逆的呼吸再次停止。

根据完全性脑缺氧性损害的发生与发展的规律,脑复苏的治疗主要针对4个方面:①降低脑细胞代谢率;②加强氧和能量供给;③促进脑循环再灌注;④纠正可能引起继发性脑损害的全身和颅内病理改变。

(二)脑复苏措施

主要以低温、脱水和肾上腺皮质激素为主的综合疗法。

1. 低温 脑低温治疗的作用的目的主要在于降低脑耗氧量。低温时脑代谢率降低,耗氧量减少,脑体积缩小,从而降低颅内压,预防和治疗脑水肿。通常体温每下降1℃,脑代谢率下降6.7%,颅内压下降5.5%,如体温降压至32℃,脑耗氧量降至正常的55%,28℃时,脑耗氧量可降低50%脑低温疗法有极强的脑保护作用,但降温及控制温度有一定困难,并且28℃~32℃的中度低温对全身免疫系统、心肺功能、血液及代谢有抑制作用,因此,目前主张头部重点降温,以及亚低温(34℃左右)也能减轻复苏后早期脑功能和脑组织病理损害。

(1)降温开始时间:凡心搏骤停时间未超过4分钟,不一定降温。若超过4分钟,即应在心肺复苏成功的基础上及早进行降温,尤其在缺氧的最初10分钟内是降温的关键时间。因此降温开始时间越早效果越好,1小时内降温效果最好,2小时后降温效果较差。心脏按压的同时即可在头部用冰帽降温。

(2)头部重点降温:以头部(包括颈部大血管)冰帽配合体表物理降温,当体温低达预期温度后,可仅用头部冰帽维持低温状态。采用头部冰帽降温,脑温比直肠温低2℃~4℃。体表降温可采用大血管处放置冰袋,或垫冰毯。冬眠药物有助于降温及防止物理降温进程中的寒战反应,但需注意氯丙嗪有增加心率和降低血压的作用,杜冷丁有抑制呼吸作用。近年来有主张应用咪唑安定(midaxolam)静脉滴注既有防止抽搐、寒战作用,也有防止突触损害起到脑保护作用。

(3)降温深度:对于心跳停搏时间较长,昏迷程度较深的病人,在第1个24小时内,使直肠温降到32℃,此时脑温在头部降温情况达28℃以下,以后酌情保持直肠温于33℃~35℃。对于心跳停时间不太长的病人,采用亚低温,即使脑温保持在33℃~34℃,直肠温度不超过37℃。

(4)降温持续时间,应坚持降温到皮层功能恢复,其标志是听觉恢复。切忌体温反跳。

2. 脱水 脱水是减轻脑水肿,改善脑循环的重要措施。在自主心跳恢复测得血压后,尽早使用甘露醇0.5~1 g/kg,每天快速静脉滴注2~3次,以后视尿量加用利尿剂,如呋噻米20~40 mg静注。此外,浓缩白蛋白、血浆亦可用于脱水治疗,尤其对于低蛋白血症、胶体渗透压低的病人,联用呋噻米效果更佳。

3. 肾上腺皮质激素 应用的目的是稳定细胞膜结构,改善血脑屏障功能,减轻脑水肿。通常选择地塞米松,也可选用短效的甲基强的松龙,一般应用3~4天,应注意肾上腺皮质激素的副作用,如诱发上消化道出血。

4. 脑保护药物的应用

(1)促进代谢药物:ATP直接为脑细胞提供能量,促进细胞膜Na^+-K^+ATP酶泵功能恢复,有助于消除脑肿胀,减轻脑水肿。精氨酸能增加钾离子内流,促进钠离子流出细胞,ATP与精氨酸配合使用作用更好。其他药物如辅酶A、辅酶Q_{10}、细胞色素C等也可配合应用。

(2)钙通道阻滞药:细胞浆内钙离子浓度增高是造成脑细胞损害的重要因子。钙通道阻滞药如尼莫地平、异搏定,利多氟嗪等对缺血再灌注的脑损伤有脑保护作用。

5. 维持血压 复苏早期尽量维持血压正常或稍高于正常,可促进脑内血流再流通,适当的血液稀释,使红细胞压积降至30%左右,以降低血液黏度,防止红细胞及血小板聚集。如应用低分子右旋糖酐250~500 ml/d。

6. 高压氧治疗 高压氧能极大地提高血氧张力,显著提高脑组织与脑脊液中的氧分压,增加组织氧储备,增强氧的弥散率和弥散范围,纠正脑缺氧,减轻脑水肿,降低颅内压;还具有促进缺血缺氧的神经组织和脑血管床修复的作用,能促进意识的恢复,提高脑复苏的成功率,有条件者应尽早常规应用。

二、加强监测护理

(一)维持循环功能

心脏恢复后,往往伴有血压不稳定或低血压状态,常见原因有:①有效循环血容量不足;②心肌收缩无力和心律失常;③酸碱失衡和电解质紊乱;④心肺复苏过程中的并发症未能纠正。为此,应严密监测,包括ECG、BP、CVP,根据情况对肺毛细血管楔压(PCWP)、心排血量

(CO)、外周血管阻力、胶体渗透压等进行监测,补足血容量,提升血压、支持心脏、纠正心律失常。在输血输液过程中,为避免过量与不足,使 CVP 不超过 1.18 kPa ($12cmH_2O$),尿量为 60 ml/h。对心肌收缩无力引起的低血压,如心率 <60 次/分钟,可静滴异丙肾上腺素或肾上腺素(1 ~ 2 mg 溶于 500 ml 液体中);如心率 >120 次/分钟,可静注西地兰 0.2 ~ 0.4 mg。或其他强心药,如多巴胺或多巴酚丁胺。在应用强心药同时,还可静注呋噻米 20 ~ 40 mg,促进液体排出,以减轻心脏负荷,也对控制脑水肿有利。

(二)维持呼吸功能

心脏复跳后,自主呼吸可以恢复,也可能暂时没有恢复,若自主呼吸恢复得早,表明脑功能愈易于恢复。无论自主呼吸是否出现,都要进行呼吸支持直到呼吸功能恢复正常,从而保证全身各脏器,尤其是脑的供氧。

在 CPCR 中,确保气道通畅及充分通气、供氧是非常重要的措施,气管插管是最有效、可靠又快捷的开放气道方法,且与任何种类的人工通气装置相连行人工通气,即使在初期复苏时,有条件应尽早插管。如复苏后 72 小时病人仍处昏迷、咳嗽反射消失或减弱,应考虑行气管切口,以便于清除气管内分泌物。充分保证病人氧供,使 PaO_2 >13.33 kPa(100 mmHg),$PaCO_2$ 保持在 3.33 ~ 4.67 kPa (25 ~ 35mmHg)的适度过度通气,以减轻大脑酸中毒,降低颅内压。同时加强监测,防止呼吸系统的并发症如肺水肿、ARDS、肺炎、肺不张,也不能忽视由于复苏术所致的张力性气胸或血气胸。

(三)防治肾功能衰竭

心脏骤停时缺氧,复苏时的低灌流、循环血量不足、肾血管痉挛及代谢性酸中毒等,均会加重肾脏负荷及肾损害,而发生肾功能不全。其主要表现为氮质血症、高钾血症和代谢性酸中毒,并常伴少尿或无尿,也可能为非少尿型肾衰。因此在 CPCR 中,应始终注意保护肾功能。其主要措施:包括保证肾脏灌注以补足血容量,增加心肌收缩力。当血容量已基本上得到补充、血压稳定时,可使用血管扩张药,如小剂量多巴胺静滴。同时纠正酸中毒。为预防肾衰,及早使用渗透性利尿剂,通常用20%甘露醇,也可防治脑水肿。当出现少尿或无尿肾衰时,甘露醇要慎用。呋噻米是高效利尿剂,它可增加肾血流量和肾小球滤过率。但在低血压、低血容量时则不能发挥高效利尿作用。

(四)防治胃肠道出血

应激性溃疡出血是复苏后胃肠道的主要并发症。对肠鸣音未恢复的病人应插入胃管,行胃肠减压及监测胃液 pH 值。为防止应激性溃疡发生,常规应用抗酸药和保护胃黏膜制剂,一旦出现消化道出血,按消化道出血处理。

(五)维持体液、电解质及酸碱平衡

维持正常的血液成分、血液电解质浓度、血浆渗透压以及正常的酸碱平衡,对重要器官特别是脑的恢复和保证机体的正常代谢是必不可少的条件,因而必须对上述指标进行监测,及时纠正异常。

(六)控制抽搐

严重脑缺氧后,病人可出现抽搐,可为间断抽搐或持续不断抽搐,抽搐越严重,发作越频繁,预后越差。但特别严重的脑缺氧出现深昏迷者,可以不出现抽搐。抽搐时耗氧量成倍增加,脑静脉压及颅内压升高,脑水肿可迅速发展,所以必须及时控制抽搐,否则可因抽搐加重脑缺氧损害。通常应用巴比妥类药如苯巴比妥钠或苯妥英钠 0.1 ~ 0.2g 肌注,6 ~ 8 小时用药一次。对大的发作或持续时间较长或发作频繁者,应迅速使用强效止痉药,可先用地西泮 10 ~ 20mg 静注,或 2.5% 硫喷妥钠 150 ~ 200mg 静脉推注,抽搐控制后,采用静脉滴注方法维持,或配合使用冬眠制剂。对顽固性发作者,选用肌肉松弛剂,前提是在气管插管、人工通气的情况下才选用。

(七)预防感染

心搏骤停的病人,由于机体免疫功能下降,容易发生全身性感染。而复苏后某些意识未恢复的病人,或由于抽搐、较长时间处于镇静镇痛及肌松药等作用下,病人易发生反流、误吸,导致肺部感染;长期留置导尿管,易致尿道感染;或长期卧床发生褥疮等。因此复苏后应使用广谱抗生素,以预防感染。同时加强护理,一旦发生感染、发热,将会加重脑缺氧,而影响意识的恢复,由于感染甚至导致多器官功能失常综合征(MODS)。

思考题

1. 简述心脏骤停的临床表现及主要诊断依据。
2. 简述心肺脑复苏各阶段主要抢救内容。
3. 试述开放气道的方法?
4. 试述人工呼吸的注意事项?
5. 试述胸外心脏按压的注意事项?

第六章 休 克

休克(shock)是指机体在各种致病因素侵袭下引起的以有效循环血量锐减,微循环灌注不足,细胞代谢紊乱及主要脏器损害所产生的一种危急综合征。因此,休克本身不是一个独立的疾病,而是由各种原因导致一个共同的病理生理过程,常可发展成为多器官功能障碍综合征,其临床死亡率较高。

单位时间内在心血管系统中运行的血液量称有效循环血量,约占全身血容量的80%~90%,维持有效循环血量取决于三个因素:①充足的血容量;②有效的心搏血量;③适宜的周围血管张力。以上三个因素只要有一个出现障碍,超出机体代偿能力,均可引起有效循环血量急剧下降而导致休克。

一、病因与分类

根据病因,休克常分为以下几类:

1. **低血容量性休克**　各种原因引起的大量内、外出血,如外伤性肝脾破裂、宫外孕破裂、外伤或骨折后出血、消化道出血等;各种原因造成的血浆及体液大量丢失,如大面积烧伤、严重呕吐腹泻、炎性渗出、胸腹水等。当血容量减少30%~40%以上时,有效循环血量绝对不足而导致休克。

2. **心源性休克**　常见于严重心律失常、急性心肌梗死、心包填塞等病人,这些疾病引起心脏泵血功能减退,心排血量突然减少,而致有效循环血量急剧下降。

3. **神经源性休克**　常因外伤、剧痛、脑脊髓损伤、手术时牵拉内脏神经等引起,血管运动中枢功能受到抑制,导致血管张力降低、周围血管扩张、毛细血管床扩大,大量血液滞留在外周循环致有效循环血量急剧下降。

4. **过敏性休克**　因机体注射药物(如青霉素)或血清制品后引起速发型变态反应,细胞释放大量组胺、缓激肽等物质,引起周围血管急剧扩张、毛细血管床扩大,大量血液滞留外周循环致有效循环血量急剧下降。

5. **感染性休克**　常继发于脓毒症、急性梗阻性化脓性胆管炎、急性腹膜炎、绞窄性肠梗阻等严重感染性疾病。感染诱发机体产生的炎症介质引起全身小血管扩张和血管壁通透性升高,致大量血液滞留在外周循环和血液中的液体成分渗出血管外;同时,毒素作用于心肌细胞,影响心肌收缩力导致心脏泵血功能下降。这些因素共同导致有效循环血量急剧下降。

二、病理机制

有效循环血量锐减、组织灌注不足和炎症介质释放,以及由此导致的微循环、代谢的改变及内脏器官的继发性损害等是各类休克共同的病理生理基础。

(一)微循环的变化

1. **微循环收缩期** 休克早期,由于有效循环血量显著减少,引起循环容量降低、动脉血压下降。此时,机体则通过一系列代偿机制调节和矫正所发生的病理变化。包括:通过主动脉弓和颈动脉窦压力感受器引起血管舒缩中枢加压反射,交感—肾上腺轴兴奋导致大量儿茶酚胺释放以及肾素—血管紧张素分泌增加等环节,使心跳加快、心排出量增加;选择性收缩外周(皮肤、骨骼肌)和内脏(如肝、脾、胃肠)的小血管使循环血量重新分布,以保证心、脑等重要器官的有效灌注。毛细血管前括约肌强烈收缩,微循环内"只出不进",真毛细血管网内血流减少,压力降低,有助于组织液回吸收,一定程度补充了循环血量;动静脉短路和直接通道开放,使回心血量增加。故此期称为休克代偿期。

2. **微循环扩张期** 若休克继续进展,可因动静脉短路和直捷通道大量开放,流经毛细血管的血流将继续减少,原有的组织灌注不足会更为加重。组织细胞因严重缺氧处于无氧代谢状况,并出现能量不足、乳酸类代谢产物蓄积和舒血管的介质如组胺、缓激肽等释放。这些物质可直接引起毛细血管前括约肌舒张,而后括约肌由于对其敏感性低仍处于收缩状态。结果微循环内"只进不出",大量血液淤滞于毛细血管,毛细血管网内静水压升高、通透性增强致血浆外渗、血液浓缩和血液粘稠度增加,于是回心血量进一步减少,心排出量继续下降,心、脑重要器官灌注不足,休克加重进入抑制期。

3. **微循环衰竭期** 由于微循环内血液浓缩、黏稠度增加和酸性环境中血液的高凝状态,使红细胞与血小板易发生聚集并在血管内形成微血栓,甚至引起弥散性血管内凝血(DIC)。此时,组织缺少血液灌注,细胞处于严重缺氧和缺乏能量状况,细胞内的溶酶体膜破裂,溶酶体内多种酸性水解酶溢出,引起组织细胞自溶并损害周围其他的细胞。最终引起大片组织、整个器官乃至多个器官功能受损。

(二)代谢变化

1. **能量代谢异常** 休克时组织灌注不足、细胞缺氧,体内葡萄糖以无氧酵解供能,产生的三磷酸腺苷(ATP)较有氧代谢大大减少,而丙酮酸和乳酸生成增多。

2. **代谢性酸中毒** 休克时因微循环障碍而不能及时清除酸性代谢产物,加之肝脏处理乳酸的能力减弱,结果使乳酸在体内的清除率降低、血液内含量增多,致体液酸碱平衡失调,出现代谢性酸中毒。重度酸中毒 $pH<7.2$ 时,心血管对儿茶酚胺的反应性降低,表现为心跳缓慢、血管扩张和心排出量下降,呼吸加深、加快,以及意识障碍等。

3. **细胞膜屏障功能受损** 能量代谢异常和代谢性酸中毒影响细胞膜屏障功能,其受损后除通透性增加外,还出现细胞膜上离子泵的功能障碍如 Na^+-K^+泵、钙泵,表现为细胞内外离子及体液分布异常。如钠、钙离子进入细胞内,而钾离子从细胞内向细胞外逸出,导致血钠降低和血钾升高,细胞外液随钠离子进入细胞内,引起细胞外液减少和细胞肿胀、死亡。

溶酶体膜破裂后除释放出许多引起细胞自溶和组织损伤的水解酶外,还可产生心肌抑制因子(MDF)、缓激肽等毒性因子。并且会释放引起血管收缩的血栓素、白三烯等毒性产物。线粒体的破裂使细胞氧化磷酸化障碍,ATP 生成减少,对细胞代谢及其功能都有严重影响。

(三)内脏器官的继发性损害

休克时内脏器官细胞持续处于缺血、缺氧状态,组织细胞可发生变性、坏死,导致器官功能障碍甚至衰竭。多系统器官功能障碍或衰竭,是休克病人死亡的主要因素。

1. 肺 低灌注和缺氧可损伤肺毛细血管的内皮细胞和肺泡上皮细胞。内皮细胞损伤可致毛细血管壁通透性增加而引起肺间质水肿;肺泡上皮细胞损伤可使表面活性物质生成减少,肺泡表面张力升高,继发肺泡萎陷、局限性肺不张,进而出现氧弥散障碍,通气/血流比例失调,肺内分流和死腔样通气增加,临床表现为进行性呼吸困难和缺氧,称为急性呼吸窘迫综合征(ARDS)。常发生于休克期内或稳定后 48 ~ 72 小时内。

2. 肾 儿茶酚胺、抗利尿激素和醛固酮等分泌增加,肾血管收缩,肾血流量减少,肾小球滤过率降低,水、钠潴留,尿量减少。此时,肾内血流重新分布,近髓循环的短路大量开放,使血流主要转向髓质,致肾皮质血流锐减(正常生理状况下,85% 的肾血流供应肾皮质的肾单位),肾小管上皮细胞缺血坏死,引起急性肾功能衰竭(ARF),表现为少尿或无尿。

3. 心 由于心率过快、舒张期过短或舒张压降低,冠状动脉灌流量减少(冠状动脉灌流量的 80% 来源于舒张期),心肌因缺血缺氧而受损。一旦心肌微循环内血栓形成,可引起局灶性心肌坏死和心功能衰竭。心肌含有黄嘌呤氧化酶系统,易遭受缺血—再灌注损伤。此外,代谢性酸中毒、高血钾等均可加重心肌功能的损害。

4. 脑 休克早期,因机体血液的重新分布及脑血管对儿茶酚胺作用不敏感,脑的血供基本能满足机体的需要。休克晚期,持续性的血压下降,使脑灌注压和血流量下降,出现脑缺氧。缺血、CO_2潴留和酸中毒会引起脑细胞肿胀、血管壁通透性升高而导致脑水肿和颅内压增高。病人可出现意识障碍,严重者可发生脑疝或昏迷。

5. 肝 肝细胞缺血、缺氧,肝血窦及中央静脉内微血栓形成,肝小叶中心区出现坏死。肝脏灌流障碍还可使网状内皮细胞受损,肝脏的解毒及代谢能力减弱,易发生内毒素血症,加重代谢紊乱及酸中毒。临床可出现黄疸、转氨酶升高,严重时出现肝昏迷。

6. 胃肠道 胃肠道粘膜缺血、缺氧可使正常粘膜上皮细胞屏障功能受损,导致肠道内的细菌或其毒素经淋巴或门静脉途径侵害机体,称为细菌易位或内毒素易位,形成肠源性感染。这是导致休克继续发展和形成多器官功能障碍综合征的重要原因。也可引起急性胃黏膜糜烂或应激性溃疡,临床表现为上消化道出血。

三、病情评估

(一)病史收集

了解引起休克的各种原因,注意有无大量失血、失液、严重损伤、烧伤、感染;有无急性心肌梗死等心脏疾病;有无使用某些药物或生物制品发生过敏反应;有无剧痛、脑脊髓损伤、麻醉意外等。

（二）临床观察

1. **意识** 反映脑组织血液灌注情况。病人安静、神清，说明脑循环血流量正常。病人烦躁不安，说明脑血流量减少。如脑血流量进一步减少，可出现表情淡漠、感觉迟钝、神志不清、甚至昏迷。

2. **皮肤色泽及肢端温度** 反映体表血液灌流情况。根据病人所处的休克阶段不同，皮肤粘膜由苍白转为紫绀再出现淤斑；温度由湿冷转为厥冷。

3. **脉搏** 可粗略估计心排血功能。休克时，脉率增快，脉搏反应较血压改变明显，有时血压虽偏低，而脉搏有力、肢暖，表示休克已好转。常用脉率/收缩压（mmHg）计算休克指数，帮助判定休克的有无及轻重。指数为0.5多提示无休克；>1.0~1.5表示休克；>2.0为严重休克。

4. **血压** 一般认为收缩压<90 mmHg、脉压差<20 mmHg是休克的表现。血压愈低，持续时间愈长，则休克愈重；而血压回升、脉压增大，则表示好转。

5. **呼吸** 注意观察呼吸频率、幅度、节律及呼吸道是否通畅。酸中毒时呼吸深快；脑水肿、脑疝时，呼吸变慢、不规律、双吸气或呼吸暂停等呼吸衰竭表现；扩容快速输液，应注意有无咳嗽、血性泡沫痰及肺部湿啰音，防止输液过快发生肺水肿、心衰。

6. **尿量** 反映肾血液灌流量。尿量减少较血压降低改变更早，每小时尿量<25ml、尿比重增高时，说明有早期休克；尿量持续减少且比重偏低者，提示有急性肾衰竭可能；每小时尿量>30ml时，表示休克有改善。

（三）心理状态

休克的强烈刺激，抢救中使用的监测治疗仪器较多，易使病人及家属感到病人病情危重及面临死亡的威胁，出现紧张、焦虑或恐惧心理。

（四）辅助检查

1. **中心静脉压测定** 是右心房或胸腔内上、下腔静脉压力。反映全身血容量及心功能状况方面一般比动脉更早，CVP正常值5~10cmH_2O。当CVP<5cmH_2O时，表示血容量不足；CVP>15cmH_2O时，提示心功能不全、静脉血管过度收缩或肺循环阻力增高；若CVP>20cmH_2O时，表示充血性心力衰竭。

2. **肺动脉楔压测定** 可了解肺循环、左心房和左心室压，借此反映肺循环阻力的情况。正常值为8~12 mmHg，<8 mmHg示肺灌注量不足，>18 mmHg示左心功能不全，>30mmHg示肺水肿。

3. **周围血检查** 红细胞计数、血红蛋白值可提示失血情况。血细胞比容增高反映血浆丢失，白细胞计数和中性粒细胞比例增加常提示有感染存在。

4. **血清电解质测定** 了解电解质紊乱情况。

5. **动脉血气分析** 了解肺功能及酸碱失调的变化。动脉血氧分压（PaO_2）正常值为85~100mmHg；动脉二氧化碳分压（$PaCO_2$）平均值为40 mmHg。

6. **动脉血乳酸盐测定** 休克病人组织灌注不足，引起无氧代谢和高乳酸血症，监测有助于估计休克及复苏的变化趋势，正常值为1~2 mmol/L，持续升高表示病情严重。

7. DIC 的监测 血小板计数、纤维蛋白原、凝血酶原时间及其他凝血因子的测定,有助于对疑有弥散性血管内凝血病情的判定。

(五)病情分期表现

根据休克病情的发展过程,将休克分为三期:

1. 休克早期(轻度) 持续时间较短,病人表现为兴奋或烦躁不安、面色苍白、皮肤湿冷、心率加快、脉搏细数、收缩压正常或稍高,舒张压升高,故脉压差缩小,呼吸加快,尿量减少等。脉压差缩小是血压下降的先兆,对诊断早期休克很有意义,应予重视。

2. 休克期(中度) 持续时间较长,典型表现为表情淡漠、反应迟钝、皮肤紫绀、呼吸急促、四肢厥冷、浅静脉下陷、少尿或无尿,血压下降,脉压差更小。

3. 休克晚期(重度) 病情恶化,发生于心、肺、肾等器官功能衰竭为本期特征。病人昏迷、无脉搏、无血压、无尿、全身广泛出血倾向,缺氧难以纠正。

(六)严重程度判断

通过监测以上指标及分期表现,进行综合分析,做出严重程度的评估(见表 6-1)。

表 6-1 休克程度的评估

	早期(轻度)	中期(中度)	晚期(重度)
血压	收缩压正常或稍高,舒张压升高,脉压缩小	收缩压为 70~90 mmHg,脉压小	收缩压 < 70 mmHg 或测不到
脉搏	快(80~100 次/分)强	快(100~120 次/分)弱	速而细弱,或摸不清
呼吸	快(16~25 次/分)深	快(25 次/分)浅	窘迫、不规律
意识	清楚或烦躁不安	表情淡漠	模糊或昏迷
皮肤色泽	开始苍白	苍白到紫绀	紫绀、淤斑
肢端温度	正常,发凉	湿冷	厥冷
尿量	正常或略少	少尿	0~15ml/h

四、救护措施

(一)治疗原则

尽早去除病因,迅速恢复有效循环血量,纠正微循环障碍,增强心肌功能,恢复人体正常代谢。关键环节是恢复对组织细胞的供氧、促进其有效的利用,重新建立氧的供需平衡和保持正常的细胞功能。

1. 迅速恢复有效循环血量 是抗休克的基本措施,也是纠正休克引起的组织低灌注和缺氧的关键。

2. 积极处理原发病 在治疗休克中,消除引起休克的原发病变和恢复有效循环血量一样重要。

3. **纠正酸碱平衡失调** 休克时机体代谢紊乱,可出现酸碱平衡失调,应积极防治,纠正和维持病人的酸碱平衡。

4. **应用血管活性药物** 在充分容量复苏的前提下需应用血管活性药物,缓解周围血管舒缩功能的紊乱,以维持脏器灌注。

5. **改善微循环** 对诊断明确的DIC,可用肝素抗凝。有时还使用抗纤维蛋白溶解药、抗血小板黏附聚集药等。

6. **皮质类固醇和其他药物的应用** 可用于感染性休克和其他较严重的休克。

(二)护理

1. **心理护理** 护士应热情、和蔼、关心、爱护病人,及时做好安慰解释工作,帮助病人树立战胜疾病的信心;指导病人配合治疗及护理,并以熟练的技术取得病人的信赖,改变病人焦虑、恐惧和不安心理状态。病人虽然神志淡漠,但意识存在,应避免在病人面前谈论病情,以免增加其恐惧和不安;但应将病人病情的危险性和治疗、护理方案及期望治疗前景告诉他们,让他们心中有数,并协助医护人员做好病人的心理支持,以利于早日康复。

2. **一般护理**

(1)密切观察病情变化:休克病人病情严重,应置于重症监护病房,并设专人护理;准确记录24小时液体出入量,作为调整补液计划的重要依据。病房应保持安静、整洁、舒适。

(2)体位:平卧位或将头和躯干抬高20°~30°,下肢抬高15°~20°,可防止膈肌及腹腔脏器上移而影响心肺功能,并可增加回心血量及改善脑血流。

(3)保持呼吸道通畅:昏迷病人,头应偏向一侧或置入通气管,以免舌后坠或呕吐物误吸。病情许可时,鼓励病人做深而慢呼吸及有效咳嗽;痰液及分泌物堵塞呼吸道时,及时予以清除,必要时做雾化吸入。严重呼吸困难者,可行气管插管或气管切开,并尽早使用呼吸机辅助呼吸。休克病人均有不同程度的缺氧,应常规吸氧,用口罩法或呼气末正压通气,可提高 PaO_2 和肺泡换气功能,改善机体缺氧状态,一般氧流量控制在每分钟6L左右。

(4)有效止血:对于创伤所致的大出血病人,应立即采取措施,如加压包扎、上止血带、钳夹血管等控制活动性大出血、必要时使用抗休克裤(如图6-1)。

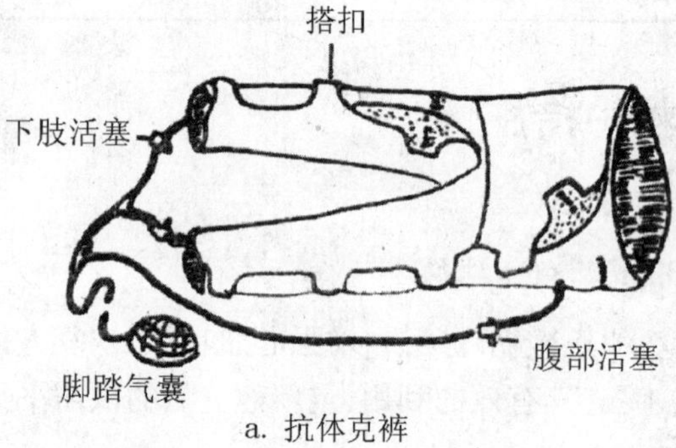

a. 抗休克裤

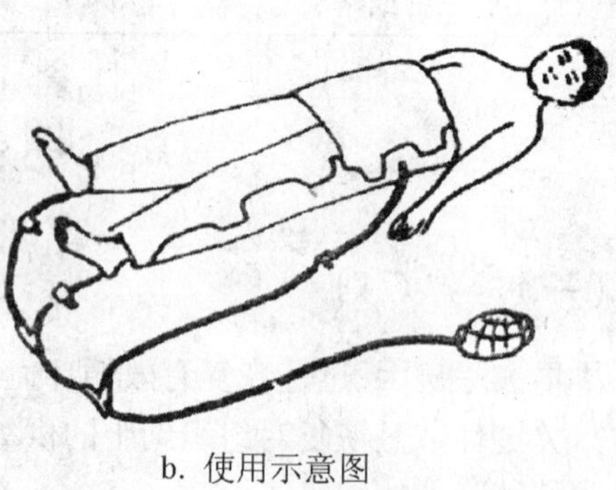
b. 使用示意图

图6-1 抗休克裤

(5)迅速建立静脉输液通道:最好应有深、浅两条静脉通道为扩容做准备。

(6)镇静止痛:避免过多搬动病人,以免增加损伤,病人宜安静。诊断明确者,如疼痛剧烈可使用镇痛药。

(7)保持正常体温:休克病人应注意保暖,可采用盖被或调节病室内温度升高体温,一般室内温度以20℃左右为宜,但不宜在体表直接加温(如热水袋等),因可使皮肤血管扩张,加重缺氧症状。高温者需采取降温措施。

(8)预防感染:定时室内消毒,严格无菌操作,合理使用抗生素。

(9)留置导尿管:记录每小时尿量,了解重要脏器灌注情况。扩容的有效指标是每小时尿量维持在30ml以上。

(三)扩容疗法护理

1.快速输液护理 补充血容量是纠正休克引起的组织低灌注和缺氧的关键。应尽早开放二路静脉输液通道:一路是经颈静脉插管的深静脉通路,以保证扩容、快速大量输液并监测CVP用;另一路是经浅静脉穿刺通路,保证按时按量地滴入各种药物,注意药物配伍禁忌,记录浓度及滴速。补液速度应根据病人心肺功能、失血失液及临床监测情况来决定。为确保输液安全,大量输液时应监测血压和CVP。

2.扩容液体的选用 对休克病人,一般先快速输入晶体液,首选碳酸氢钠等渗盐水,配合全血、血浆、白蛋白或血浆增量剂等胶体液。也可用3.0%~7.5%氯化钠溶液,利用其高渗作用吸收组织间隙和肿胀细胞内水分进入血管内,从而起到扩容的效果。分子量在2~4万的低分子右旋糖酐,亦可选用,有降低血液黏稠度、减少红细胞凝聚、改善微循环和组织灌流量的作用,一般用量应<1000ml/d。

(四)应用血管活性药物的护理

血管活性药物有调节血管张力,增加微循环灌注的作用,是抢救休克的重要措施之一。

1.常用的扩血管药 有多巴胺及抗胆碱药等,使用时注意:①必须在补足血容量的基础上使用,否则可使血压进一步下降;②必须由低浓度、慢速度开始;③必须注意纠正酸中毒和电解质紊乱。

2.常用的血管收缩药 有去甲肾上腺素、间羟胺等。对神经性和过敏性休克首选缩血管药。使用时从小量、慢滴速开始,禁忌药物漏到皮下造成局部组织坏死(尤其是滴注去甲肾上腺素)。如有外漏,立即用扩血管药或普鲁卡因封闭。

3.血管活性药物联合使用 临床上常将血管扩张剂与收缩剂联合使用:如去甲肾上腺素和硝普钠、多巴胺和阿拉明联合应用。

4.随时观察调整 使用血管活性药物,应每15~30分钟测一次血压、脉搏,并记录,视情况调节滴速。

(五)纠正酸碱平衡失调

休克病人由于组织缺氧,常有不同程度的酸中毒,纠正酸碱平衡失调的根本措施是改善组织灌注,并适时和适量地给予碱性药物(常用5%碳酸氢钠)。目前主张宁酸勿碱,使用碱性药物需首先保证呼吸功能完整,否则会导致二氧化碳潴留,继发呼吸性酸中毒。

(六)维持重要器官功能

1.心功能 洋地黄制剂能增强心肌收缩力,减慢心率,增加心排出量,降低CVP。常用西地兰或毒毛旋花子甙 K。记录血压、脉率及 CVP,调整滴速,输注强心剂时最好用心电图监测仪监测。

2. **呼吸功能** 应常规给氧。ARDS 应采用呼吸末正压通气(PEEP),以改善呼吸功能。清除呼吸道分泌物,保持呼吸道通畅。

3. **肾功能** 使用不影响肾血流的血管活性药(多巴胺)。血容量基本补足而尿少于 20ml/h,可用利尿药。

4. **防治脑水肿** 常用 20% 甘露醇,15 ~ 30 分钟内快速滴入,4 ~ 6 小时重复使用。

5. **防治 DIC 改善微循环** 对诊断明确的 DIC,常应用肝素抗凝,但需避免过量使用,防止自发性出血。

(七)休克的预防

对容易造成休克的疾病,须加强监测,采取有效措施防止休克的发生。①对严重创伤者,注意及时止血、止痛、妥善固定,搬运病人时保持体位平稳,防止机体再损伤;对已发生休克者,应就地抗休克治疗,病情稳定后再转院治疗;如必须立即转院者,应途中静脉输液,必要时穿抗休克裤;②急性失血、失液较多的病人,宜尽早输液扩容,纠正水及电解质紊乱;③对使用青霉素、普鲁卡因、碘造影剂或血清制品等药物时,按常规先做皮肤过敏试验,同时准备抢救药物;④严重感染者,应留取标本做涂片或培养检查,同时合理使用抗生素尽快控制感染,防止休克的发生。

思考题

1. 休克的典型临床表现有哪些?
2. 对疑为休克的病人,如何进行临床观察?
3. 简述休克共同的救护措施有哪几方面?
4. 休克病人应用血管活性药物时的注意事项是什么?

第七章　创　伤

随着社会生活现代化的进程，人类的生产劳动、生活等活动和社会交往日益增多致伤因素和条件的变化，创伤的发生率较以往明显增多，已成为我国城市中排名第五位的死因，农村中的第四位死因。创伤已造成严重的社会危害，积极开展创伤救治及预防是急救医学、急救护理学的重要任务。

第一节　概述

创伤（trauma）是指由机械性致伤因子作用于人体所造成的组织结构完整性破坏。在伤情严重复杂、时间紧迫的情况下，生与死往往变化于瞬息之间，及时诊断和进行确实有效的救护措施，是挽救病人生命的关键所在。

一、创伤的分类

正确的创伤分类是为了对伤员有效地进行院外急救和转运，使伤员获得及时救治。

（一）按受伤部位分类

分为颅脑创伤、胸部创伤、腹部创伤和肢体创伤或多发性创伤、复合伤与多处伤等。

（二）按皮肤或粘膜有无伤口分类

分为闭合性创伤和开放性创伤两大类。

（三）按创伤的严重程度分类

1. **危重伤**　是指创伤强度大，对组织损伤程度严重，有窒息、大出血和休克等致命危险者，必须立即正确地处理，才能挽救伤病员生命的伤情。

2. **重伤**　组织创伤较大，机体对创伤的反应较重，生命体征较稳定的伤情，此类伤员应严密观察和力争在伤后 12 小时内处理其伤情。

3. **轻伤**　组织损伤微小，引起的反应轻微而短暂，一般不需特殊治疗，可以自行修复。在抢救现场无需特殊处理，但也应密切观察伤情的变化，以防潜在性创伤。

当出现大批伤员时，应根据伤情分别用不同颜色的标记卡分类（见第二章第三节），视轻重缓急进行处置。

二、创伤评分

长期以来，许多学者都在努力探求一种对创伤严重程度的评估标准，用以评定伤情的严重程度并能指导创伤救治、预测创伤结局以及评估救治质量。目前评分方法较多，但至今还没有一个公认的统一的评估方法，因为任何一种评估方法都不能准确地反映创伤的复杂性。对创伤评分法有以下几种：

（一）院前评分

院前评分主要用于现场分类，这种评分方法简便易行，有一定的敏感性，能尽快地将伤员分类，保证危重伤员的紧急救治。

1. **创伤计分法**（trauma score，TS） 这是一种从生理学的角度来评价损伤严重性的数字分级方法。该方法是以格拉斯哥昏迷分级法（GCS）为基础，观察指标包括人体对创伤的生理和病理生理反应，如呼吸系统功能、循环系统功能及中枢系统功能等（见表7－1）。

表7－1 创伤记分法（TS）

分值	0	1	2	3	4	5
呼吸（次/分）	0	<10	>35	25～35	10～24	
呼吸幅度	呼吸困难	正常				
收缩压（kPa）	0	<6.7	6.7～9.3	9.3～12	>12	
毛细管血充盈	无	迟缓	正常			
意识（GCS）		3～4	5～7	8～10	11～13	14～15

5项积分相加，总分为1～16分，分值越低，伤情越重。TS为14～16者，存活率高（96%）；1～3者，死亡率高（>96%）；4～13者，救治效果显著。常以TS<12为重伤标准。TS的灵敏度为63%～88%，特异度为75%～99%，准确度为98.7%。

2. **CRAMS评分** 此方法包括循环（circulation，C）、呼吸（respiration，R）、胸腹部（abdomen，A）、运动（mator，M）与言语（speech，S）等5个方面，按正常、轻度与重度分别记2、1与0分，最后5项积分相加，总分9～10为轻度，7～8为重度，≤6为极重度，此法简单、易行、便于记忆。Clemmer等人对此积分法做了修正，使其准确度更高（见表7－2）。

表7－2 修正的CRAMS记分法

记 分	2	1	0
循环	毛细管充盈正常，收缩压≥13.3 kPa	毛细管充盈迟缓或收缩压为11.3～13.2 kPa	无毛细管充盈或收缩压<11.3 kPa
呼吸	正常	费力、浅或R>35次/分	无自主呼吸
胸腹	均无触痛	胸或腹有压痛	连枷胸、板状腹或深穿刺伤
运动	正常（能按指令做动作）	只对疼痛刺激有反应	无反应或体位固定

续表 7－2

记　分	2	1	0
言语	正常(对答问题)	言语错乱、语无伦次	发音听不懂或不能发音

该方法不足之处在于没有考虑伤前健康状况及年龄等因素的影响,脊柱骨折合并脊髓损伤者其严重程度的评分尚欠理想,但此法十分简单易记,推荐为国内首选的院前评分方法。

除上述外,还有院前分类指数(PHI)、创伤指数法(trauma,TI)、病－伤严重度指数法(illness－injury severity index,IISI)等。

(二)院内评分

1. **简明创伤分级法**(abbreviated injury scale,AIS)　是以损伤的解剖部位为基础进行量化的评分方法,用数字表示损伤级别和严重程度。由诊断编码和损伤评分两部分组成。在AIS－90字典中,每一个伤员的伤情都可用一个7位数字表示。第6位与第7位数字之间用小数点隔开,记为小数形式"××××××.×"。小数点前的6位数为损伤的诊断编码,小数点后的1位数为伤情评分。左起第1位数字表示身体区域。第2位数代表解剖类型。左起第3、4位数代表具体受伤器官代码。左起第5、6位数表示具体的损伤类型、性质或程度(按轻重顺序)。左起第7位(即小数点后面一位)表示伤情严重性的代码,共分为6级,即AISl为轻度伤;AIS2为中度伤;AIS3为较严重伤;AIS4为严重伤;AIS5为危重伤;AIS6为极重伤。在创伤研究中发现,AIS评分值与各系统损伤严重度记分之间呈非线性关系,不能由后者简单相加或平均求得,对两个或两个以上部位的创伤也很难进行评定与比较,故仅适用于单个损伤的评定。

2. **损伤严重度计分法**(injury severity score ,ISS)　由于AIS评分的局限性,对多部位、多发伤和复合伤进行评分时必须使用ISS评分方法,即在AIS评分的基础上选择损伤最严重的3个区域,计算每一区域最高AIS编码数的平方和(见表7－3)。ISS的最高分为75分。ISS<16分定为轻伤;>16分为重伤;>25分为严重伤。

表7－3　ISS的区位编码表

编码	区　域
1	头部或颈:脑、颈髓、颅骨、颈椎骨、耳
2	面部:口、眼、鼻和颌面骨骼
3	胸部:内脏、横膈、胸廓、胸椎4腹部或盆腔内脏器
5	肢体或骨盆、肩胛带
6	体表

此外,急性生理学及既往健康评分(APACHE)是目前常用的ICU危重病人的定量病情的评估方法。其他方法还有严重创伤结局研究(MTOS)、TRISS法I和ASCOT法等已成为院内评分的趋势。

三、创伤救护原则

现场急救是处理损伤的重要环节,要求做到迅速、准确、有效,快抢、快救、快送。遵循危重病急诊“抢救—诊断—治疗”的工作程序。

遵循抢救生命第一、恢复功能第二、顾全解剖完整性第三的原则。包括尽快将创伤病人搬离现场、首先救治心跳呼吸骤停、窒息、大出血、开放性或张力性气胸、休克等危及生命的紧急情况。及时补充有效循环血量,妥善包扎伤口,简单有效地骨折固定,迅速安全转移病人及急诊室处理等。严格各种抢救制度和查对制度,严防差错事故的发生。

严重创伤病人,尤其是大型突发事故时伤员多、病情急、重、变化快,因此护士必须具备良好的思想素质、高度的工作责任心,精湛的护理操作技术,优良的服务质量,争分夺秒、全力以赴抢救各种伤员,为手术的治疗赢得宝贵时间,从而达到提高急救病人的成功率。

第二节 多发伤与复合伤

多发伤(multiple injuries)是指在同一致病因子(常为机械性致伤因子)打击下,同时或相继造成两个或两个以上解剖部位或脏器的严重创伤,其中至少有一处是危及生命者。

复合伤(combined injury)是指两种或两种以上致伤因子同时或相继作用于机体所造成的损伤。

一、伤情评估

(一)多发伤

凡因同一伤因而致下列伤情两条以上者定为多发伤。其特点为:伤情变化快,死亡率高;伤势重,休克发生率高;伤情复杂,容易漏诊,存在处理顺序上的矛盾;伤后并发症和感染发生率高。包括以下形式的伤情:①颅脑损伤:颅骨骨折,伴有昏迷、半昏迷的颅内血肿,脑挫伤,颌面部骨折;②颈部损伤:颈部外伤伴有大血管损伤、血肿、颈椎损伤;③胸部损伤:多发性肋骨骨折,血气胸,肺挫伤,纵隔、心、大血管和气管损伤;④腹部损伤:腹内出血,内脏伤,腹膜后大血肿;⑤泌尿生殖系统损伤:肾破裂,膀胱破裂,尿道断裂,阴道破裂,子宫破裂;⑥骨盆骨折伴有休克;⑦脊椎骨折伴有神经系统损伤;⑧上肢肩胛骨、长骨干骨折;⑨下肢长骨干骨折;⑩四肢广泛撕脱伤。

(二)复合伤

是指机体受到两种或两种以上致伤因素同时或相继作用于机体所造成的损伤。其特点为:①常以单一伤为主。复合伤中的两种或更多的单一伤中,就伤情严重程度而言,常以一种损伤为主要损伤,其他为次要损伤;②伤情可被掩盖,从而造成误诊和漏诊;③多有复合效应。两种或两种以上致伤因素作用后所发生的损伤效应,不是单一伤的简单相加,单一伤之间可相互影响,使整体伤情更为复杂,这就是复合伤的复合效应。常见的复合伤有以下形式:

1. **放射复合伤** 主要有放烧冲、放冲和放烧复合伤。病程经过具有放射病特征:其病程包括有初期(休克期)、假愈期(假缓期)、极期和恢复期四个阶段。患者具有造血功能障碍、感染、出血等特殊病变和临床症状。产生与其他伤及其他重要脏器的复合效应，创面伤口愈合延迟。

2. **烧伤复合伤**　较常见的是烧伤合并冲击伤。伤情特点：表现为体损伤相互加重的复合效应；感染发生率高、出现早、程度重；严重烧伤引起体表损伤，又引起多种内脏并发症。当合并冲击伤时，高速、高压的冲击波可直接或间接引起全身和各个器官的损伤。出现相互加重效应，使休克、感染发生率高，出现早，程度重，持续时间长，并出现相应的内脏损伤的临床症状，及肝肾功能损伤、造血功能损害。

3. **化学复合伤**　多见于战时使用军用毒剂时，也可见于民用化学致伤因素，最常见的是农药、强酸强碱、工业有害气体与溶剂。化学毒物可经呼吸道、消化道、皮肤或粘膜进入人体，引起中毒甚至死亡。特别是有创伤伤口染毒后，毒物吸收快，中毒程度明显加重。

二、救治原则

（一）先治疗、后诊断及边治疗、边诊断

严重创伤者病情多危重而复杂，时间紧迫，应抓住危及伤员生命的主要问题予以抢救，不应被局部创伤伤口情况所迷惑而忽视了危及生命的问题，更不能为确立诊断而延误抢救。

（二）紧急处理

以下几种在几分钟内即可迅速致死，而经努力抢救又可逆转获救的严重状况，应立即处理：

1. **通气障碍**　其中以上呼吸道梗阻为常见。如果不能及时解除堵塞，任何抢救都将无效。

2. **循环障碍**　低血容量性休克，创伤出血或血浆外渗导致血容量不足，如不及时补充，可进入休克不可逆阶段；心脏衰竭及心脏骤停，常见于出血量超过全身总出血量的40%，心包压塞、连枷胸或开放性气胸的纵隔摆动，张力性气胸的纵隔移位及心脏的严重挫伤。

3. **未控制的大出血**

（三）完善伤情评估

在进行紧急处理后，生命体征稳定的情况下，应及时进行全身检查，对伤情做出全面估计。必须指出，在创伤诊断中，开放伤较易，闭合伤则易疏漏，因此检查诊断时可以参考美国Freeland建议的“CRASHPLAN”检查程序：C – Cardiac（心脏），R – Respiratory（呼吸），A – Abdomen（腹部），S – Spine（脊柱），H – Head（头部），P – Pelvis（骨盆），L – Limbs（四肢），A – Arteries（动脉），N – Nerves（神经）。

应详细采集病史，了解受伤原因和经过，并进行各种实验检查和影像诊断，如X线摄片、B超、CT、MRI等。根据以上评估，以确立损伤救治的先后顺序。

三、救护措施

（一）现场抢救

1. **尽快脱离危险环境** 如将伤员从倒塌的建筑物中转移至通风安全的地方。但搬运伤员时动作要轻稳，切记将伤肢从重物下硬拉出来，以免造成继发性损伤。

2. **心肺复苏** 如伤者呼吸心跳停止，应立即保持呼吸道通畅，进行口对口人工呼吸及胸外心脏按压。

3. **解除呼吸道梗阻** 如伤者有窒息，应除去呼吸道异物、血块和分泌物，可行环甲膜穿刺通气或做气管切开。

4. **处理活动性外出血** 伤口有大出血者，最有效的紧急止血法是加压出血伤口或肢体近端的主要血管，然后在伤口处用敷料加压包扎，并将伤肢抬高，以控制出血；如为四肢伤口出血，可用橡皮止血带或充气止血带止血，并注明上带时间。应注意缚扎松紧度，每小时放松 2～3 分钟。

5. **紧急处理胸部创伤** 开放性气胸病人，应迅速用敷料封闭胸壁伤口；对张力性气胸病人，应迅速于患侧胸壁第 2 肋间插入穿刺针排气减压。伴有多根多处肋骨骨折所致的反常呼吸时可用棉垫加压包扎，使胸壁固定。

6. **包扎伤口** 用无菌敷料覆盖伤口，如无现成的无菌敷料，也可暂时用洁净的布类物品代替以覆盖创面，外用绷带或布条包扎。包扎松紧度应合适，避免移位、脱落或影响血液循环。凡外露于创面的骨折端、肌肉、内脏及脑组织都不宜现场回纳原位，以免加重损伤和将污染物带入伤口深部。可用盆、碗等器皿物体架空覆盖包扎保护，待手术处理。

7. **固定** 对骨折、脱位病人应作有效的外固定，可减轻疼痛，避免转运途中继发血管、神经等损伤。现场急救可就地取材，如选用木条、树枝、竹竿等固定伤肢；现场缺乏材料时，可将伤肢缚在躯体或健肢。

8. **保存好离断肢体** 断离的肢体应用无菌辅料或干净布包好，外套塑料袋，周围置冰块低温保存，冷藏时防止冰水侵入断离创面或血管腔内，切忌将断离肢体浸泡在任何液体中。断肢应随同伤员送往医院，以备再植手术。

9. **对各种类型的复合伤，现场先作初步处理** 如冲洗、保护创面等措施，尽快转送后作进一步处理（见后院内救护措施）。

（二）伤员转送

（1）运送条件要求：力求快速，尽量缩短途中时间，做好途中救护的抢救器材、药品、物品准备，保证途中抢救工作不中断。

（2）体位：一般重伤病人多采用平卧位。注意保持呼吸道通畅，尤其是有昏迷或头部损伤病人，应侧卧位或头偏向一侧，将其舌牵出口外，以防舌后坠或分泌物阻塞呼吸道。胸部损伤取伤侧卧位或半卧位，以减轻呼吸困难。

（3）脊柱损伤病人，需要 3～4 人将其平抬至硬板床上。

（4）确认无颅脑损伤及其他内脏损伤病人，可适当使用镇静、止痛药物。

(5)转送过程中应注意,担架运送时,伤员头部在后,下肢在前,以便观察伤员面色、表情、呼吸等病情变化;飞机转运时,体位应横放,以防止脑部缺血。

(6)运送途中应尽量保持平稳,注意保暖和止痛,同时实施抗休克治疗,密切观察病情变化。

(三)院内救护措施

1.急救护理

(1)保持呼吸道通畅:可行气管插管或气管切开。视病情给予吸氧、气管插管、使用呼吸机支持。紧急情况可做环甲膜穿刺或气管切开。

(2)控制出血:可在原包扎的外面再用敷料加压包扎,并抬高出血肢体。对活动性较大的出血应迅速钳夹止血,对内脏大出血应进行手术处理。

(3)抗休克:尽快建立静脉输液通道,最好用多路静脉输液。补充有效循环血量,可加压输入平衡盐、右旋糖酐、血浆、全血等。并留置导尿管观察每小时尿量。

(4)胸部创伤的处理:胸部开放性创口,应迅速用各种方法将创口暂时封闭,施行清创缝合;张力性气胸应尽快穿刺进行胸腔闭式引流,必要时行开胸手术,修补活瓣样伤口。

(5)颅脑损伤的处理:有闭合性颅脑损伤者,应注意防治脑水肿。可用甘露醇、50%葡萄糖、地塞米松或甲泼尼松,并局部降温,防止呕吐物吸入。一旦明确颅内血肿,应迅速行开颅手术。

(6)腹部内脏损伤的处理:疑有腹腔内出血时,应立即行腹腔穿刺术、B超探查。并尽快输血,防止休克,做好术前准备,尽早剖腹探查。

(7)骨折处理:给予临时止血固定,待生命体征平稳后再处理骨折。多处骨折在全身情况许可后尽早进行手术内固定。

(8)放射性复合伤的处理:早期抗辐射处理:对病人进行清洗,清洗后的污水和污物用深坑掩埋,勿使扩散。胃肠道污染者可催吐、洗胃、导泻等加速排出措施。创面、伤口的处理:首先脱去病人污染的衣服,清除耳、鼻等孔道的粉尘,剃光头发,用普通含氯石灰液清洗无破损的皮肤。污染伤口内常有放射性粉尘颗粒,应用剪刀剪去周围毛发,以生理盐水与含氯石灰液1:5稀释后彻底清洗、清创,清创后伤口进行延期或二期缝合。

(9)化学性复合伤的处理:对皮肤染毒者,应立即脱去染毒衣服,水溶性毒剂用清水冲洗皮肤10分钟以上;脂溶性毒剂,可用活性白陶土吸附,也可用专门化学洗毒剂彻底清除毒物;口服染毒者用2%碳酸氢钠、0.02%~0.05%高锰酸钾进行洗胃、导泻等处理;眼内染毒者,用大量清水冲洗10分钟以上;染毒伤口,先用生理盐水冲洗干净,注意勿使洗液污染周围组织;早期清创时,应尽量彻底清除伤口内坏死组织和异物。

(10)抗生素应用:抗生素应用可防治感染,应选择有效的抗生素联合使用。对开放性损伤病人需常规肌注破伤风抗毒素(TAT)1500单位。

2. 一般护理

(1)包括稳定伤员及家属的情绪,保持病室内温度、湿度适宜,空气新鲜,环境清洁、安静。

(2)创伤病人经过紧急救护后,部分重症病人还需要转入ICU进行进一步治疗。因此对他们还必须加强病情观察,严密监测病人的生命体征,及时发现潜在的危险,需紧急手术者,应及时做好术前准备护理。

(3)做好基础护理:病人生活不能自理,应做好病人的口腔、眼睛及皮肤护理。注意保持各种管道的畅通,固定牢靠。

第三节　颅脑创伤

颅脑创伤是常见的严重创伤,发生率占全身各部位创伤的10% ~20%。仅次于四肢伤,但病死率和致残率则居首位。具有发病率高、伤情变化快、多需急诊手术等特点。

一、病因及发病机制

(一)病因

颅脑损伤平时多为交通事故、高处坠落、挤压伤、刀刃伤及拳击伤等,战时多为火器伤或爆炸性武器引起的冲击波所致。多由暴力直接作用于头部或通过躯体传递间接作用于头部引起。

(二)发病机制

由于颅骨是一坚硬的圆球形和中空不规则的骨性容器,受到外力作用时除可引起骨折和受力部位的脑损伤外,还可由于颅骨的急速内凹和弹性回复,引起颅内压的急速改变,由于负压的作用,脑组织又被撞击到受力点对侧的骨壁致伤。发生在受力点的脑损伤称冲击伤,对侧的脑损伤称对冲伤。

二、伤情评估

(一)分类

根据病理情况可分为原发性脑损伤(脑震荡、脑挫裂伤等)和继发性脑损伤(脑缺血缺氧、颅内血肿、脑疝等)2种类型;根据损伤性质可分为开放性脑损伤(硬脑膜破裂)和闭合性脑损伤(硬脑膜完整)2种类型;根据损伤部位可分为头部软组织损伤、颅骨骨折、头部血管损伤、脑组织损伤和颅内血肿等5种类型。根据损伤的程度分为轻、中、重3型(见表7-4)。

表7-4　急性颅脑损伤的临床分类

类型	轻型	中型	重型
伤情	单纯性脑震荡 单纯性头皮损伤	轻度脑挫伤 无脑受压症状 有或无颅骨骨折	广泛性脑挫裂伤 脑干伤 严重颅骨骨折、颅内血肿、脑疝

续表 7-4

类型	轻型	中型	重型
昏迷时间	<0.5 小时	0.5~12 小时	>12 小时
神经系统检查	无阳性改变	轻度阳性体征	明显阳性体征,如瘫痪、去大脑强直
生命体征改变	不明显	轻度改变	显著改变

(二)严重程度估计

1. **轻型颅脑伤**　昏迷时间在 30 分钟以内,有轻度头痛、头晕,生命体征无明显改变,GCS 计分 13~15 分。

2. **中型颅脑伤**　昏迷时间在 12 小时以内,神经系统体征有轻度异常和生命体征改变,GCS 计分 9~12 分。

3. **重型颅脑伤**　深昏迷或昏迷时间超过 12 小时,呈进行性加重或醒后短期出现再昏迷,有明显的神经系统阳性体征和生命体征改变,GCS 计分 5~8 分。

4. **特重型颅脑伤**　伤后深昏迷伴去皮质强直,双侧瞳孔散大,生命体征严重紊乱,已有晚期脑疝。常伴有其他脏器损伤、休克等,GCS 计分 3~4 分。

(三)颅脑伤的临床特点

1. **头皮损伤**　分为头皮下血肿、头皮裂伤和头皮大面积撕脱伤。头皮下血肿表现为血肿部位有肿块、压痛。头皮裂伤、头皮大面积撕脱伤伤员可因大量出血和剧烈疼痛可导致休克。

2. **颅骨损伤**　颅骨骨折按骨折部位分为颅盖骨折与颅底骨折;按骨折的形态分为线形、凹陷形及粉碎形骨折。颅底部骨折根据其发生部位不同有以下临床特点:

(1)颅前窝骨折:骨折多累及眶顶和筛骨,骨折出血可经鼻流出,或进入眶内在眼睑和球结膜下,表现眶周广泛淤血斑(熊猫眼征),脑膜撕裂者形成脑脊液鼻漏;可损害视神经、嗅神经导致失明、嗅觉丧失等。

(2)颅中窝骨折:常累及蝶骨、颞骨。血液和脑积液可经鼻孔或外耳道流出,表现脑脊液鼻漏或耳漏;面神经、听神经等受损造成面瘫、耳鸣、听力障碍等症状。

(3)颅后窝骨折:累及颞骨岩部和枕骨基底部,可见乳突和枕下部皮下淤血斑。常合并后组颅神经(第Ⅸ~第Ⅻ脑神经)损伤,引起吞咽困难,呼吸道受阻,严重者发生窒息。

3. **脑损伤**　可分为脑震荡、脑挫裂伤、脑干损伤、颅内血肿。

(1)脑震荡:为一过性的脑功能障碍。原发性昏迷在半小时以内,醒后大多不能回忆受伤当时和近期的情况,称逆行性遗忘。神经系统检查无阳性体征。

(2)脑挫裂伤:指脑组织、神经和血管的器质性损伤。伤后病人立即出现昏迷,绝大多数在半小时以上,重症者持续时间长。并伴有剧烈头痛、恶心、呕吐。伤后病人即刻出现神经系统症状和体征,如锥体束征、肢体抽搐或偏瘫、失语等。若继发脑水肿和颅内血肿时,出现颅内压增高和脑疝的表现。合并丘脑下部损伤时,体温中枢调节失控可产生高热。

(3)原发性脑干损伤:伤后立即昏迷,昏迷程度深、持续时间长。瞳孔不等大,极度缩小或大小多变,对光反应消失,眼球位置不正或同向凝视,出现锥体束征,严重者出现去大脑强直,此为脑干损伤的特征性表现。延髓损伤时,则出现严重的呼吸循环功能紊乱,伤情重,死亡率高。

4. **颅内血肿** 颅内血肿是常见的原发性脑损伤严重并发症,其严重性在于引起颅内压增高导致脑疝。

(1)分类:按血肿部位分为硬脑膜外血肿(占30% ~40%)、硬脑膜下血肿(占45% ~53%)、脑内血肿(占5%)等。根据血肿发展速度分为:①特急型,伤后3小时内出现脑受压征者;①急性型,伤后3天内出现脑受压征者;③亚急性型,伤后3天至3周内出现脑受压征者;④慢性型,伤后3周以上才出现症状者。

(2)临床表现:①意识障碍:伤后昏迷-清醒-昏迷,有中间清醒期,常见于硬脑膜外血肿;伤后昏迷-意识好转-昏迷,无中间清醒期,常见原发性脑损伤并发颅内血肿;持续性昏迷并进行性加重,证明伤情严重,易发生脑疝,多见于硬膜下血肿;②瞳孔变化:伤后一侧瞳孔先缩小后扩大,对光反射由迟钝而消失,提示瞳孔散大的一侧已发生脑疝;③偏瘫:伤后一侧肢体少动或不动,对痛刺激反应迟钝或无反应,有锥体束征,并呈进行性加重,应考虑血肿引起脑疝或血肿压迫运动中枢,出现去大脑强直为脑疝晚期;④生命体征变化:早期表现为血压上升,脉搏缓慢有力,呼吸深慢(两慢一高)。当晚期合并脑疝时,出现潮式或叹气样呼吸,血压下降,脉频弱,甚至可致呼吸、心脏突然骤停。

(3)辅助检查:CT检查是颅脑外伤病人的首选检查,可以及时诊断有颅内血肿,了解损伤的病理及范围,同时,还可以动态地观察病变的发展与转归,对于一些特征性脑损害、迟发性病变及预后的判定亦有重要意义。X线头颅摄片能较好地显示着力部位、颅骨骨折、有无异物等,有一定的诊断价值。

三、救护措施

(一)救治原则

1. 手术治疗

(1)开放性颅脑损伤:原则上尽早行清创缝合术,争取在伤后6小时内进行,最迟不超过72小时。清创由浅入深,彻底清除碎骨片、头发等异物、血块、失活的脑组织,并彻底止血,变污染伤口为清洁伤口,如无明显的颅内感染现象、脑水肿和颅内高压存在,应严密缝合或修复硬脑膜和头皮创口,硬脑膜外可放置引流管。

(2)闭合性颅脑损伤:闭合性颅脑损伤的手术主要是针对颅内血肿或重度脑挫裂伤合并脑水肿引起的颅内高压和脑疝。凡有手术指征者应及时手术,对伤后迅速出现再昏迷加深,一侧或两侧瞳孔散大的病人,应力争在30~60分钟内手术减压。常用的手术方式:开颅血肿清除术;去骨瓣减压术;钻孔引流术。

2. 非手术治疗

(1)防治脑水肿:常用脱水剂为20%甘露醇,成人125~250ml快速静脉滴注,6~8小时一次,紧急时可加压推注。病情危急时可加呋噻米20~40mg静脉注射。

(2)激素治疗:主要使用地塞米松等,具有稳定膜结构、减少因氧自由基引发的脂质过氧化反应,从而降低脑血管通透性、恢复血脑屏障功能,增加损伤区的血流量,使脑水肿得到改善。原则是给药宜早，剂量宜大，疗程宜短，停药宜缓。

(3)过度换气：借助呼吸机做控制性过度换气，使血 $PaCO_2$ 降低、PaO_2 升高，促使脑血管适度收缩，脑血流量减少，从而降低颅内压。$PaCO_2$ 宜维持在 25～30mmHg 之间，不应低于 20mmHg，以免血管过于收缩引起脑缺血。

(4)降温：有助于降低脑代谢率和脑耗氧量，增加脑组织对缺氧的耐受性，改善细胞的通透性，防止脑水肿的发展。主要应用物理降温，如冰帽、冰袋、自控颅脑降温仪等。体温过高，物理降温无效时，需采用冬眠疗法，保持体温在 31℃～34℃。

(5)支持治疗：伤后 2～3 天禁食水，每 24 小时补液应限制在 1500～2000ml，24 小时尿量保持在 600ml 以上。注意补钾，防止因禁食、呕吐、应用脱水剂与激素引起低血钾。不能进食者，可给予鼻饲饮食，满足机体的营养需要。

(二)护理

1. 急救护理

(1)保持呼吸道畅通：及时清除呼吸道分泌物，维持正常呼吸功能；行持续低流量吸氧；在血气分析和呼吸功能监测下，争取尽早气管切开，尽快施行机械通气；保持吸入空气的温度和湿度在合适的范围，气管切开应注意无菌操作，定期做呼吸道分泌物细菌培养，防止呼吸道感染。

(2)严密观察病情：颅脑伤病人应连续监测生命体征、神经系统体征变化，并进行血气、血、脑脊液生化监测以及重要脏器功能的监测，以及时发现异常情况，采取相应措施。对 GCS 在 8 分以下者、颅内血肿伴广泛脑挫裂伤和颅内血肿伴严重继发性脑干伤的术后病人，均应进行监护，有条件的单位应将这类伤员入 ICU 病房。

2. 一般护理

(1)体位：取床头抬高 15°～30°斜坡卧位，避免颈部扭曲，以利颅内静脉回流，从而减轻脑水肿，降低颅内压。

(2)加强基础护理：昏迷病人易发生坠积性肺炎，需加强肺部护理，定时拍背吸痰；留置尿管者需预防泌尿系统感染；2～3 小时翻身 1 次，预防压疮发生。准确纪录出入水量，对于大量应用脱水剂者，要注意尿量的增减，及早发现肾功能的变化。

第四节 胸部创伤

胸腔为心脏、大血管、气管及肺等重要器官所在处，严重的胸部创伤将导致呼吸、循环功能障碍，若延误诊治或处理不当，可引起病情迅速恶化，危及生命，是创伤死亡的主要原因之一。迅速正确的救护是提高严重胸部创伤抢救成功率的关键。

一、病因分类

胸部创伤依据胸膜腔是否与外界相通，将胸部创伤分为开放性与闭合性。战时开放性胸部创伤多见，常见致伤原因为弹片穿通伤、火器伤等。平时胸部闭合性创伤多见，常见致伤原因有交通事故、生产事故以及自然灾害等，胸部创伤的临床表现各异，轻者仅有轻微的胸壁挫伤，表现受伤部位疼痛，重者可造成气胸、血胸、肺脏创伤、心脏创伤、心包积血导致心脏压塞、纵膈摆动。胸部创伤发病机制包括失血、通气和换气功能障碍以及循环功能紊乱，危及生命。

二、伤情评估

（一）病史收集

了解受伤史时应注意受伤方式和受力点。受伤方式如摔滚伤、撞击伤、挤压伤、震荡伤、刺伤告示不同伤因所致受伤部位、受伤性质、受伤程度是不一样的。

（二）临床表现

1. **胸痛**　是胸部创伤的主要症状，疼痛常位于伤处，可随深呼吸咳嗽等胸壁活动时加剧。局部有压痛，胸廓挤压试验阳性。

2. **呼吸困难**　由于创伤后胸痛使胸廓呼吸运动受限；气管内有血液、分泌物阻塞；胸壁软化引起反常呼吸运动影响呼吸功能；气胸、血胸压迫或膈肌破裂，使肺受压萎陷，气体交换量减少；肺挫伤后可发生肺泡内出血、淤血或肺间质水肿，更加重缺氧和二氧化碳潴留。

3. **咳嗽、咯血**　肺、支气管损伤者，痰中常带血或咯血；大支气管损伤者，伤后即刻咯出大量鲜血；肺挫伤或肺爆震伤后，多为泡沫样血痰。

4. **休克**　血胸、气胸、创伤性膈疝、急性心包压塞或大血管损伤等，可引起血容量急剧下降或严重的呼吸循环障碍，使病人很快陷入休克状态。

5. **体征**　当胸壁、胸膜、肺脏有创伤时，可出现伤侧呼吸运动减弱或消失。当有多根多处肋骨骨折时，可出现“连枷胸”、“反常呼吸”及“纵隔摆动”。张力性气胸时可见明显皮下气肿，叩诊呈鼓音，听诊呼吸音消失。

（三）辅助检查

（1）胸膜腔或心包穿刺气胸、血胸时可直接抽到气体或血液。

（2）影像学检查 X 线摄片、B 超、CT 或 MRI 等可明确有无骨折、血气胸及纵隔移位、胸腔积液、心包积液、心脏损伤等情况。

三、救护措施

（一）紧急处理

1. **开放性气胸**　急救原则是变开放性气胸为闭合性气胸。首要的急救措施是用凡士林纱布外加厚棉垫迅速包扎和封闭胸壁伤口。

2. **张力性气胸**　在伤侧锁骨中线第 2 肋间插入具有单向活瓣作用的胸腔穿刺针，以排出胸腔积气，降低胸膜腔内压，挽救病人生命，有条件者应迅速行胸腔闭式引流术。

3. 连枷胸　多根多处肋骨骨折形成连枷胸的病人多合并有严重的胸内损伤，应尽快消除或减轻反常呼吸运动，以纠正低氧血症。纠正反常呼吸运动可选用包扎固定法、牵引固定法、手术复位内固定或呼吸机内固定法（适用于大范围连枷胸伴严重肺挫伤，有呼吸窘迫及低氧血症者，应行气管插管应用呼吸机控制性辅助通气，从胸内纠正反常呼吸）。

4. 血气胸　胸部创伤后导致胸膜腔积血，称血胸。血胸同时伴气胸者称血气胸。创伤性血胸的危害表现为急性失血及胸膜腔积血压迫肺组织，纵隔移位影响呼吸循环功能。少量血胸（积血 <500ml）可暂时观察；中等量以上血胸，应首先补充血容量，同时行胸腔穿刺术或胸腔闭式引流术以及早清除胸膜腔积血；进行性血胸应及早剖胸探查止血；凝固性血胸可开胸清除血块。伤后 8 小时以内的血胸，可将胸腔内积血经自体血液回收机回收，经清洗、过滤后回输给伤员。

5. 心脏大血管损伤　心脏大血管创伤者大量失血，在短时间内出现休克，可导致伤员迅速死亡。对出现 Beck 三联征（即静脉压升高、动脉压下降、心音低钝遥远）者应警惕心包填塞。行心包穿刺可明确诊断，并可抽出积血减压，应在积极抗休克扩容的同时争分夺秒地进行开胸手术，迅速清除心包内积血，修复破损的血管及心脏。

（二）护理

1. 保持呼吸道通畅　彻底清除口、咽腔血液、异物、分泌物，吸出气管内分泌物或血凝块。紧急时行气管切开术。有条件时给予超声雾化吸入，以利呼吸道分泌物的排出。

2. 吸氧　对有气急、呼吸困难、发绀的胸部创伤病人应立即给予氧气吸入，可采用鼻导管或面罩给氧。对严重连枷胸、重度肺挫伤、呼吸衰竭的病人尽早给予气管插管或气管切开行呼吸机辅助呼吸，以纠正低氧血症，维持呼吸功能。

3. 病情观察　①严密观察生命体征的变化，注意神志、瞳孔、胸部、腹部情况和肢体活动，疑有复合伤时立即报告医生处理；②观察呼吸功能，病人是否有气促、发绀、呼吸困难等症状，注意呼吸频率、节律、幅度，及时听诊呼吸音，监测脉搏血氧饱和度，注意有无低氧血症；③观察有无纵隔受压、气管移位等，注意触诊皮下气肿的范围和程度；④必要时监测血流动力学，测定中心静脉压，注意有无心脏填塞的征象，一旦出现立即报告医生并配合积极抢救；⑤注意观察尿量、皮肤色泽温度及末梢循环的情况。

4. 胸腔闭式引流的监护　行胸腔闭式引流的病人，应保持引流管通畅，注意观察引流液的颜色、性质及量。引流气胸者，若引流管内不断有大量气体逸出，病人呼吸困难无好转，则提示可能有肺及支气管的严重损伤，应剖胸探查修补裂口。若胸腔闭式引流管引流血量≥200ml/h，并持续 2～3 小时以上，提示胸内有活动性出血，应及时报告医生积极处理。

5. 镇静止痛　胸部创伤病人常有明显胸痛，可采用药物镇痛、肋间神经阻滞或镇痛泵持续注入镇痛剂的方法。当病人咳嗽咳痰时，协助用双手按压患侧胸壁，以减轻胸廓活动引起的疼痛。

6. 保持输液通畅　速建立静脉通道，有出血性休克者应快速补血补液，可在中心静脉压的监测下指导补液的量和速度。对于严重肺挫伤、创伤性湿肺的病人则应限制输液量，每日输液量 <1000ml，并多补给胶体液，以提高胶体渗透压，防治肺水肿。注意纠正水、电解质及酸碱平衡紊乱。

7. 体位　胸部创伤病人一般取半卧位，有利于呼吸、咳嗽和引流，如若合并休克、昏迷者则应取平卧位。

8. **饮食** 胸部损伤病人通常可进流质、半流质饮食,但伤情不明,疑有食管损伤、创伤性膈疝或胸腹联合伤者应禁食、禁水。

第五节 腹部创伤

腹部创伤无论在平时或战时都较常见,腹部包括腹壁和腹部脏器。单纯腹壁伤一般较轻,伴有腹内脏器伤大多数为严重创伤。其病情的严重程度取决于所涉及的腹腔内脏和是否有多发性损伤。腹部闭合伤的漏诊、误诊率高,死亡率达20%～30%。因此,正确诊断,及时处理,是腹部创伤救治成功的关键。

一、病因分类及发病机制

腹部损伤按伤后腹膜腔是否与外界相通,分为开放性和闭合性腹部损伤两大类。

(一)病因分类

1. **开放性腹部损伤** 多是由于利器或火器所致。闭合伤可以仅累及腹壁,也可以累及腹腔内脏器。开放伤按腹膜是否破损又分为穿透伤和非穿透伤,前者多数伤及脏器,后者也因冲击效应而引起腹内脏器损伤,在穿透伤中,有入口和出口者为贯通伤,只有入口没有出口者称盲管伤。

2. **闭合性腹部损伤** 常发生于挤压、碰撞、坠落等钝性暴力后,闭合伤可以仅累及腹壁,也可以累及腹腔内脏器。

(二)发病机制

外力直接作用于腹壁,将腹内器官向脊柱挤压,可造成胃肠道、肝、脾的破裂,肠系膜撕裂伤等。当外力冲击造成膈肌破裂,可使腹内某一脏器进入胸腔,形成膈疝。外力作用于季肋部,可造成肋骨骨折,骨折断端可刺伤肝、脾等内脏器官。外力作用于腹部和盆腔,常伴有骨盆骨折,合并尿道、直肠、膀胱等器官损伤;由于间接暴力(如快速行驶的车辆突然刹车的惯性作用)使某些脏器发生撕裂伤。

二、伤情评估

(一)病史收集

详细询问受伤原因、时间、部位及受伤时的姿势,判断有无腹内脏器损伤。

(二)临床表现

1. **腹痛** 腹痛呈进行性加重和腹痛范围扩大,为内脏创伤的重要表现。一般来说,伤员诉说最先疼痛和疼痛最重的部位常是内脏损伤的部位。空腔脏器(胃、肠、胆囊、膀胱等)穿透伤,导致胃液、肠液、胆汁、胰液、尿液等流入腹膜腔,立即引起剧烈腹痛,且伴有腹肌紧张、压痛、反跳痛等腹膜刺激征。实质性脏器如肝、脾破裂及肠系膜大血管破裂时,腹痛呈持续性,一般不很剧烈,腹膜刺激征也较轻,主要为内出血导致的面色苍白、脉快而弱、血压下降等失血性休克。

2. **恶心、呕吐** 空腔脏器、实质性脏器创伤均可刺激腹膜,引起反射性恶心、呕吐;腹膜炎可引起麻痹性肠梗阻,为持续性呕吐,可呕出肠内容物。伤后呕出血液应考虑胃、十二指肠伤,呕吐物混有胃液、胆汁和食物残渣。

3. **腹胀** 创伤后短期内进行性加重的腹胀,表明腹腔内有出血(血腹)或积气(气腹)。血腹提示有实质性脏器或血管破裂伤;气腹则提示有胃或结肠破裂;膀胱破裂可产生尿性腹水;腹膜炎造成的肠麻痹或水、电解质平衡紊乱如低钾可引起腹胀。

4. **内出血** 实质性脏器破裂的主要临床表现为内出血。由于血液对腹膜刺激较轻,临床上腹痛、腹部压痛、反跳痛等腹膜刺激症状并不严重,而脉率加速、脉搏细弱、面色苍白、血压不稳、口渴、淡漠等血容量不足征象较为明显,严重者出现腹胀、腹部移动性浊音,发生出血性休克。

(三)辅助检查

1. **化验检查** 血红蛋白、血细胞比容下降,白细胞计数略升高,见于实质性脏器破裂出血。白细胞数明显升高,见于空腔脏器破裂。尿常规检查有助于发现泌尿器管损伤。血、尿淀粉酶升高,有助于胰腺损伤的诊断。

2. **腹腔穿刺** 腹腔穿刺在腹部创伤的诊断中,阳性率达90%以上。抽出的血液、胃肠内容物、胆汁、腹水、尿液等可判断是哪类脏器损伤,以协助诊断。

3. **腹腔灌洗** 适用于腹腔穿刺阴性而临床怀疑者,对腹部创伤的诊断准确率达98.5%。灌洗后,利用虹吸吸出10ml以上的无凝块的血性灌洗液,表明腹腔内有出血,灌洗液可做实验室细胞、生化检查,以判断脏器损伤。

4. **其他辅助检查** 腹部B超对腹腔是否积血、积液及积液量的多少,可提供较为可靠的信息。视伤情选择性做X线、CT、腹腔镜检查。

三、救护措施

(一)救治原则

(1)积极处理威胁生命的合并伤,维持呼吸循环功能,保持呼吸道畅通、充分给氧。

(2)积极抗休克,若腹腔内有进行性大出血时,应一边抗休克、一边积极做好术前准备,迅速剖腹探查止血。

(3)诊断未明确者禁用止痛剂、泻药和灌肠,以免掩盖或加重伤情。

(4)及早应用广谱抗生素及抗厌氧菌的抗生素以控制感染。

(5)明确有腹腔脏器损伤者,应在较短时间内争取手术探查,以处理破裂的内脏出血、修补损伤的脏器、引流腹腔控制感染等。剖腹探查既是治疗手段也是进一步明确诊断的有效手段。

1）剖腹探查适应证：①腹痛和腹膜刺激征有进行性加重或范围扩大者；②疑有腹腔内出血者；③疑有腹腔内脏器穿孔者；④腹腔穿刺及腹腔灌洗结果阳性者。

2）剖腹探查的顺序："先查出血，后探穿孔"。即探查后，先处理出血性损伤，后处理穿破性损伤。对穿破性损伤，应先处理污染重（如下消化道）的损伤，后处理污染轻的损伤。在原发病灶处理后，对腹腔污染严重者，应用大量生理盐水反复冲洗，吸净液体后放置腹腔引流管。

(6)对伤后24～48小时就诊、无明显腹膜炎征象或内脏损伤症状，或原有的腹膜炎已有局限趋势者，应在严密观察下先采用非手术治疗，并作好急救处理和术前准备。

（二）护理

1. 病人体位 置病人于半卧位或斜坡卧位，合并休克者需采用抗休克卧位。术前不宜随意搬动伤者，以免加重伤情。

2. 严密观察病情 注意生命体征的变化，及时发现并处理失血性休克。每15～30分钟检查1次腹部体征，注意腹痛性质及程度和范围的改变；动态测定红细胞数、血红蛋白、血细胞比容及白细胞计数等指标。

3. 输血输液，防止休克 快速输血、输液，保持收缩压大于90mmHg，脉率在120次/分以下。

4. 插胃管持续胃肠减压 减少胃肠内容物经破损处流入腹膜腔，并观察有无出血；留置尿管，观察并记录尿量。

5. 尽快完成术前准备 如备血、备皮、药物皮试等。

6. 术后护理

(1)术后体位：无休克者宜采用半卧位。半卧位有利于改善呼吸和循环，减轻腹痛及腹胀，有利腹腔渗液流入盆腔，便于局限、吸收和引流。

(2)生命体征观察：术后应定时连续观察脉搏、呼吸、血压，直到麻醉作用基本消失或病情稳定。注意区分创伤、手术后"吸收热"和继发性感染引起的体温升高。

(3)伤口及引流情况：①观察伤口情况：敷料被浸湿应及时更换，若持续多量出血，应考虑手术所致的出血并发症，应及时处理；②引流管护理：各种引流管道连接引流装置；要妥善固定，防止滑脱、扭曲、折叠，保持引流畅通。观察各种引流物的量、性质、颜色，及时记录；保持引流伤口清洁，更换引流袋或冲洗时，注意无菌操作；术后持续胃肠减压，3～4天肛门排气后方可拔除胃管；其他单纯引流腹腔渗液的引流管，一般24～48小时拔除；各种造瘘的引流管，视情况时拔除。

(4)早期活动：术后生命体征稳定后，应指导病人早期下床活动，促进肠蠕动恢复。

(5)营养与进食：根据需要维持营养及水、电解质平衡。注意保持静脉输液畅通，并观察记录液体出入量。肛门排气后，指导病人经口进食流质以至恢复正常饮食。

(6)预防感染：协助其翻身拍背，鼓励和帮助病人咳嗽、排痰，预防肺部感染，加强口腔护理，保持床铺清洁平整、舒适，预防褥疮发生。

第六节　骨关节损伤

严重的骨关节损伤伤情重、伤情复杂多变、并发症多、存在治疗矛盾、死亡率较高，特别是其永久伤残率高达创伤死亡人数的2倍左右，给家庭和社会造成极大负担。

一、病因及分类

骨关节损伤多因各种直接暴力和间接暴力等综合作用所致，如交通事故伤、重物砸伤、高处坠落伤、机械损伤等，多有严重的骨折、脱位和软组织损伤。骨折造成骨的完整性或连续性中断。骨折常伴有软组织如骨周围的骨膜、韧带、肌腱、肌肉、血管、神经及关节等的损伤。关节损伤是指构成关节的骨、关节软骨、滑膜、关节囊、韧带等组织的损伤。严重多发性骨、关节损伤，伤情复杂，不仅造成肢体功能障碍、失血休克、重要脏器等损害还可因各种并发症导致永久性伤残甚至死亡。

骨折的分类方法有：①按骨折断端是否与外界相通：分为闭合性骨折与开放性骨折；②按骨折线的方向和形态：分为横形、斜形、螺旋形、粉碎形、压缩形、凹陷形等；③按骨折的程度：分为完全性骨折和不完全性骨折；④按骨折端稳定程度分稳定性骨折和不稳定性骨折。

二、伤情评估

（一）病史收集

有严重外伤史，主要以交通事故伤、重物砸伤、高处坠落伤、机械损伤等直接暴力和间接暴力综合作用造成严重的创伤。

（二）局部表现

1. **一般表现**　骨与关节损伤部位疼痛、压痛、局部肿胀、皮下淤斑、伤肢功能障碍等。开放性骨折可见伤口、出血及骨断端。

2. **特有体征**

（1）骨折特有体征包括：①畸形（骨折部位出现成角、旋转和缩短）；②反常活动（肢体无关节部位出现被动活动）；③骨擦感或骨擦音（骨折断端摩擦产生）。

（2）关节损伤脱位时表现：①关节畸形（移位的骨端在异常部位触及）；②弹性固定（即脱位关节部肌腱、韧带的牵拉及周围肌肉痉挛等使脱位关节固定于特定姿势，被动活动时有一定的抵抗感，患肢长度变长或缩短）；③骨端移位突出使关节部位出现空虚感。

（三）全身表现

1. **休克**　所致休克的主要原因是出血，常见于骨盆骨折、股骨骨折和多发性骨折。严重的开放性骨折或并发重要内脏器官损伤亦可导致休克。

2. 发热　骨折后一般体温正常，但出血量较大的骨折因血肿吸收可出现低热，一般不超过38℃。如开放性骨折继发感染，可出现高热。

3. 合并伤　可合并颅脑损伤、胸内和腹内脏器伤以及神经、血管等损伤，均有其相应的表现。

（四）辅助检查

1. X线检查　为最常用的方法，可进一步明确骨折部位，类型及移位等情况，有助于指导骨折复位，手术定位，判断治疗效果。对于某些不明显的骨折如线形骨折、嵌插骨折则更具诊断意义。摄片时，一般应摄正、侧位片，并包括邻近的一个关节。有时需摄特定位置或健侧对比X线片。

2. CT检查　最新进展包括三维影像重建、CT介入、螺旋技术等。对某些诊断不明的骨关节损伤或椎管内受压情况有较大价值。

3. MRI检查　是最新和最复杂的影像学技术，已常规用于大关节及其他软组织损伤，其诊断准确率接近95%。MRI还可用于某些难以发现的骨隐匿性损伤和骨软骨损伤的辅助诊断。

三、救护措施

（一）伤情观察

（1）立即观察生命体征、全身情况及意识状况，有无危及生命的并发症（如大出血、休克）和颅脑、胸腹部脏器伤。

（2）观察损伤部位的血运、感觉、肌力，有无骨折移位损伤或压迫大血管、神经或脊髓损伤。

（二）现场急救

1. 抢救生命　迅速使伤员脱离危险现场；紧急进行心肺复苏；及时处理威胁生命的合并伤；预防和抢救创伤性休克，及早进行大量快速输血、输液。

2. 创口处理　一般创口出血，用无菌棉垫或干净布类加压包扎伤口即可止血。如肢体有活动性大出血，可用止血带止血，但须有明显标志，注明上止血带时间、松止血带时间（止血带捆扎安全时间为1.5~2小时）。骨折端露出伤口外的开放性骨折可先用消毒敷料或干净的布类临时包盖伤口，待送医院清创后再进行复位。及早使用抗生素及破伤风抗毒素以预防感染。

3. 妥善固定　临时外固定是骨折急救的重要措施。急救固定的目的是：①止痛，有利于防治休克；②避免骨折端在搬运时移动而损伤软组织、血管、神经或内脏；③便于运输。临时固定可就地取材（如树枝、木棍、步枪等），也可将受伤的上肢绑在胸部，将受伤下肢同健肢一并绑起。四肢损伤的临时性固定包括骨折部的上下邻近关节，如有严重骨折成角畸形或骨折端移位于皮下可能穿破皮肤时，可沿肢体长轴手法牵引，做好临时固定，以减少畸形压迫，改变局部血运。

4. 伤员的转运 正确的搬运方法,对脊柱脊髓损伤的伤员尤其重要。搬运工具用配有木板或其他硬物板的担架,仰卧或俯卧位,将伤员移动和上下担架时,应保持伤员的脊柱相对平直,不可随意屈伸脊柱,要求 3 ~4 人用手托法或滚动法将伤员移到担架上。颈椎损伤者必须有 1 人将伤员头颈部固定,并略加牵引,不可 1 人背或 2 人抬送,以免加重或造成脊柱畸形,从而造成或加重脊髓损伤。

(三)开放性骨、关节伤的处理

1. 做好清创术前准备 备血、X 线检查、抗生素应用等。伤口大或大量出血者,酌情使用充气止血带。在适当麻醉下,首先用消毒的软毛刷、肥皂水及生理盐水反复清洗伤口周围皮肤,去除油污、剃毛,创面内一般不刷洗。但污染严重的创面,可去除表浅污染后,用消毒液冲洗创面,但不可冲入深部。并取污染创面组织送细菌培养及抗生素敏感试验。

2. 清创术 酌情切开扩大伤口,创缘切除,由浅入深,逐步清创;清除一切可见的污染物、异物、关节内的游离碎骨或软骨碎片;创底深可适当扩大伤口以达到良好暴露以利引流;保留有软组织相连的碎骨,尽量减少对组织的损伤;保护神经、肌腱、骨关节软骨及骨组织,避免不必要的切除。

3. 创口清洗 清创后,应用大量生理盐水冲洗创腔,关节腔冲洗一般用生理盐水 6 ~12L。近年来有学者报告,喷射脉冲冲洗法冲洗创腔,是一种有效的冲洗方法,其原理是用高压气体将水压出,通过脉冲发生器,将直接喷流变成脉冲水流,以每分钟 800 ~1200 次的速度喷水 700 ~1000ml,压力为 2 ~2.5 kg/cm^2,此法可避免直流水的持续压力造成组织冲击损伤。冲洗效果是持续冲洗的两倍以上。

4. 伤口的闭合 伤后 6 ~8 小时内,一般在彻底清创后可做一期缝合伤口。皮肤缝合困难者,设法做减张缝合、皮瓣转移、植皮等方法闭合伤口。对创伤时间长,伤口污染严重无法一期闭合者可行延迟的一期闭合或二期闭合,即在清创内固定后,用软组织妥善覆盖裸露的骨骼及内固定器材,再用敷料覆盖包扎,待 3 ~5 天按伤口进展情况行延期缝合。无论伤口如何闭合,需引流者应在伤口低位或另行切口置管,并保证引流畅通,必要时负压引流。

5. 清创后处理 清创后将患肢固定于功能位或采用持续牵引,全身和局部使用抗生素治疗。伤口一期缝合者,可开始早期活动,2 ~3 周后才进行主动的关节功能的锻炼。

(四)骨折治疗原则

治疗包括复位、固定和功能锻炼三个基本环节。

1. 复位 是将移位的骨折段恢复正常或接近正常的位置。包括手法复位、牵引复位、切开复位。

2. 固定 固定可维持骨折复位后的位置,有利于骨折愈合。同时也可减轻疼痛,并为关节和肌肉的活动创造条件。包括外固定(小夹板、石膏绷带、外展架、持续牵引和外固定器等)、内固定(采用金属内固定物,如接骨钢板、髓内钉、螺丝钉钢板、不锈钢针等将骨折段固定)。

3. 功能锻炼 功能锻炼的目的是促进血液循环,有利于消肿、防止关节僵硬和肌肉萎缩,使患肢迅速恢复功能,需按一定的方法循序渐进。

（五）护理

1. 骨折固定的护理 抬高患肢，观察肢端血运、皮肤颜色、温度、肿胀、感觉、运动情况；做好基础护理，防止粪、尿浸湿石膏，保持床铺平整、干燥、清洁；防止压疮，每日用温水或乙醇按摩骨突出部位；病人卧床时，协助翻身，指导病人做石膏内的肌肉收缩活动，情况许可时，鼓励下床活动。

2. 持续牵引的护理

（1）病人卧硬板床，床脚抬高作反牵引。头部稍垫高，腰下可垫小枕。保持病人舒适。

（2）将肢体置于功能位，如下肢保持外展正中位。

（3）保持牵引的有效性，牵引重锤应悬空；牵引绳与被牵引的肢体长轴应成一直线；不随便改变病人的位置及牵引重量，经常检查皮肤牵引绷带有无松动、滑脱。

（4）注意牵引部皮肤有无炎症、水疱。骨牵引针眼处应保持清洁、干燥，以防感染。

（5）预防压疮及呼吸、泌尿系统并发症。鼓励病人利用床架上拉手抬起上身、臀部，促进血液循环，预防血栓性静脉炎。

（6）指导病人做有规律的功能锻炼，如手指、足趾、踝关节及股四头肌运动等，防止关节僵直及肌肉萎缩。

（六）功能锻炼

功能锻炼的目的是促进血液循环，有利于消肿、防止关节僵硬、肌肉萎缩或粘连等。使患肢迅速恢复功能，需按一定的方法循序渐进。

（1）制定功能锻炼的护理计划，按一定的方法循序渐进。如骨折早期，伤后1～2周，锻炼的形式主要是使肌肉做舒缩运动；骨折中期，2周以后，应逐步增加活动上下关节；骨折后期，则是加强患肢关节的主动活动锻炼。

（2）指导和教会病人功能锻炼的方法。如前臂骨折时，可做轻微的握拳及手指伸屈活动。股骨骨折牵引的情况下，可进行撑臂抬臀、伸屈髋、膝等活动。

（3）功能锻炼的范围、强度及频率应根据骨折不同阶段病人的体质和年龄、骨折的类型及部位，以及不同的固定方法而定。功能锻炼应贯穿于整个骨折治疗全过程。

思考题

1. 多发伤与复合伤的特点有哪些？
2. 简述多发伤与复合伤的现场救护原则？
3. 简述各型颅脑损伤的特点和救护原则。
4. 简述各型胸部严重创伤的急救处理原则。
5. 如何判断腹部空腔脏器与实质性脏器破裂？
6. 骨折现场急救的原则包括哪些？

第八章
多器官功能障碍综合征

在严重感染、创伤和休克等急性危重病情况下，导致两个或者两个以上器官或系统同时或序惯发生功能障碍或衰竭，这种临床过程被称为多器官功能障碍综合征（multiple organ dysfunction syndrome，MODS）。

1973 年 Tilney 首先提出“序贯性系统功能衰竭”的概念，即在严重的创伤、感染等情况下，最初并未被累及的器官或称远距离器官可以发生功能衰竭，当初命名为多器官功能衰竭（multiple organ failure，MOF）。随着临床和基础医学的发展，20 世纪 90 年代以来已将 MOF 改名为 MODS，而 MOF 则视为 MODS 的终末阶段。

MODS 在概念上强调：①原发致病因素是急性的；②表现为多发的、动态发展的器官功能障碍的全过程；③器官功能障碍是可逆的；一旦发病机制阻断，及时救治，器官功能可望恢复。

由于多系统器官功能衰竭病情危重，MODS 病死率可高达 60%，四个以上器官受损几乎 100% 死亡。一旦发生，治疗困难，因此在护理严重创伤、感染或休克病人时，预防措施不容忽视。在病情观察中，要仔细收集资料，评估病人的身体状况，及时发现 MODS。

第一节　病因与发病机制

一、常见病因

引起 MODS 的病因包括以下多种外科危重病：

（一）严重组织损伤

严重创伤和大手术等致组织严重损伤或失血、失液。

（二）严重感染

如脓毒血症、腹腔感染、急性坏死性胰腺炎、肠道功能紊乱肠道感染和肺部感染等较为常见。

(三)各种原因的休克

严重的休克,尤其是创伤性休克和感染性休克。

(四)心跳、呼吸骤停经复苏后

造成各脏器缺血、缺氧,而复苏后又可引起"再灌注"损伤,同样可诱发 MODS。

(五)诊疗失误

包括下列情况:①输血、输液、使心脏负荷过大,严重时能引起急性左心衰竭、肺水肿;②在抗休克过程中使用大量去甲肾上腺素后会造成组织灌注不良、缺血缺氧;③血液透析时可引起血小板减少和出血;④呼吸机应用时使用高浓度吸氧,破坏肺泡表面活性物质,使肺血管内皮细胞损伤等。

二、发病机制

有关 MODS 发病机制研究较多,但至今仍未清楚,一般公认有关 MODS 发病机制目前有以下几种假说。

(一)过度的炎症反应

目前较趋一致的看法是全身炎症反应综合征(systemic inflaminatory response syndrome, SIRS)可能是形成 MODS 最主要的原因。当机体受到严重的损害时,可发生剧烈的防御性反应,一方面起到稳定自身的作用,另一方面又会有损害自身的作用。各种免疫细胞、内皮细胞和单核——吞噬细胞系统被激活后会产生大量细胞因子、炎症介质及其他病理性产物,包括肿瘤坏死因子(TNF),白介素—1、2、6(IL-1、2、6),组胺、缓激肽、一氧化氮(NO)、血栓素(TXAz)、心肌抑制因子,血小板活化因子(PAF)、白三烯、C_3a、C_5a 等,还可引起酶类失常和氧自由基过多。这种炎症反应一旦失控,可以不断地自我强化,当促炎反应大于抗炎反应时可造成广泛的组织破坏,从而启动 MODS。

(二)二次打击学说

MODS 不一定是一次性严重生理损伤的后果,往往是由多次重复打击所造成,即二次打击学说。初次打击可能并不严重,但可使全身免疫系统处于预激状态。当受到再次打击时,全身炎症反应将成倍扩增,可超大量地产生各种继发性炎症介质。这些炎症介质作用于靶细胞后还可导致更多级别的新的介质产生,从而形成炎症介质"瀑布"反应。其结果可导致低血压甚或休克,发生微循环障碍,细胞营养受损,心肌抑制,内皮细胞损伤,血管通透性增加,血液高凝和微血栓形成,以及分解代谢亢进和营养不良等。如果合并组织的缺血——再灌注损伤,则更容易造成 MODS。由此可见,MODS 是在过度应激反应和过度全身炎症反应失控基础上出现的两个或两个以上器官功能受损的临床综合征。

(二)促炎与抗炎反应失衡

在 SIRS 发生的同时,机体存在着导致免疫功能降低的内源性抗炎反应。炎症反应的转归取决于促、抗炎两类生物活性物质的平衡关系。代偿性抗炎症反应综合征(compensatory anti－inflammatory response syndrome, CARS)是指抗炎症介质(如 IL－4、IL－10 等)与促炎症介质交叉网络,力求控制全身炎症反应在恰当的范围内,不至于产生破坏性。当 SIRS > CARS 时,MODS 即易发生。

(三)肠屏障功能损害与细菌移位

肠道是机体最大的细菌和内毒素库,因此肠道很可能是 MODS 的菌血症的主要来源。肠道也是一重要的免疫器官,肠粘膜内有大量的淋巴细胞,因而是免疫炎症细胞激活和大量炎症介质释放的重要场所。肠道屏障功能障碍是 MODS 形成的重要原因。危重病情况下肠粘膜因灌注不足而遭受缺氧性损伤,可导致细菌移位,形成"肠源性感染",从而诱发多种炎症介质释放,引起远距离器官损伤。另外,缺血——再灌注的肠道释放出反应性氧中间产物等因子,使肠道区域性循环血液中中性粒细胞首先被预激,继而与血管内皮细胞发生相互作用,引发炎症反应,从而导致 MODS。

(四)微循环血液灌注障碍

MODS 时重要器官微循环血液灌注减少,引起缺血缺氧。此时因缺血缺氧、微血管壁通透性升高,如同时伴有输液过多,则组织间隙水潴留,导致氧弥散障碍,造成氧分压下降,线粒体的氧化磷酸化功能障碍,促使 MODS 的发生。

(五)氧自由基学说

在心肺复苏、纠正休克后,血流动力学改善,但血液对器官产生缺血——再灌注损伤。随之细胞线粒体内呼吸链受损,氧自由基泄漏,中性粒细胞被激活产生大量氧自由基,此外"再灌注"时将次黄嘌呤经黄嘌呤氧化酶作用分解为尿酸,在此过程中生成大量氧自由基损害组织细胞。

第二节　病情评估

由于多器官功能障碍综合征病情危重,一旦发生,治疗困难,因此在护理过程中应强调早期、及时进行动态观察和监测病情,仔细收集资料,评估病人的身体状况,及时发现和诊断 MODS,为此应做到以下几点:

(1)熟悉 MODS 的高危因素,一旦发现严重感染、创伤、烧伤或急性重症胰腺炎等发病基础,即应提高警惕。

(2)根据发病机制,MODS 的诊断标准应该是全身炎症反应综合征(SIRS)同时伴有器官功能障碍。也就是说,虽然许多病理情况均可导致器官功能损害,但 MODS 指的是失控的炎症反应和平衡失调。因此,只有确认是在全身炎症反应过程中出现的或加重的器官功能障碍才可诊断为 MODS。

(3)MODS 的特点是多个器官序贯地发生的功能障碍,相继功能障碍的器官可以是远距离器官,而并不一定是最初受损的器官。因此,发现某一系统器官有明显的功能障碍,即应根据对其他系统器官的影响、病理连锁反应的可能性作有关的检查,以便及时发现另一器官也发生功能障碍。从 MODS 各脏器发生功能障碍的频率来看,最高的是肺,其次是胃肠道及肾脏。其中,以肾功能障碍的病死率最高,平均达 79%;其次为肺功能障碍,为 68%;胃肠道功能障碍为 55%。

(4)现在更重视器官功能障碍而不是衰竭,因此要以动态的观点来看待 SIRS 向 MODS 转化和演变的全过程,从而做到早期诊断和及时治疗。现认为:由 SIRS 到 MODS 是一个循序渐进的过程,"SIRS 是 MODS 的共同通路"。

(5)心血管、肺、脑和肾的功能障碍早期大多有明显的临床表现;而肝、胃肠和血液凝固系统等的功能障碍,至较重时才有明显的临床表现。因此,MODS 的诊断还需进行化验、心电诊断、影像以及某些分子生物学的检测。当一时难以确定病变性质时,可进行试验性治疗,有助于诊断。

迄今,MODS 的诊断指标尚未统一,常用的初步诊断标准(见表 8－1)。

表 8－1　MODS 初步诊断标准

器官	病症	临床表现	检验或监测
心	急性心力衰竭	心动过速,心率失常	心电图失常
外周循环	休克	无血容量不足的情况下血压降低,肢端发凉,尿少	平均动脉压降低,微循环失常
肺	ARDS	呼吸加快、窘迫,发绀,需吸氧和辅助呼吸	血气分析有血氧降低等,监测呼吸功能失常
肾	AFR	无血容量不足的情况下尿少	尿比重持续在 1.010 ±,尿钠、血肌酐增多
胃肠	应急性溃疡肠麻痹	进展时呕血、便血腹胀,肠音弱	胃镜检查见病变
肝	急性肝衰竭	进展时呈黄疸,神志异常	化验肝功能异常,血胆红素升高
脑	急性中枢神经功能衰竭	意识障碍,对语言、疼痛刺激等反应减退	
凝血功能	DIC	进展时有皮下出血淤斑、呕血、咯血等	血小板减少,凝血酶原时间和部分凝血活酶时间延长,其他凝血功能试验也可异常

长期以来,MODS 的预后一直不容乐观。主要是由于:①功能障碍的脏器越多,预后越差;②脑和肾功能恢复较差,尤其是脑功能的可逆性最差;③原发致病因素去除或控制得越早,脏器功能恢复的可能性越大。据有关报道:2 个脏器功能障碍的平均病死率为 59%;3 个脏器功能障碍的平均病死率为 75%;4 个或 4 个以上脏器功能障碍的平均病死率几乎为 100%。

第三节　救护措施

一、MODS 的防治原则

MODS 发病急、病情进展快、病死率高，是医学领域的一个难题。迄今为止尚无特异性的治疗手段。因此，MODS 的防治必须在去处病因的前提下进行综合治疗，最大限度地保护各器官系统的功能，做到早期发现、早期干预，则有可能阻断存在的恶性循环，提高抢救成功率。

（一）早期复苏、提高复苏质量

1. 尽可能及早纠正低血容量、组织低灌流和缺氧　要强调时间性，因为组织低灌流和缺氧的时间愈久，组织损害就愈重，缺血——再灌注损伤也更严重。复苏液体的量比质更重要，做到“需要多少补多少”；遇到紧急情况时，可采取“有什么补什么”的原则，不必苛求液体种类而延误复苏抢救。心源性休克要限制液体，并使用强心和扩张血管剂。

2. 纠正隐性代偿性休克　对于休克病人早期虽生命体征和血流动力学指标尚稳定，但内脏却处于缺血状态，采用胃黏膜张力计进行胃肠粘膜内 pH（in - tramucosal pH，pHi）监测，可反映胃肠屏障功能和内脏器官、组织的灌流状态。胃肠内 pHi 监测，对指导纠正隐性代偿性休克、维护胃肠粘膜屏障功能完整、防止细菌和内毒素移位十分重要。研究显示，若胃肠内 pHi <7.320，MODS 的发生率和病人的病死率都明显升高。

3. 自由基清除剂的使用　由于休克复苏后缺血——再灌注损伤产生大量氧自由基，对组织细胞造成损害。因此应该使用抗氧化剂。临床上常用的有维生素 C、维生素 E 和谷胱甘肽等，使用原则是早期使用和足量使用。根据休克后自由基损伤在总体损伤中所占比例来看，抗氧化治疗在早期复苏中有较大意义。

（二）防治病因、控制感染

1. 外科处理　对开放性创伤病人，早期手术清创是预防感染的重要措施。对已明确的感染灶必须及时引流，彻底清除坏死组织。尽可能使感染病变局限化，减轻毒血症。对 MODS 病人应当机立断，在加强脏器功能支持的同时尽快手术，以免丧失最后的抢救机会。应选用简单、快捷的手术方式，以迅速起效。

2. 加强病房管理、减少侵入性诊疗操作　危重病人所处的特殊环境、大量抗生素的使用造就了一批多重耐药菌株，定植于环境中，伺机入侵。工作人员的手、污染的医疗设备及用品，都是重要的感染源。院内感染可能成为第二次打击，各种侵入性诊疗操作均可增加危重病人的感染机会。因此，应该加强对危重病人的保护，特别应对体腔导管（留置导尿、膀胱镜及机械通气插管等）和血管内插管（外周静脉留置针、Swan - Ganz 导管等）的使用、消毒和灭菌等环节进行认真的处理，尽量减少不必要的侵入性诊疗操作。

3. 选择性消化道去污染　基于肠源性感染对危重病人构成的威胁的认识。对创伤或休克复苏后、急性重症胰腺炎等病人采用消化道去污染措施，控制肠道这一人体内最大的细菌库，已在一定程度上取得确定的效果。方法是口服或灌服肠道不易吸收的、选择性抑制革兰阴性需氧菌和真菌的抗生素。最常用的联合配方是多粘菌素 + 妥布霉素 + 两性霉素。有研究表明，引起肠源性感染的几乎都是需氧菌或真菌，很少有厌氧菌。所以无论选用何方案，都不包括抗厌氧菌制剂。

4. **提高病人的免疫力** 各种原因引起的 MODS 病人细胞、体液免疫、补体和吞噬系统受损易产生急性免疫功能不全，增加感染机会。因此，维持、提高病人的免疫功能是防治感染的重要环节。加强营养和代谢支持，选用抗革兰阴性杆菌为主的广谱抗菌药物，并注意真菌的防治；使用丙种球蛋白有利于提高免疫机制；结核菌的感染有上升趋势，应注意预防。

5. **合理使用抗生素** 应根据致病菌和药物敏感试验选用有效的抗菌药，外科感染常由多种致病菌引起，故常需广谱抗菌药或几种抗菌药的联合应用，避免滥用。应注意以下几点：①除创伤、大手术、休克复苏后、重症胰腺炎等情况，没有必要在无感染的情况下预防性使用抗生素，上述情况下应选用充足剂量的广谱抗生素在感染高危期短期使用；②根据明确的或是最有可能的感染灶及该部位最常见的致病菌来选择，同时要考虑到细菌耐药情况；③在用药 72 小时后判断疗效，除非病原菌已明确，一般不宜频繁更换抗生素；④对经积极抗生素治疗而疗效不佳的严重感染病人应考虑到真菌感染的可能，并及时使用抗真菌药物。

（三）循环支持

MODS 常发生心功能不全，血压下降，微循环淤血，组织氧利用障碍等功能变化。因此，加强心功能监测对提供积极的循环支持有重要意义。

维持充足的血容量、保证重要器官灌注。必要时根据应用血流导向气囊导管（Swan - Ganz 导管）监测心排出量（CO）和肺毛细血管楔压（PCWP），补充的量和速度应根据临床监测结果及时作调整，较好的判断指标是肺毛细血管楔压（PCWP），其正常值为 8 ~ 12 mmHg（1.06 ~ 1.60 kPa），当 PCWP > 20 mmHg（2.66 kPa）时，应适当控制输液的量和速度。此外，据此调整输液的种类和指导血管活性药物（多巴胺、多巴酚丁胺和酚妥拉明）的应用。

（四）呼吸支持

MODS 时肺是最早受累器官，表现为急性呼吸窘迫综合征（acute respiratory distress syndrome，ARDS）。积极控制和治疗 ARDS 是治疗 MODS 的关键。维持呼吸道通畅，吸痰、祛痰剂稀释痰液、超声雾化吸入，必要时气管切开吸痰。

积极纠治低氧血症，用呼吸机和氧气，施行定容、定压的人工呼吸，以纠正低氧血症和改善肺泡换气功能。初期，可用戴面罩的持续气道正压通气，使肺泡复张，增加换气面积并增加吸入氧浓度（$Fi0_2$）。ARDS 进展期，需插入气管导管，行呼气终末正压通气（PEEP）或间歇性强制通气（IMV）。PEEP 的目的在于使肺泡在整个呼吸周期保持开放，使塌陷的肺泡重新通气，将水肿液从肺泡内移向间质。长时间使用较高的 PEEP 会降低心搏出量而影响循环，又可能造成肺气压伤，故应联合 IMV。其他方式的机械通气还有高频正压通气（HFPPV）、高频射流通气（HFJV）、高频振荡通气（HFO）及反比通气等。

使用呼吸机过程中应监测血气变化，及时调节酸碱失衡，呼吸性酸中毒的治疗以增加通气量为主，在失代偿期可考虑使用碱性药物。并注意并发症和不良作用。

(五)肾功能支持

临床上根据急性肾功能衰竭(acute renal failure,ARF)的发病过程给予相应的处理,总的原则是扩张血容量和维持血压,但要避免使用血管收缩药,保证和改善肾脏的血流灌注。

1. **少尿期** ①首先要严格限制水分摄入,病人每日的摄入量不应多于1L,保持液体出入量的平衡。②应用呋噻米等利尿药剂。此外,要防止高钾血症。③要严格控制摄入含钾高的食物、药物和库存时间较长的血液。④使用碳酸氢钠纠正酸中毒。⑤病人体内的蛋白质代谢产物聚集产生高氮质血症,因此要控制蛋白质摄入以减少分解代谢。经适当补液和应用利尿剂后仍持续少尿或无尿并出现严重高钾血症时,及时采用透析疗法。

2. **多尿期** 此期水和电解质大量丢失,病人出现负氮平衡和低钾血症,机体抵抗力低下,因此要加强营养,并尽可能经胃肠道供给。每日水的摄入量为尿量的2/3;注意补充钾盐,提高机体的抗感染能力。

3. **恢复期** 应保持水、电解质平衡、加强营养,补充蛋白质,增强体质,预防和控制感染,注意合并症的发生。多尿期由于水、电解质失衡,感染等导致死亡者并不少见,故不能放松警惕。也有部分病人由于救治不及时而转为慢性肾功能不全。

(六)肝功能支持

目前尚无特效疗法应对急性肝衰竭(acute hepatic failure,AHF),只能采用一些对症及支持措施以赢取时间,使受损的肝细胞有再生的机会。

(1)由毒剂、药物引起的AHF,要尽快清除毒性物质并积极进行解毒治疗。

(2)采用支持治疗,适量输新鲜血、血浆和血清蛋白。输注葡萄糖液可配用少量胰岛素和胰高糖素,每日输入支链氨基酸250ml,限用一般的氨基酸合剂,不用脂肪乳剂。有严重出血倾向者可输入凝血酶原复合物和纤维蛋白原。促肝细胞生长素(HGF)的应用可降低各型AHF的病死率。

(3)口服乳果糖以排软便2~3次/日为度;也可进行灌肠。口服肠道抗菌药,以减少肠内菌群,如用甲硝唑。静脉点滴乙酰谷氨酰胺、谷氨酸或酪氨酸,以降低血氨。静滴左旋多巴,可能有利于恢复大脑功能。

(4)防治MODS纠正酸碱失衡。碱中毒较多见,对病人危害大。重症碱中毒可静脉点滴0.1 mmol/L稀盐酸,或大剂量维生素C,并补钾。注意抗感染治疗。意识障碍并有视乳头水肿时需用甘露醇等脱水剂;呼吸加快、口唇发绀等可能为ARDS表现,应作血气分析和增加氧吸入、用呼吸机等;尿量过少时需用利尿剂。

(5)有条件的医院可开展人工肝辅助治疗以及进行肝移植。

(七)营养和代谢支持

MODS机体常处于全身炎性反应高代谢状态,热能消耗极度增加,由于体内儿茶酚胺、肾上腺素、胰高血糖素等升血糖激素分泌亢进,而内源性胰岛素分泌相对减少,又因肝功受损,治疗中大剂量激素应用和补糖过多导致难治性高血糖症和机体脂肪利用障碍,造成支链氨基酸消耗过大,组织肌蛋白分解,出现负氮平衡。治疗中需增加胰岛素和氨基酸量,中长链脂肪乳剂可减少肺栓塞和肝损害,且能提供热能,防治代谢衰竭。可以采用胃肠营养,同时深静脉营养也很重要,但不能完全代替胃肠营养,需合理掌握。注意酸碱、水电解质失衡的纠正。腹部手术者行空肠造瘘,早期肠内营养是一合理方案。生长激素有利于机体蛋白合成、营养改善、抵抗力加强值得应用。

(八)DIC 的防治

早期及时应用抗凝、溶栓治疗。肝素不仅用于高凝期,而且亦可在纤溶期使用,但使用剂量宜小。给药方法采用输液泵控制持续静脉滴注,避免血中肝素浓度波动。血小板悬液,新鲜全血或血浆、冷沉淀物、凝血酶原复合物和各种凝血因子等补充以及活血化瘀类中药均有较好疗效。

二、护理重点

(一)了解 MODS 的病因

了解创伤、休克、感染等常见致病因素,以便掌握病程发展的规律并有预见性地护理。

(二)了解典型和非典型临床表现

掌握 MODS 病人各器官系统衰竭的临床表现是必不可少的一环。但也应了解部分病人可有非典型的临床表现,如非少尿型急性肾功能衰竭,非心源性肺水肿,非颅脑疾病的意识障碍,非糖尿病性高血糖等。

(三)严密观察及监测病情

加强系统和器官功能监护的目的在于尽早发现 MODS 病人器官功能紊乱,及时纠正,使功能损害控制在最低限度,并使受损器官尽可能减少。同时,通过各方面(如血流动力学、呼吸功能、肝功能、肾功能)的监测为及早采取合适的治疗措施提供依据。

1. **体温** MODS 多伴有感染,当严重感染合并脓毒血症休克时,血温可高达 40℃以上,而皮温可低于 35℃,提示病情十分危重。目前的监护设备有两个气温监测接口,可用于中心温度和皮肤温度的监测,以示温差。连续监测中心温度和皮肤温度是了解外周循环是否减少或改善的重要指标,如当病人处于严重休克时,温差增大,经采取有效治疗措施后,温差减少,则提示病情好转,外周循环改善。

2. **脉搏和心率** 了解脉律、强弱,常可反映血容量和心脏、血管功能状态,尤其要注意细速和缓慢脉象,其常提示心功能衰竭。生命体征监测仪均有心率视听装置,通过心率监测可以帮助判断心排血量、了解休克指数和估计心肌氧耗,从而协助治疗。

3. **呼吸** 注意呼吸的快慢、深浅等,是否伴有发绀、哮鸣音、“三凹征”等症状。深浅不规则呼吸常提示周围循环衰竭,点头样呼吸常是垂危征象。潮式呼吸是一种交替出现的阵发性的急促深呼吸后紧跟一段呼吸暂停,常见于心功能不全病人。

4. **血压** 一般 MODS 病人常采用有创的动脉置管持续监测动脉压,它可以反映每一心动周期内的收缩压、舒张压和平均压。通过血压波形能初步判断心脏功能,并且通过静脉导管可以抽取动脉血测定血气分析和电解质变化,但是由于是有创的,可产生各种并发症,如局部血肿、血栓形成，应注意观察。

5. **意识**　在 MODS 病人，晚期可出现嗜睡、昏迷等，注意观察其双侧瞳孔大小和对光反射。

6. **心电监测**　心电图可以反映心脏的电生理变化，对各种类型的心律失常有独特的诊断价值。因此，心电图监测是常规的监测手段。通过心电图监测可以帮助及时发现和识别心律失常、监测电解质变化。

7. **肾功能**　主要监测尿量、血尿素氮和血肌酐。

（1）尿量变化：是肾功能变化的最直接指标，临床上常记录每 1 小时及 24 小时尿量。当每 1 小时尿量小于 30ml 时，提示肾血流灌注不足；当 24 小时尿量少于 400ml 时，提示有一定程度的肾损害，当小于 100ml 时为尿闭，提示肾功能衰竭。

（2）血尿素氮：尿素氮是体内蛋白质代谢产物，在正常情况下，血中尿素氮主要经肾小球滤过，当肾实质损害时，肾小球滤过功能随之降低，使血尿素氮浓度升高。因此，测定血中尿素氮的浓度可以判断肾小球的滤过功能。

（3）血肌酐：肌酐是肌肉代谢产物，由肾小球滤过而排出体外，故血清肌酐浓度升高反映肾小球滤过功能障碍。

8. **药物反应**　洋地黄类药物易导致中毒，表现为恶心呕吐等胃肠道反应，心电图改变等；利尿剂可导致电解质紊乱，尤其是低钾；血管扩张剂应从小剂量、低滴速开始，根据血压调节滴速，防止直立性低血压。

（四）保证营养和热量的摄入

MODS 病人处于高代谢状态，能量消耗极大，免疫功能低下，代谢障碍，因此保证营养的供给对于改善病情极为重要。临床上常通过静脉营养和鼻饲供给，但是静脉营养的脂肪乳剂不易分解代谢，且对肺、肝有影响，因此使用时应严密观察。

（五）预防感染

MODS 病人机体免疫功能低下，极易发生感染，尤其是肺部和泌尿道感染，褥疮也是发生感染的一个重要途径。因此，MODS 病人应严格执行床边隔离和无菌操作，防止交叉感染和医源性感染。定时翻身拍背，预防褥疮，定时进行室内空气消毒。

思考题

1. MODS 的病因、发病机制有哪些？
2. 简述 MODS 的诊断和监测要点。
3. MODS 防治原则有哪些？
4. 简述 MODS 的护理重点内容。

第九章 急性中毒

凡进入人体达一定量并对组织、器官发生生物化学或生物物理作用,破坏机体正常生理功能的物质,称为毒物。中毒分为急性和慢性中毒两大类,主要由接触毒物的剂量和时间决定。大量毒物短时间内经皮肤、粘膜、呼吸道、消化道等途径进入人体,致使机体受损并发生功能障碍,甚至危及生命称之为急性中毒。急性中毒发病急骤,变化迅速,如不积极治疗,可能危及生命;若长时间反复接触小量毒物可引起慢性中毒,其起病较慢,病程较长,大都缺乏特异性诊断指标,如不注意病因,往往容易漏诊及误诊。本章仅讨论急性中毒。

第一节 概 述

一、病因和发病机制

(一)病因

1. **职业性中毒** 在生产过程中,有些原料、中间产物或成品是有毒的,如不注意劳动保护,与毒物密切接触可发生中毒。在保管、运输及使用过程中,如不遵守安全防护制度,也可能发生中毒。

2. **生活性中毒** 在误食、意外接触毒物、用药过量、自杀或谋害等情况下,均可发生中毒。

(二)发病机制

1. **毒物的体内过程**

(1)中毒途径:系指毒物进入体内产生中毒反应的通路。毒物可通过呼吸道、消化道、皮肤粘膜等途径进入人体。①呼吸道吸收:气体毒物如一氧化碳、硫化氢、砷化氢等,固体毒物分散形成气体状如雾、烟等;②消化道吸收:由于误食有毒的食物或有意服毒所致。可溶性毒物(包括溶于水和醇类)如氰化钾、氰化钠等可从消化道吸收。少数毒物如毒鼠强可从口腔和食道粘膜吸收;③皮肤粘膜吸收:脂溶性毒物如有机磷化合物,可经健康皮肤进入体内。大多数毒物不被完整的皮肤吸收,但皮肤破损后,易从创面吸收。

(2)毒物的代谢:毒物进入人体内后要进行化学转化,称为代谢转化或生物转化。毒物被吸收后进入血液，分布于全身。主要在肝脏通过氧化、还原、水解、结合等作用，可使多数毒物毒性降低。但也有少数毒物在代谢后毒性反而增强，如对硫磷可氧化为毒性更大的对氧磷。

(3)毒物的排泄：毒物从机体内排出，称为排泄；①肾脏(尿)：是毒物最重要的排泄器官。毒物经肾小球滤过后，脂溶性化合物可被肾小管细胞再吸收进入血液，极性和离子化物质不能被再吸收而随尿排出。一般碱性毒物在酸性尿中的排出量较多，酸性毒物在碱性尿中排出量较多。肾功能不良可影响毒物的排泄；②肝脏(胆汁)：经胃肠道吸收的毒物，肝脏清除具有首要地位。因胃肠道来的毒物首先经过肝脏，而且许多毒物在肝脏转化，其代谢产物不需进入血流再经肾脏排出，可直接排入胆汁中。有些毒物从胆汁排入肠内，部分又从肠道再吸收，形成肝肠循环，肝肠循环延缓了这些毒物的排出，并增加其毒性。肝功能损害，可减少毒物经胆道的排泄；③其他途径：胃肠道(粪便)、汗腺(汗)、唾液腺(唾液)和乳腺(乳汁)。

2. 中毒机制

(1)抑制酶的活力：氰化物抑制细胞色素氧化酶；有机磷农药抑制胆碱脂酶；重金属抑制含巯基的酶等。

(2)麻醉作用：有机溶剂和吸入性麻醉药亲脂性强，由于脑组织和细胞膜脂类含量高，故可进入脑内而抑制脑功能。

(3)对血红蛋白输氧功能的阻断：如亚硝酸钠的亚硝酸基将血红蛋白的二价铁氧化成为三价铁，形成高铁血红蛋白；一氧化碳与血红蛋白结合形成碳氧血红蛋白。两者均使血红蛋白失去运输氧的功能造成组织缺氧。

(4)对组织的直接化学性损伤：强酸、强碱等腐蚀性化学物质直接与接触部位的组织发生化学反应，引起组织损伤、坏死而产生刺激和腐蚀作用。

(5)竞争受体：如箭毒与 N_2 - 乙酰胆碱受体结合，导致骨骼肌神经肌肉接头传导功能阻断，产生骨骼肌麻痹。酚妥拉明、普萘洛尔等分别对α、β肾上腺素能受体的阻断，适量时起治疗作用，过量则引起中毒。

二、病情评估

(一)毒物接触史

1. 职业性中毒　要向陪送人员仔细询问病人的职业史、工种、生产过程、接触毒物的机会、种类、数量和途径、防护条件、同伴发病情况、中毒人数等。

2. 生活性中毒　病史的搜集较为复杂，要了解病人的精神、心理状态，本人或家人经常服用的药物。一般情况下由病人讲述病史，但有时得不到确切的病史，如服毒自杀者可能隐瞒或歪曲服毒史；小儿可能由于中毒突发，家长不清楚；原有精神病的病人，家人可能不了解情况；有的病人送入医院时已经昏迷不醒，陪送人员不知情或不能准确叙述等，此时，应让陪送人员搜集中毒现场存留的物品，包括病人的剩余食物、呕吐物、大小便、遗书遗物等。对疑为食物中毒要询问同餐进食者情况。对一氧化碳中毒要了解室内炉火、烟囱及同室他人情况。

(二)临床表现

1. **躯体表现** 毒物种类繁多,急性中毒来势凶猛,进展迅速,表现复杂。医务人员应熟悉具有诊断意义的特征表现,并以此作为建立诊断的关键线索,为及时抢救赢得时间。急性中毒的临床表现特点及产生这些特点的常见毒物(见表9-1)。

表9-1 中毒的临床表现与常见毒物关系

中毒的临床表现		常见毒物
皮肤粘膜	灼伤	强酸、强碱、甲醛、苯酚等
	紫绀	麻醉药、氰化物、亚硝酸盐等
	黄疸	毒蕈、伯氨喹、蛇毒、鱼胆等
	潮红	乙醇、阿托品、抗阻胺药等
瞳孔	瞳孔扩大	阿托品、莨菪碱类、抗阻胺药等
	瞳孔缩小	有机磷杀虫药、吗啡、巴比妥类、毒蕈等
神经系统	昏迷	镇静催眠药、氰化物、有机磷杀虫药等
	谵妄	乙醇、阿托品、抗阻胺药等
	肌纤维颤动	有机磷杀虫药、灭鼠药等
	抽搐、惊厥	剧毒灭鼠药、有机氯杀虫药、氰化物等
	瘫痪	箭毒类、肉毒、高效镇痛剂等
呼吸系统	特殊呼吸气味	乙醇有酒味、有机磷有蒜味、氰化物有杏仁味等
	呼吸加快	甲醇、水杨酸类等呼吸减慢镇静催眠药、吗啡类等
	肺水肿	刺激性气体、有机磷杀虫药等
循环系统	心律失常	洋地黄、氨茶碱、阿托品、三环抗抑郁药等
	心搏骤停	麻醉剂、洋地黄、奎尼丁、有机磷杀虫药等
消化系统	呕吐、腹痛、腹泻	细菌性食物中毒、有机磷杀虫药、乙醇等
	口干	麻黄素、阿托品、颠茄等
	流涎	有机磷杀虫药、乌头碱等
泌尿系统	血尿	磺胺、毒蘑、酚等
	葡萄酒色	砷化氢、苯胺、硝基苯等致溶血
	绿色	美兰
	棕黑色	苯酚、亚硝酸盐
	少尿、急性肾衰竭	四氯化碳、蛇毒、生鱼胆等
血液系统	溶血性贫血	苯胺、硝基苯、砷化氢等
	白细胞减少	氯霉素、抗癌药、免疫抑制剂、苯类等
	出血	灭鼠药、蛇毒、肝素、水杨酸类等

2. **心理状态**　急性中毒的病人常有非常复杂的心理反应。意外中毒者常因突然发病而导致精神紧张及恐惧，并为是否留有后遗症而担忧。蓄意服毒者往往心理素质脆弱，对治疗采取不合作的态度，甚至个别病人消极情绪严重，有再度自杀的可能。

（三）实验室检查

立即使用各种检查手段，以推测毒物种类及其负荷量。如血胆碱酯酶活性测定是有机磷农药中毒的重要指标，正铁血红蛋白测定了解苯胺中毒，碳氧血红蛋白测定判断一氧化碳中毒，血小板功能测定了解水杨酸盐类中毒，有关溶血检查了解酚中毒等。某些重金属中毒可采用头发检查作快速诊断。此外，X 线胸片对金属粉尘引起的化学性肺炎提供重要线索，心电图检查对洋地黄中毒或奎尼丁中毒的诊断有一定的帮助。尽量收集血、尿、粪、呕吐物、胃初次洗出液、脑脊液、遗留毒物等进行毒物分析。

三、救护措施

（一）立即终止接触毒物，紧急复苏

应立即将病人抬离中毒现场，搬至空气新鲜的地方，同时吸氧气。采取初期复苏的措施按 A、B、C、D、E 顺序进行。即 A（airway）：疏通气道和保持气道通畅；B（breathing）：维持呼吸或行呼吸支持；C（circulation）：循环支持；D（document）：记录病史包括昏迷程度等；E（examine）：检查有关的脏器损伤，引起中毒的临床表现以及可能导致昏迷的疾病。

（二）清除尚未吸收的毒物

1. **清除胃肠道尚未被吸收的毒物**

（1）腐蚀性毒物：强酸中毒者以服用氢氧化铝胶或镁乳 60ml 等弱碱性药物中和毒物。但忌用碳酸氢钠，因为这类溶液遇酸可形成碳酸，产生二氧化碳，可使病人胃内胀气。强碱中毒者以服用食醋或 5% 醋酸等弱酸性药物中和毒物，但碳酸盐类中毒时忌用醋酸类。无论是强酸或强碱类中毒均可服用加水鸡蛋清、牛奶或植物油 200ml 左右，此三种液体既可稀释毒物又可保护胃肠道黏膜。

（2）非腐蚀性毒物：应立即催吐或洗胃。

1）催吐：病人神志清楚且能合作的急性中毒者，催吐法简便易行。首先做好病人思想工作，具体说明要求和方法，以取得配合，有利于操作顺利进行。病人取坐位，口服大量洗胃液约 300～500ml，随即取压舌板或竹筷子（均用纱布包裹）刺激病人咽后壁，即可引起反射性呕吐，排出洗胃液或胃内容物。如此反复多次，直至排出的洗胃液清晰无味为止。催吐禁忌证有：①服强酸、强碱中毒者；②已发生昏迷、抽搐、惊厥者；③合并有上消化道出血、主动脉瘤、食管静脉曲张者；④石油蒸馏物，如汽油、煤油、柴油等中毒者；⑤心功能不全、孕妇应慎用。

2）洗胃：催吐洗胃法无效或有意识障碍、不合作者，除吞服腐蚀剂（强酸、强碱等）者外，一律应尽早插胃管洗胃，不要受时间限制。对服大量毒物在 4～6 小时之内者，因排毒效果好且并发症较少，故应首选此种洗胃方法。即使超过 6 小时以上者，也要争取尽可能洗胃。

根据吞服毒物的种类，洗胃液中可酌加解毒剂，如安眠药、磷化锌、安妥中毒可配成1:5000高锰酸钾溶液，有机磷类杀虫剂中毒(敌百虫除外)，可配成2%碳酸氢钠溶液洗胃。无特殊解毒药者，用清水洗胃。为提高洗胃的效果，需掌握以下要领：①病人体位：坐位或半坐位，中毒较重者取左侧卧位；②胃管置入：经口或鼻腔均可插入胃管。插入深度以额前发际至剑突之间的距离宜约为50～60cm。可吸出胃液以证明胃管确在胃内，并可留作毒物分析。如果不能肯定插管在胃内，可向胃管注入适当空气，同时在胃区听到"咕噜"声，或胃管外端浸没于水瓶中观察无气泡溢出，即可证明插管确在胃内；③洗胃液的温度：以微温即35℃～38℃为宜，若太凉易刺激胃肠蠕动，促使毒物向肠腔移动，不利于洗出毒物。若太热，则使胃肠粘膜血管扩张，促使毒物被吸收；④洗胃液量：灌入及抽吸时应掌握先吸出后灌入、快进快出、出入量基本平衡原则，每次灌注洗胃液量以300～500ml左右为宜。若灌入量过多可引起急性胃扩张，使胃内压上升，增加毒物吸收；若灌入量过少，不易清洗彻底，还延长了完成洗胃的时间；⑤抽吸压力：抽吸洗胃液时要控制负压不要过大，否则会损伤胃粘膜，造成胃出血；⑥洗胃彻底的标准：一直洗到使胃液干净无味为止。

需要强调的是，如出现呼吸停止、心脏停搏者，应先心肺复苏，再行洗胃术。洗胃前应检查生命体征，如有缺氧或呼吸道分泌物过多，应先吸取痰液以保持呼吸道通畅，再行胃管洗胃术。

3)导泻：在催吐或彻底洗胃后，可由胃管注入或口服泻剂，使已进入肠腔的毒物迅速排出。常用50%硫酸镁50ml(如为中枢神经抑制作用的毒物中毒者忌用)或硫酸钠15～30g加水200ml，口服或由胃管灌入。一般不用油类泻药以防促进脂溶性毒物吸收。体质极度衰弱者，已有严重脱水及强腐蚀性毒物中毒者及孕妇禁用导泻。

2. 清除体表毒物 接触皮肤可吸收的毒物，可用清水、肥皂水等清洗皮肤和毛发；眼内溅入毒物，需用干净清水彻底冲洗，一般不用化学拮抗药；伤口中的毒物常用生理盐水、高锰酸钾溶液等清洗，必要时局部消毒清创处理。

(三)促进已吸收毒物的排出

1. 利尿 大多数毒物由肾脏排泄，因此迅速利尿是加速毒物排出的重要措施。在心、肾功能良好的条件下积极补液，补液速度可每小时300～500ml，日总量5L。还可用袢利尿剂、渗透性利尿剂(甘露醇)等加速毒物排出。有些脂溶性非离子化合物，难以排出体外，但改变尿液pH值可促使毒物由尿排出，如苯巴比妥、水杨酸盐中毒时使用碳酸氢钠或乳酸钠以碱化尿液；盐酸哌替啶、奎尼丁中毒时使用氯化铵、维生素C以酸化尿液。

2. 吸氧 一氧化碳中毒时，吸氧可促使碳氧血红蛋白解离，加速一氧化碳排出。高压氧治疗是一氧化碳中毒的特效疗法。

3. 血液净化

(1)人工透析：经腹膜或血液透析，可用于清除血液中分子量较小，非脂溶性的毒物，如苯巴比妥、水杨酸类、苯丙胺、甲醇、茶碱、乙二醇等。有机磷杀虫药、格鲁米特因具有脂溶性，透析效果差。短效巴比妥类、阿米替林抗忧郁药及地西泮因其是与蛋白质紧密结合的毒物，透析效果也欠佳。一般在中毒12小时内进行血液透析效果好。如中毒时间过长，毒物与血浆蛋白结合，则不易透出。

(2)血液灌流：血液流过装有活性炭或树脂的灌流柱，毒物被吸附后，血液再输回病人体内。此法能吸附脂溶性或与蛋白质结合的化学物,能清除血液中巴比妥类、格鲁米特、水杨酸盐、茶碱等,是目前常用的中毒抢救措施。应注意,在血液灌流中,血液的正常成分如血小板、白细胞、凝血因子、葡萄糖、二价阳离子也能被吸附排出,因此需要认真监测和进行必要的补充。

(3)血浆置换:无论是游离或与蛋白结合的毒物,特别是生物毒如蛇毒、蕈中毒及砷化氢等溶血毒物中毒,本法疗效更佳。一般于数小时内置换3~5L血浆,代价较高。血液净化措施一般用于中毒严重、血液中毒物浓度明显增高、昏迷时间长、有并发症、经积极支持疗法而病情日趋恶化者。

(四)解毒治疗

1. **特效解毒剂治疗**　常用的特效解毒剂(见表9-2)。

(1)金属中毒解毒药:此类药物多属螯合剂,常用的有氨羧螯合剂和巯基螯合剂。①依地酸钙钠:本品是最常用的氨羧螯合剂,可与多种金属形成稳定而可溶的金属螯合物排出体外。用于治疗铅中毒。用法:每日1g,加于5%葡萄糖液250ml稀释后静脉滴注。用药3天为一疗程,休息3~4天后可重复用药;②二巯丙醇:此药含有活性巯基,巯基解毒药进入体内可与某些金属形成无毒的、难解离但可溶的螯合物由尿排出。此外,还能夺取已与酶结合的重金属,使该酶恢复活力,从而达到解毒。用于治疗砷、汞中毒。急性砷中毒治疗剂量:第1~2天,2~3mg/kg,每4~6小时一次,肌内注射;第3~10天,每日2次。本药不良反应较多,包括恶心、呕吐、腹痛、头痛、心悸等;③二巯丙磺钠:作用与二巯丙醇相似,但疗效较高,不良反应较少。用于治疗汞、砷、铜、锑等中毒。汞中毒时,用5%二巯丙磺钠5ml,每日1次,肌内注射,用药3天为一疗程,休息4天后可再用药;④二巯基丁二酸:用于治疗锑、铅、汞、砷、铜等中毒。用法:每日1.5g,分3次服用,连服3天,停药4天为一疗程。急性锑中毒出现心律失常时,每小时静脉注射二巯基丁二酸钠1g,可连用4~5次。

(2)高铁血红蛋白血症解毒药:亚甲蓝(美蓝):小剂量亚甲蓝可使高铁血红蛋白还原为正常血红蛋白,用于治疗亚硝酸盐、苯胺、硝基苯等中毒引起的高铁血红蛋白血症。剂量:1%亚甲蓝5~10ml(1~2mg/kg)稀释后静脉注射。如有必要,可重复应用。注意:药液注射外渗时易引起组织坏死。大剂量(10mg/kg)效果相反,可产生高铁血红蛋白血症,适用于治疗氰化物中毒。

(3)氰化物中毒解毒药:一般采用亚硝酸盐——硫代硫酸钠疗法。中毒后立即给予亚硝酸盐。适量的亚硝酸盐使血红蛋白氧化,产生一定量的高铁血红蛋白;后者与血液中氰化物形成氰化高铁血红蛋白。高铁血红蛋白还能夺取已与氧化型细胞色素氧化酶结合的氰离子;氰离子与硫代硫酸钠作用,转变为毒性低的硫氰酸盐排出体外。用法:立即亚硝酸异戊酯吸入,3%亚硝酸钠溶液10ml缓慢静脉注射。随即用25%硫代硫酸钠50ml缓慢静脉注射。

(4)中枢神经抑制剂解毒药:①纳洛酮:是阿片类麻醉药的解毒药。对麻醉镇痛药引起的呼吸抑制有特异的拮抗作用。近年来临床发现纳洛酮不仅对急性乙醇中毒有催醒作用,而且用于各种镇静催眠药如地西泮等中毒时,取得一定疗效。当机体处于应激状态时,促使腺垂体释放β-内啡肽,可引起心肺功能障碍。纳洛酮是阿片受体拮抗剂,能拮抗β-内啡肽对机体产生的不利影响。剂量:0.4~0.8mg静脉注射。重症必要时,可1小时后重复一次;②氟马泽尼:本药是苯二氮䓬类中毒的拮抗药。

(5)有机磷农药中毒解毒药:可用阿托品对抗蓄积的乙酰胆碱,用解磷定类药物恢复胆碱酯酶的活力。(详见本章第二节)。

表9-2 常用的特效解毒剂

中毒名称	特效解毒剂
有机磷农药中毒	阿托品、解磷定、氯磷定等
阿片类中毒	纳洛酮、烯丙吗啡、纳屈酮等
巴比妥类中毒	美解眠、多沙普伦等
苯二氮䓬类中毒	氟马泽尼氰化物中毒亚硝酸异戊酯、亚硝酸钠、硫代硫酸钠、亚甲蓝等
亚硝酸盐、苯胺中毒	亚甲蓝
洋地黄中毒	地高辛抗体
抗胆碱能药中毒	毒扁豆碱
一氧化碳中毒	高压氧
肝素过量或中毒	鱼精蛋白
铁剂过量或中毒	去铁敏
汞中毒	青霉胺、二巯基丙醇

2. 一般解毒剂治疗

(1)氧化剂:1∶5000高锰酸钾可破坏生物碱及有机物,减低阿片、硫化锌等的毒性。

(2)中和剂:为弱碱弱酸性药物,通过化学性中和反应降低毒物作用,如弱酸能中和强碱;弱碱能中和强酸。

(3)吸附剂:活性炭是一种强效、非特异性吸附剂,对一般药品中毒,如苯二氮䓬类。抗忧郁药、抗惊厥药、巴比妥类和茶碱类药等都易被活性炭吸附清除。口服或经胃管注入30分钟后效果最佳,服用剂量必须是所服药物的10倍,成人剂量50~100g。活性炭在肠内与药物不可逆地结合以减少药物吸收,还有"胃肠透析"效能,使药物从血循环渗入肠腔,以降低血液中药物浓度。

(4)保护剂:常用牛奶、蛋清、豆浆等,口服后能保护消化道粘膜,适用于强酸、强碱中毒。

(5)沉淀剂:如浓茶、4%鞣酸等,可使毒物沉淀,减少吸收并促其排出,适用于重金属(砷、汞、锑除外)或生物碱中毒。

(五)对症支持治疗

很多急性中毒并无特殊解毒疗法。对症支持治疗很重要,可帮助危重病人渡过难关,重要的在于保护重要脏器,使其恢复功能。肺水肿、呼吸衰竭、休克、心律失常、心脏骤停、急性肾衰竭等情况应积极进行抢救。纠正水、电解质及酸碱失衡。吸氧,必要时使用呼吸兴奋剂、气管插管或切开、人工呼吸等。昏迷病人必须注意保持呼吸道通畅,维持呼吸和循环功能;定时翻身以免发生坠积性肺炎和压疮;输液或鼻饲以维持营养。惊厥时应保护病人避免受伤;用抗惊厥药物如苯巴比妥钠、地西泮等。有脑水肿时,用脱水疗法,应用甘露醇和地塞米松等。

(六)护理要点

1.紧急救治

(1)维持生命:接诊中毒病人后,立即送抢救室并由急诊护理人员实施第一步救治,同时通知医生到场。立即监护病人的生命体征,即体温、呼吸、脉搏及血压,做心电图或心电监护,对心跳呼吸停止者立即进行心肺复苏,施行基础生命支持措施,包括保持气道通畅、吸氧及建立静脉通道,以补充血容量和迅速给药。及时将病人生命体征情况告知医生,并协助医生迅速有效的救治。及时发现病情,积极有效的心肺复苏是救治成功的关键。

(2)减少毒物吸收,加速毒物排泄:在救治生命的同时迅速清除尚未吸收的毒物。经消化道中毒者及时正确的洗胃可有效地减少毒物吸收。故平时应备妥洗胃设备,处于备用状态。反复洗胃至洗出液为清水无味为止。导泻可减少肠道内毒物的吸收,同时为病人补液利尿,加速毒物排泄。接触中毒时,脱去污染的衣服,彻底清洗污染部位。

(3)正确解毒治疗:做到迅速准确的使用,以充分发挥解毒剂的效能。

(4)预防并发症:中毒者可能发生肺水肿、休克、损伤等并发症,严重时可直接威胁生命,并可能导致在中毒急性期过后出现严重感染等,给后续治疗带来困难,故对神志不清的病人应及时去除义齿,吸除口腔内分泌物,如有机磷中毒者气道内常有大量的分泌物,需及时吸除。并及时处理已发生的并发症。

2.及早明确诊断

(1)在抢救的同时迅速向家属等询问病史,收集有关接触毒物证据,如药瓶、胃内容物、呕吐物等。

(2)收集有关标本,如血液、尿液、呕吐物等,洗胃时首次吸出的胃液迅速送检,同时作有关化验,如胆碱酯酶活力,以评价中毒程度和治疗效果。

(3)在救治的同时观察病人的体征及病情变化,以助诊断和指导治疗。

3.进一步救治

(1)进一步支持与监护:危重病人病情稍稳定后可转入 ICU 进一步救治,严密观察,及时掌握病情变化,对昏迷病人瞳孔、神志、血压、呼吸等体征的监护尤为重要。

(2)观察用药反应:为医生调整用药剂量和抢救措施提供准确依据。

(3)心理护理:对于服毒自杀病人,清醒者不可独居一室,室内的锐利器械均需严格保管,以防病人再次自杀。掌握病人情绪,帮助病人分析矛盾、解决矛盾,为病人提供情感支持。

第二节　有机磷农药中毒

有机磷农药属有机磷酸酯或硫化磷酸酯类化合物,是应用最广泛的一类高效杀虫剂,按其毒性大小可分为四类:①剧毒类:甲拌磷 (3911)、对硫磷(1605)、内吸磷(1059)以及苏化203 等;②高毒类:敌敌畏、三硫磷、甲胺磷及氧化乐果等;③中度毒类:乐果(4049)、乙硫磷、敌百虫等;④低毒类:马拉硫磷、锌硫磷等。多呈黄色或棕色油状脂溶性液体,挥发性很强,有大蒜臭味,少数为黄白色固体,易溶于多种有机溶剂,不溶或微溶于水,遇强碱性物质可迅速被分解、破坏,毒性可减低或消失。但敌百虫例外,其在碱性溶液中能变成毒性更强的敌敌畏。有机磷农药对人、畜均有毒性,可经皮肤、粘膜、呼吸道、消化道侵入人体,引起中毒。

一、病因与中毒机制

(一)病因

可因管理不当、使用不慎、防护不好,或因自杀或误食喷洒过农药的蔬菜、水果未经充分清洗而引起中毒。

(二)中毒机制

毒物进入人体分布在肝、肾、肺、脾、肌肉、脑等,主要在肝脏氧化分解,大部分由肾脏排出。体内的有机磷酸酯类的磷酸根与胆碱酯酶活性部分紧密结合,形成磷酰化胆碱酯酶,使其丧失水解乙酰胆碱的能力,导致胆碱能神经释放的乙酰胆碱过多积聚,引起胆碱能神经及部分中枢神经功能过度兴奋,继而转入抑制和衰竭,产生一系列中毒表现。

二、病情评估

(一)健康史

生产性中毒,有明确的接触史;生活性中毒,多为自杀或误食。与病人或家属交流,了解病人情绪,询问有机磷农药的来源、种类、服用量及具体时间。注意病人呕吐物、呼出气体有无大蒜臭味。

(二)临床表现

1. **毒蕈碱样症状** 凡由脏器平滑肌、腺体、汗腺等兴奋而引起的症状,与毒蕈中毒所引起的症状相似,则称为毒蕈碱样症状。主要表现恶心、呕吐、腹痛腹泻、多汗、流涎、视力模糊、瞳孔缩小、呼吸困难、支气管分泌物增多,严重者出现肺水肿。

2. **烟碱样症状** 凡由交感神经节和横纹肌活动异常所引起的症状,与烟碱中毒所引起的症状相似,故称烟碱样症状。表现为肌纤维颤动,常自小肌群开始,如眼睑、颜面、舌肌颤动等,逐渐发展为肌肉抽搐,牙关紧闭,颈项强直,严重肌力减退,甚至瘫痪等。

3. **中枢神经系统症状** 头痛、头晕、烦躁、嗜睡、神志恍惚、共济失调、抽搐、昏迷等,严重者出现脑水肿,或因呼吸衰竭而死亡。

4. **其他症状** 部分病人有中毒性心肌损害、心律紊乱、心力衰竭。敌敌畏、敌百虫、对硫磷、内吸磷接触皮肤后可引起过敏性皮炎,并可出现水疱和剥脱性皮炎。

5. **心理状况** 评估病人发病前的精神状况、心理压力。自杀者往往出现悲观厌世的消极情绪。

（三）中毒程度

根据其中毒的程度，临床表现可分为轻、中、重三种情况。

1. **轻度中毒**　有头痛、头晕、流涎、恶心、呕吐、腹痛、多汗、乏力、肢体麻木、视力模糊、瞳孔缩小，血胆碱酯酶活力降为50%～70%。

2. **中度中毒**　除上述症状加重外，进而出现精神恍惚、言语不利、步态蹒跚、呼吸困难、肌束颤动、中度瞳孔缩小等，血胆碱酯酶活力降为30%～50%。

3. **重度中毒**　除上述症状外，出现下列情况之一者：①肺水肿；②昏迷；③呼吸肌麻痹；④脑水肿；⑤胆碱酯酶活力在30%以下。

（四）迟发症和并发症

1. **迟发性多发性神经病**　少数病例在急性中毒症状消失后2～3周可发生迟发性神经损害，出现感觉、运动型多发性神经病变表现，主要累及肢体末端，且可发生下肢瘫痪、四肢肌肉萎缩等。是由于有机磷化合物抑制了神经组织中神经病靶酯酶，并使其老化所致。

2. **中间综合征**　少数病例在急性中毒症状缓解后和迟发性神经病变发生之前，一般在急性中毒后24～96小时出现呼吸肌麻痹而有不同程度的呼吸困难，严重者可致死，称为“中间综合征”。病人不能抬头、肩外展困难，并可有眼睑下垂、眼球活动受限、复视、面部表情肌运动减少、声音嘶哑、吞咽困难、咀嚼肌无力等。

3. **中毒“反跳”**　是指出现急性有机磷中毒病情缓解后2～7天重新出现中毒症状，致使病情急剧恶化甚至死亡。反跳发生前多有先兆表现，如面色苍白、皮肤湿冷、胸闷、气短、轻咳、肺部湿啰音、血压升高、瞳孔缩小、心率缓慢、流涎、肌束震颤等。不久后出现较严重的有机磷中毒症状，而且往往比原来的症状更重，可出现呼吸停止、肺水肿、心肌病、心力衰竭、脑水肿等。可能与洗胃不彻底、残留毒物连续吸收、阿托品减量太快或停药过早、复能剂用量不足或超大量用药、短期内输入大量葡萄糖液稀释了血中有活性的胆碱酯酶、阿托品浓度及农药在体内氧化后毒性加剧等有关。

（五）实验室检查

1. **全血胆碱酯酶活性测定**　是急性有机磷农药中毒诊断和观察疗效的重要指标。轻度有机磷中毒为正常的50%～70%；中度中毒一般在30%～50%；重度中毒一般在30%以下。酶活性抑制程度与临床表现常不完全平行。因此，急性中毒程度以临床表现为主要依据，参考血液胆碱酯酶活性下降程度。

2. **尿中有机磷农药代谢产物测定**　接触对硫磷、苯硫磷，尿中有对硝基酚；接触敌百虫，尿中三氯乙醇含量增高。可作为毒物接触指标。

3. **有机磷化合物鉴定**　从病人呼出气、呕吐物或洗胃液中测出有机磷物质也具有诊断意义。

三、救护措施

急性有机磷农药中毒病情危重者来势凶猛，病情变化多，发展快，应予准确、及时的抢救与治疗，同时要严密观察病情，施以护理，防止并发症，方能使病人转危为安。

（一）立即终止接触毒物

立即将病人抬离中毒环境，搬至空气新鲜的地方。

清除气道分泌物，保持气道通畅，吸氧。建立静脉通道，以补充血容量和迅速给药。

（二）清除尚未吸收的毒物

1. **皮肤吸收中毒** 脱去污染衣服，用肥皂水彻底清洗污染皮肤、头发、指甲或伤口。禁用热水或乙醇擦洗，避免致使皮肤血管扩张，加速毒物吸收。

2. **眼部污染** 应迅速用清水、生理盐水冲洗，洗后滴入1%阿托品1～2滴。

3. **口服中毒** 立即用清水、2%～5%碳酸氢钠液或1∶5000高锰酸钾溶液反复洗胃，直至洗出液无农药味为止。但敌百虫中毒者不能用碱性溶液洗胃，乐果、马拉硫磷中毒者不能用高锰酸钾洗胃。洗胃后，导泻用硫酸镁或硫酸钠30～60g溶于20ml水中从胃管内注入。胃管可留置，重复数次连续洗胃。

（三）解毒治疗

尽早使用胆碱酯酶复能剂和抗胆碱药。

1. **胆碱酯酶复能剂** 氯磷定、解磷定类药物是肟类化合物，使被抑制的乙酰胆碱酯酶活力恢复，有解除烟碱样毒作用，但只对形成不久的磷酰化胆碱酯酶有作用，数日后，磷酰化胆碱酯酶“老化”，其酶的活性即难以恢复。故此类药物中毒早期使用效果较好，对慢性中毒无效。本药须与阿托品合用，可提高疗效。一般用量可予以解磷定0.5～1g，加入葡萄糖液500ml中静脉滴注，中度以上中毒者，首剂还可予以静脉注射0.5g。大剂量肟类药物亦可抑制胆碱酯酶活力，甚至引起呼吸抑制，故应用中需加强呼吸监测。

2. **抗胆碱药** 阿托品是胆碱能神经抑制剂，可拮抗毒蕈碱样症状，并解除支气管痉挛，抑制支气管腺体分泌，防止肺水肿的发生及拮抗胆碱酯酶大量积聚引起的中枢抑制。合理、准确、及时使用阿托品对有机磷农药中毒的抢救成功起着至关重要的作用。应做到早期、足量、反复用药，迅速达到阿托品化（见表9－3）。对轻度中毒者可皮下或肌肉注射阿托品1～2mg，每隔1～2小时给药一次；中度中毒者可皮下或静脉注射阿托品3～5mg，每0.5～1小时一次；重度中毒昏迷者可静脉注射阿托品5～10mg，每10～30分钟可重复使用，直到毒蕈碱样中毒症状明显好转和阿托品化。剂量先大后小，间隔先短后长，直至阿托品化后减量维持或延长用药间隔时间，防止阿托品中毒或病情反复（见表9－3）。遇有阿托品中毒时应果断停药，必要时可选用毛果芸香碱、毒扁豆碱拮抗剂，并增加输液量，促使其排泄。

表9－3 阿托品化和阿托品中毒的主要区别

项目	阿托品化	阿托品中毒
神经系统	意识清楚	狂躁、谵妄、惊厥、昏迷
皮肤	颜面潮红、干燥	紫红、干燥
心率	增快，但≤120次/分	≥120次/分
体温	偏高，但≤37.5℃	高热，≥39.0℃

续表 9－3

项目	阿托品化	阿托品中毒
瞳孔大小	散大，但直径≤5mm	直径＞5mm
肺部听诊	肺部湿啰音消失	两肺布满干、湿啰音

（四）对症治疗

有机磷农药为亲神经毒剂，直接引起心、脑、肝、肾等重要脏器损害，死因为呼吸衰竭和心脏停搏。

1. **呼吸衰竭**　是急性中毒致死的主要原因，经常发生在循环衰竭之前。有效供氧人工呼吸是抢救成功的先决条件，阿托品和重活化剂的应用是逆转呼吸衰竭的关键。应警惕中间综合征发生，又称迟发性呼吸衰竭。其急救是迅速建立人工气道，进行气管插管、机械通气，加强呼吸管理和防治肺部感染等。

2. **心肌损害**　是由于有机磷对心肌、传导系统的直接毒性作用。处理原则是加强心电监护，营养心肌，抗心律失常，出现心跳停止予以复苏。

（五）病情观察

（1）密切观察病情，每 5～15 分钟测一次血压、体温、呼吸、脉搏、观察瞳孔及神志变化并做好记录。

（2）掌握"阿托品化"指标，并随时警惕和防止阿托品过量。

（3）注重易发生中间综合征的重度农药中毒的病人的病情观察，注意病人肌力、呼吸变化，时刻准备应付出现的呼吸肌无力，备好气管插管的用品及呼吸机，一旦出现呼吸肌无力，立即插管、间断或持续应用呼吸机辅助呼吸，并给予重症监护。

（六）心理护理

了解病人的心理状态及中毒原因。护士要注意自身言行，体验病人的内心活动，同情病人，不要给病人带来不良刺激，在语言上不要指责病人，在行动上不能表现出不耐烦、怕脏、厌恶等。温柔的语言，轻松的行为能激发病人生活的勇气，使其情感发生转化，以后更好地善待自己，并积极地配合治疗，消除自杀的念头，悔恨自己的过失，从沉重的精神枷锁中解脱出来，珍惜生命，热爱生活。

（七）健康教育

（1）加强劳动卫生职业防护，如喷洒农药时应穿上防护衣裤、鞋帽、手套、口罩，人始终处于上风口，一次作业时间不宜太长，尤其是高温天气时，工作结束后及时沐浴更衣，适当休息。宜选用高效低毒低残留的农药。

（2）经喷药杀虫后的蔬菜、瓜果，要彻底去除残留农药方可食用。

（3）对企图自杀者，做好病人和家属的思想工作，以消除隐患。

第三节　镇静催眠药中毒

镇静催眠药是临床常用的一类药物。其种类有巴比妥类、苯二氮䓬类，除此两类外，常用的还有甲喹酮、格鲁特、水合氯醛等。其中巴比妥类根据其起效时间和作用持续时间分为：①长效类：巴比妥、苯巴比妥，作用持续时间6~8小时；②中效类：异戊巴比妥、丙烯巴比妥，作用持续时间3~6小时；③短效类：戊巴比妥、司可巴比妥，作用持续时间2~3小时；④超短效类：环己巴比妥、硫喷妥钠，作用持续时间30~45分钟。苯二氮䓬类常用的有氯氮䓬、地西泮、奥沙西泮、硝西泮、氯硝西泮、氟西泮、阿普唑仑、艾司唑仑、三唑仑、劳拉西泮等。镇静催眠药服用过量即可导致中枢神经系统抑制的一系列急性中毒的临床表现，甚至死亡。

一、病因与中毒机制

（一）病因

急性中毒多见于误服或蓄意吞服过量。如服用巴比妥类5~10倍催眠剂量可出现中度中毒，服用巴比妥类10~15倍催眠剂量则重度中毒，一次吞服氯氮䓬2g以上可发生严重中毒等。

（二）中毒机制

（1）巴比妥类药物易被消化道吸收，脂溶性高的如硫喷妥钠易通过血脑屏障，故作用迅速，脂溶性低的如苯巴比妥钠，进入脑组织速度甚慢。体内消除方式为经肝脏代谢和肾脏排泄，脂溶性高者以肝脏代谢为主，作用快而短，脂溶性低者作用慢而久，部分以原形经肾排出。其作用机制是阻断脑干网状结构上行激活系统。急性中毒时首先出现中枢神经系统受抑制，较大用量能抑制呼吸中枢和血管运动中枢，且可直接损害毛细血管，导致以中枢神经系统和呼吸、循环系统为主要表现的中毒症状和体征，对肝、肾功能的损害是脂肪变性和功能不全。

（2）苯二氮䓬类主要作用于脑干网状结构和大脑边缘系统（杏仁核、海马等），与促进中枢神经抑制性递质γ-氨基丁酸（GABA）的释放或突轴的传递有关。该类药物的消除半衰期都很长，其代谢物又具有药理活性，反复服用易产生蓄积，长期服用易产生耐药，甚至出现药物依赖。由于药物的脂溶性高，吸收后很快透过血脑屏障，出现中枢神经系统抑制，死亡主要原因为呼吸抑制。

二、病情评估

（一）健康史

应了解服用中毒量的镇静催眠药史，询问药名、剂量及服用的时间和是否经常服用该药。

（二）临床表现

症状的轻重与服药的种类、剂量、治疗早晚及原来身体健康条件有关。

1. **神经系统**　轻症者头晕、嗜睡，有时意识蒙眬，可有躁动不安，共济失调，重症者有不同程度的昏迷。早期病人瞳孔缩小、肌张力高，晚期则瞳孔散大、肌张力低、腱反射消失。

2. **呼吸系统**　轻症者呼吸变慢但很规则，重症者呼吸浅弱、慢而不规律，病危者晚期呈潮式呼吸，甚至因呼吸衰竭而死亡。

3. **循环系统**　重症者因血管运动中枢受抑制，可以出现心率加快，四肢冰冷，脉细弱，尿量减少，血压下降等循环衰竭表现。

4. **其他方面损害**　可因肝脏受损而影响肝功能，甚至出现肝肿大或黄疸等。肾脏受损时可有尿量减少，蛋白尿等。也有的出现血液学改变，如粒细胞减少等。

5. **心理状况**　尤其对于自杀病人，应了解病人自杀的原因及心理状况。往往病人的烦恼和苦闷发展到极端，对发生的事态产生恐惧，对生活失去信心，对现实绝望时而过量服药。

（三）中毒程度

1. **轻度中毒**　头痛，眩晕，嗜睡，言语不清，感觉迟钝，判断力和定向力障碍，反射存在，但一般体温、脉搏、呼吸、血压无明显变化，对外界有一定反应。

2. **中度中毒**　昏睡，用强刺激可唤醒，不能言语，眼球震颤，瞳孔略小，对光反射迟钝，腱反射和咽喉反射减弱，体温低，尿少，呼吸浅慢，血压偏低。

3. **重度中毒**　昏迷，早期四肢强直，反射亢进，有踝阵挛，后期全身弛缓，反射消失，瞳孔散大，呼吸不规则，脉搏细弱，血压下降，最后呼吸循环衰竭。

（四）实验室检查

毒物检测，取病人的呕吐物、血液、尿液，测定相应（或可疑）药物种类及浓度。

三、救护措施

（一）支持疗法

维持呼吸功能和循环血容量最为重要，深昏迷者立即行气管插管机械通气，吸氧。急性中毒后血管扩张、血管通透性增加、回心血量减少等致血压降低，故要加强心血管功能监测，扩充血容量，纠正酸中毒，必要时应用多巴胺。

（二）清除毒物

可选用催吐、洗胃、导泻和活性炭吸附等方法清除胃肠道内残余药物。用1:5000高锰酸钾液洗胃，洗胃后注入硫酸钠导泻并加入活性炭混悬液。

（三）促进毒物排出

1. **利尿**　可加速药物经肾排泄，但不同药物的差异很大，长效巴比妥类增加最显著，短效类排泄量增加不明显。

2. **碱化尿液** 用碳酸氢钠、乳酸钠碱化尿液能使肾小管内游离型药物增加，重吸收减少，加速肾脏排泄，可使长效巴比妥类排泄速率增加3～5倍。可给予5%碳酸氢钠溶液100～200ml静滴。

3. **透析疗法** 常用血液透析，适用于常规治疗无效、病情变化、血药浓度过高和肝肾功能受损影响药物清除者。该法能加快体内药物清除，对巴比妥类的清除相当于健康肾的20～30倍，且能缩短病人的昏迷时间。对长效类效果最明显，中效类次之，短效类几乎无效。后者脂溶性较大，与血浆蛋白结合率高，血浆浓度与组织浓度比值较小，透析效果差。

4. **血液灌流** 将病人血通过含有活性炭的滤毒罐，将毒物吸收后输回体内。活性炭对此类药物有较好的吸附性，所以要尽早使用。将活性炭调成15%的悬浮液，成人活性炭用量为50～100g，1～15岁用20～50g，1岁以下按1g/kg使用。活性炭在误服后一个小时内使用效果较好，必要时可间隔2～4小时重复使用活性炭一次，用量减半。

（四）解毒治疗

氟马泽尼是苯二氮䓬类药拮抗剂，能拮抗其所有的药理效应，作用机制是抑制苯二氮䓬类药与其受体结合，它对苯二氮䓬受体的亲和力比地西泮强9倍。一般采用小量分次静注，每次0.1～0.2mg，每隔2～3分钟0.1mg，直至病人苏醒或总量达2mg，为维持疗效，则用0.1～0.4mg/h进行静滴。

（五）对症治疗

1. **应用中枢神经系统兴奋剂** 对安眠药过量引起意识障碍、反射减弱或消失、呼吸受抑制的病人，可根据病情轻重选用以下药物并注意掌握好剂量。①美解眠：50～100mg加入葡萄糖液500ml静脉点滴，根据病人的反应决定继用药与否及维持剂量。本药比较安全、平稳；②可拉明、洛贝林：多用于呼吸中枢衰竭病例，可静脉滴注。

2. **血压下降者** 应及时纠正，可用升压药物。

3. **昏迷或抽搐者** 可用脱水剂减轻脑水肿。

4. **防止并发症** 急性中毒的常见并发症有休克、肺部感染、肾功能衰竭、体温降低、血栓性静脉炎等，应针对不同情况予以处理。

（六）病情观察

（1）观察病情变化，注意有无缺氧、呼吸困难、窒息等症状；观察呼吸的变化，注意呼吸的频率、节律和呼吸音。监测动脉血气分析值。

（2）密切观察生命体征的变化，及早发现休克先兆；准确记录24小时出入水量和每小时尿量及尿比重，以了解休克的改善程度；监测病人的体温、肢体温度、末梢循环、皮肤粘膜的湿度和弹性等。

（3）观察口腔粘膜情况，观察皮肤大疱有无破溃，受压处有无压疮等。

（七）心理护理

根据不同年龄、性别、性格、文化程度、心理等多方面因素，通过解除思想顾虑和尊重关心病人来实行有效的心理护理。告诉病人只要尽快配合抢救不会留有后遗症,不会影响到以后的工作和学习。做好家属的工作,不应歧视病人,对有自杀倾向者要加强看护,防止再次自杀。

(八)健康教育

(1)加强药物管理:药房医护人员要严格按要求保管药品,使用好镇静催眠药,尤其是对家庭中有情绪不稳定或精神不正常者,家属对该类药物一定要妥善保管,以免发生意外。

(2)向失眠者普及睡眠紊乱的原因及避免方法的知识。

第四节　急性一氧化碳中毒

在生产和生活环境中,含碳物质在氧气不足情况下燃烧时可产生大量一氧化碳(CO)。如不注意煤气管道的密闭和环境的通风等预防措施,吸入过量 CO 后可发生急性一氧化碳中毒,俗称煤气中毒。CO 是无色、无味、无臭的气体,比重 0.967。空气中 CO 浓度达到 12.5%时,有爆炸的危险。

一、病因和发病机制

(一)病因

1. **职业性中毒**　如矿山采掘放炮、煤矿瓦斯爆炸、钢铁冶炼、化肥生产、制造甲醇、丙酮等都可产生大量的 CO,通风防护不当吸入可致中毒。

2. **生活性中毒**　如煤气炊具、热水器使用不当,特别是冬天烧煤或木炭取暖,燃烧不完全可产生 CO,若烟囱堵塞倒烟、门窗紧闭、室内通风不良,CO 可弥漫室内而导致中毒。

(二)发病机制

一氧化碳经呼吸吸入肺后,通过肺泡壁弥散入血与血红蛋白(Hb)结合成碳氧血红蛋白(COHb)。由于 CO 与 Hb 的亲和力比氧大 240 倍,而 COHb 离解却比正常 Hb 慢 3600 倍,因此,血液中 CO 与氧竞争 Hb 时,大部分血红蛋白成为 COHb。COHb 携氧能力差,引起组织缺氧,而 COHb 解离曲线左移,血氧不易释放更加重组织缺氧。此外,一氧化碳还可与还原型细胞色素氧化酶的二价铁结合,抑制该酶活性,影响组织细胞呼吸与氧化过程,阻碍对氧利用。由于中枢神经系统对缺氧耐受性最差,首先受累,严重者发生缺氧窒息死亡或造成永久性神经系统损害。

二、病情评估

(一)健康史

询问中毒时病人所处环境及停留时间,了解同室人有无中毒。

（二）身心状况

1. **急性中毒表现** 急性一氧化碳中毒的症状和血液中 COHb 有密切关系，同时也和病人中毒前的健康状况，如心血管疾病和脑血管病，以及中毒时体力活动等情况有关。按中毒程度可为三度。

（1）轻度中毒：可有剧烈的头痛、头晕、四肢无力、恶心、呕吐、嗜睡、意识模糊。原有冠心病的病人可出现心绞痛。血液 COHb 浓度可高于 10%。

（2）中度中毒：可出现皮肤粘膜呈樱桃红色，浅昏迷，对疼痛刺激可有反应，瞳孔对光反射和角膜反射可迟钝，腱反射减弱，呼吸、血压和脉搏可有改变。若及时救治，可无明显的后遗症。血液 COHb 浓度可高于 30%。

（3）重度中毒：深昏迷，各种反射消失。可呈去大脑皮质状态即病人可以睁眼，但无意识，不语，不动，并有肌张力增强。常有脑水肿、呼吸抑制。可有休克和严重的心肌损害，出现心律失常，偶可发生心肌梗死。有时并发肺水肿、上消化道出血、脑局灶损害、急性肾小管坏死和肾功能衰竭。血液 COHb 浓度可高于 50%。

2. **迟发性脑病** 急性一氧化碳中毒意识障碍恢复后，间隔数天、数周甚至达 2 个月的“假愈期”，又发生神经系统严重受损的中毒表现，常见有痴呆状态、谵妄状态或去大脑皮质状态，震颤麻痹，偏瘫、病理反射阳性或大小便失禁，失语、失明，或出现继发性癫痫等。

3. **实验室检查**

（1）血液 COHb 测定：采用加减法和分光镜检查法可有阳性反应。监测血中 COHb 浓度，不仅明确诊断，而且有助于临床分度和估计预后。

（2）脑电图检查：可见弥漫性低波幅慢波，与缺氧性脑病进展相平行。

（3）头部 CT 检查：脑水肿时可见脑部有病理性密度减低区。

三、救护措施

（一）现场急救

迅速将病人转移到空气新鲜的地方，卧床休息，保暖，保持呼吸道通畅。

（二）迅速纠正缺氧

1. **面罩或鼻导管给氧** 吸入氧气可加速 COHb 解离，增加 CO 的排出。吸入新鲜空气时，CO 由 COHb 释放出半量约需 4 小时，吸入纯氧时可缩短至 30 ~ 40 分钟，吸入 3 个大气压的纯氧可缩短至 20 分钟，可使心脏和神经系统的并发症和后遗症明显减少。面罩及鼻导管给氧简单而有效。

2. **高压氧舱治疗** 高压氧舱是治疗急性一氧化碳中毒最有效的方法。早期显效率 95%，晚期效果欠佳。在高压氧下能非常明显地提高肺氧分压和血氧张力，增加血液组织的氧含量，改善组织的缺氧状态，恢复正常代谢，特别是改善脑组织的氧供，增加脑组织的氧储量，以延缓或控制脑水肿的发生发展，减少脑细胞的缺氧损害。高压氧是通过提高组织氧含量和储氧量，对组织尤其是脑组织的缺氧起着十分重要的保护作用。

3. **自血光量子疗法** 即将病人一定量的外周血在体外抗凝、经紫外线照射和充氧后再回输给病人。通过输注充氧血,能促进体内红细胞的氧合作用和显著增加血氧饱和度,改善组织微循环和氧的利用,是治疗一氧化碳中毒的理想疗法。

4. **输血及换血疗法** 氧疗时,一氧化碳从体内排出体外需一定的时间。输血应与氧疗同步进行,直接输入新鲜血,正常的血红蛋白可以与氧结合,部分改善缺氧状态。换血疗法即每次静脉放血,继之输入等量的新鲜血或等量的量子血,把重危病人的血每次从静脉中放出400ml。

(三)防治脑水肿

1. **药物疗法** 常用的药物有:①渗透性脱水剂:包括甘露醇、山梨醇、甘油、高渗葡萄糖等。这类药物能迅速提高血液中的渗透压,形成血液与脑脊液之间及血液与脑组织之间的渗透压差,使脑组织中的一部分水分和部分脑脊液渗入血液,而随尿排出体外。其中以甘露醇作用较强,且无反跳现象。方法为20%甘露醇250ml静滴,15~30分钟内滴完,每4~6小时1次,待2~3天后颅内压增高现象好转可减量。可用50%葡萄糖100~200ml静脉注射,每日2次,与甘露醇交替使用;②利尿剂:包括呋噻米、利尿酸、双氢克尿噻等。其中呋噻米作用快、强、短,用量为每次20mg,静脉推注,与甘露醇合用可迅速减轻脑水肿,降低颅内压。必要时增至100~200mg/次;③肾上腺皮质激素:作用于下丘脑－垂体－肾上腺轴,这与调节水代谢,尤其脑的水代谢中枢有关。还可以减少血管通透性。首选为地塞米松,常用量为20~40mg加入葡萄糖液中静滴或静脉推注。

2. **冬眠疗法** 有预防和治疗脑水肿的作用。体温下降1℃,脑代谢率可降6.7%,颅内压力下降5.5%,当体温下降至32℃,脑组织的代谢率降低50%左右,可提高脑细胞对缺氧的耐受性,延缓或减轻脑细胞的损害。头部冰帽降温疗法疗效确切,简便,常用。头部降温越早越好。对于昏迷持续时间延长,超过12小时或深昏迷经吸氧治疗6~8小时无效及高热昏迷者可行冬眠疗法。

3. **高压氧舱治疗** 缺氧可致脑水肿,而高压氧显著减少脑血流量,改善脑细胞缺氧所致的血管通透性和血脑屏障通透性,对缺氧所致的脑水肿具有独特的作用。

(四)防治并发症

1. **多器官功能衰竭的治疗** 急性一氧化碳中毒因缺氧所致可出现多器官功能的损害,及时采用高压氧、广谱足量抗生素及抗氧自由基药物治疗,其功能损害是可恢复的。急性一氧化碳中毒时,氧自由基大量产生及自由基在体内的蓄积造成生物膜及蛋白质、酶受损,导致脑血流循环障碍。清除氧自由基的抗氧化剂有维生素E、谷胱甘肽、维生素C、辅酶Q_{10}、丹参等。积极抗自由基治疗可以减少并发症的发生。

2. **其他并发症的治疗** 脱水治疗期间应注意纠正酸碱失衡及电解质紊乱。出现惊厥者给予地西泮等药物治疗,禁用吗啡。对于昏迷者可用纳络酮治疗,纳络酮能减少β－内啡肽释放,减轻脑水肿。使用脑活素、细胞色素C、ATP、辅酶A、胞二磷胆碱可提高脑细胞对氧和葡萄糖的利用,增加脑血流量。

(五)病情观察及护理

(1)观察病人的体温、脉搏、呼吸、血压、瞳孔、神志、尿量、皮肤等,并详细记录。

(2)注意保暖,保持呼吸道通畅,及时清除口腔及咽部分泌物及呕吐物,防止窒息。

(3)加强皮肤护理,保持清洁、干燥、预防发生压疮。对皮肤出现水肿、水泡者,应抬高患肢,减少受压,可用无菌注射器抽液后包扎,注意防止因营养和循环障碍而继发皮损及感染。

(4)昏迷病人清醒后要注意观察有无痴呆状态、谵妄状态或去大脑皮质状态等神经系统严重受损的中毒表现,及时防治迟发性脑病。

(六)心理护理

(1)自杀者,要劝导和鼓励病人正确面对挫折,采取积极地应对方式。通过沟通,了解病人的困难,建立良好的护患关系,取得病人的信任,尽力帮助病人解决困难和矛盾。

(2)意外中毒者,要安慰病人,消除其思想顾虑,积极地配合治疗和护理。

(七)健康教育

(1)加强一氧化碳中毒的卫生宣传,介绍一氧化碳中毒的基本知识及救护措施。

(2)认真执行安全生产制度和操作规程,煤气发生炉和管道要经常检修以防漏气,产生一氧化碳的工作场地必须有良好的通风设备,并须加强对空气中一氧化碳的监测。

(3)加强个人防护,进入高浓度一氧化碳的环境工作时,要戴好特制的一氧化碳防毒面具,两人同时工作,以便监护和互助。

(4)家庭生活中煤炭要烧尽,不要焖盖,煤炉要安装烟囱,并保持烟囱结构严密和通风良好,防止漏烟、倒烟。尤其在冬季阴天或雨雪天气,煤燃烧不完全,加上室外气压低,室内的一氧化碳不易排出。因此,在家中一定要采取防范措施,以免发现意外。

(5)使用天然气热水器时,热水器避免安装在室内,不要密闭房间,要保持良好的通风,洗浴时间切勿过长。

(6)使用管道煤气时,要防止管道老化、漏气,烧煮时防止火焰被扑灭,导致煤气溢出。

(7)如出现智力、记忆力下降,运动、感觉功能异常等迟发性脑病的表现,应及时就诊。

(8)留有后遗症者,应鼓励继续治疗的信心,如有智力低下者应叮嘱家属细心照料,并教会对病人进行语言训练和肢体功能锻炼的方法。

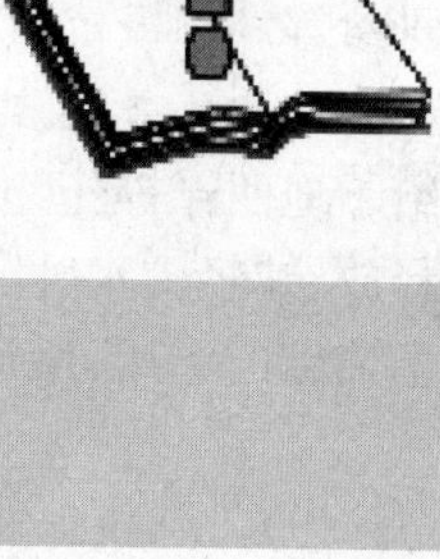

思考题

1. 简述中毒的急救原则。
2. 简述有机磷中毒的临床表现、救治原则及护理要点。
3. 阿托品抢救有机磷中毒时应观察的主要内容有哪些?
4. 镇静催眠药中毒如何急救护理?
5. 简述急性一氧化碳中毒病人的救治原则。

第十章
环境因素所致疾病的急症

环境危害因素分物理性、化学性、生物性及社会心理性四大类型。环境因素与健康关系非常密切。环境因素所致疾病是指存在于人类生活环境或生产环境中危害性因素对人体损害所致的疾病。轻者出现靶器官受损的各种临床表现，严重者可导致终生残疾或死亡。本章阐述中暑、淹溺和触电。

第一节　中暑

中暑（heat illness）是指人体处于高气温或伴有湿度较大的环境中，以体温调节中枢障碍、汗腺功能衰竭和水电解质丧失过多为特征的急性疾病。根据发病机制和临床表现不同，通常将重症中暑分为热衰竭（heat exhaustion）、热痉挛（heat cramp）、热射病（heat stroke）和日射病（sun stroke）。

一、病因和发病机制

（一）病因

对高温环境的适应能力不足是致病的主要原因。产生中暑的因素除了气温高外，还与湿度、日照、高温环境暴露时间、劳动强度、营养状况、水盐供给以及个体健康状况有关。

和普通人相比，有一些身体素质较差或患有疾病的人更容易出现中暑。容易中暑的人群有：①老年人：由于皮肤汗腺萎缩和循环系统功能衰退，机体散热不畅；②婴幼儿：婴幼儿的各系统发育不够完善，体温调节功能差，皮下脂肪又比较多，对散热不利；③孕产妇：因为怀孕或产后体力消耗大，身体虚弱，如果长期逗留在通气不良、温度较高的室内，就容易中暑；④心血管病病人：炎热天气会使心血管病病人的交感神经兴奋，加重心血管的负荷。尤其是心脏功能不全的，体内的热量不能及时散发而积蓄，所以容易中暑；⑤糖尿病病人：糖尿病病人的机体对内外环境温度变化反应迟钝，虽然热量已经积蓄在体内，但病人的自觉症状却出现得较晚，容易中暑；⑥感染性疾病病人：一患些感染性疾病的病人，因为细菌或病毒性感染可以使人体产生内源性致热原，让机体产热加速。炎症还能使机体释放出一些物质，使血管痉挛收缩，更不利于散热而容易中暑；⑦营养不良的人：因为营养素的缺乏导致血压下降，反射性地引起血管的收缩而影响散热。还容易因反复腹泻，导致脱水和电解质紊乱，而发生中暑。

（二）发病机制

正常人体在下丘脑体温调节中枢的控制下，体内产热与散热处于动态平衡，主要通过传导、对流辐射以及水分蒸发等方式与外界进行热量交换，使体温维持在37℃左右，皮肤温度保持在32℃左右。随着气温的升高，传导、对流辐射方式散热的逐渐减少，汗液蒸发散热逐渐增加，尤其当外界气温高于32℃时，大部分热量要通过汗液蒸发。如果机体产热大于散热，散热受阻，机体就有过量的热蓄积，引起器官功能和组织的损害。

热衰竭的发病机制是在高温环境下，由于出汗过多，导致失水、失钠、血液浓缩，继而出现皮肤血管扩张，血管舒缩功能失调，导致周围循环衰竭。

热痉挛的发病机制是在高温强体力劳动环境下，由于大量出汗，口渴而饮水较多，未补充钠盐，使血钠及氯化物浓度降低，而引起肌肉痉挛疼痛。

热射病的发病机制是当周围环境气温升高，达到35℃～39℃或更高，加上机体热调节障碍时，体温升高引起中枢神经系统兴奋，致使机体各内分泌腺功能亢进，而导致新陈代谢加快，机体产热增加。此时，散热又不足，体内热量蓄积过多，体温急剧升高达40℃以上，导致中暑高热发生。

日射病的发病机制是患者在烈日下劳动时间过长，头部暴晒而又无保护，引起脑组织充血和水肿，脑组织温度可达40℃～42℃。

二、病情评估

（一）健康史

了解环境气温、空气湿度；询问病人在高温环境下劳动的强度，出汗、口渴情况，是否及时饮水，有无补充盐水，补充的量有多少；询问病人体质强弱，营养状况，有无其他疾病等。

（二）临床表现

1. **先兆中暑** 在高温环境中劳动或活动一定时间后，出现多汗、口渴、头昏、头晕、头痛、全身疲乏、胸闷、心悸、恶心、注意力不集中、动作不协调等症状，体温正常或略升高，不超过38℃。

2. **轻症中暑** 除具有先兆中暑症状外，同时兼有以下情况之一者：①面色潮红、胸闷、心率加快、皮肤灼热；②体温在38℃以上；③有早期周围循环衰竭的表现，如恶心、呕吐、面色苍白、四肢皮肤湿冷、多汗、脉搏细速、血压下降等。

3. **重症中暑** 包括热衰竭、热痉挛、热射病和日射病四型，如不及时处理，易引起全身衰竭而导致死亡。

（1）热衰竭：常发生于老年人、体弱者及不适应高温环境者。病人起病急，出现头痛、头晕、多汗、恶心、呕吐，继之口渴、胸闷、面色苍白、皮肤湿冷、脉搏细速、体位性昏厥、血压下降、手足抽搐和昏迷。此时的体温正常或稍微偏高。

（2）热痉挛：多发生于因大量出汗及口渴，饮水多而盐补充不足，致血中氯化钠浓度急速降低时。表现为四肢无力、肌肉痉挛、疼痛，以腓肠肌多见，也可因腹直肌、肠道平滑肌痉挛引起急性腹痛。此型体温正常或仅有低热。

(3)热射病：见于在高温环境中从事体力劳动的时间较长者。发病早期有大量出汗、体温达40℃以上，继而皮肤干燥无汗，呼吸浅快，脉搏细速，血压正常或降低，烦躁不安，神志模糊、谵妄，逐渐转入昏迷伴有抽搐。严重者可发生肺水肿、心功能不全、弥散性血管内凝血(DIC)及肝、肾功能损害等严重并发症。

(4)日射病：病人出现剧烈头痛、头晕、眼花、耳鸣、呕吐、烦躁不安，继而出现昏迷及抽搐。

4. **心理状况**　高温天气容易引起病人情绪烦躁、思维紊乱健忘、心境低落、诸事淡漠。重度中暑起病急、病情危重，病人为对疾病预后过分担心和恐惧。

(三)实验室检查

外周血白细胞总数增高，以中性粒细胞增高为主。尿常规可有不同程度的蛋白尿、血尿、管型尿。血尿素氮、肌酐可升高。血清钠离子、氯离子浓度降低。血天门冬氨酸氨基转移酶(AST)、丙氨酸氨基转移酶(ALT)、乳酸脱氢酶(LDH)和肌酸激酶(CK)可升高。血气指标可异常。

三、救护措施

(一)先兆中暑的处理

将病人搬离高温现场，安置到通风阴凉处休息即可。

(二)轻症中暑的处理

迅速将病人搬离高温环境，安置病人在20℃～25℃的室内；口服含盐清凉饮料；反复应用冷水擦面部、四肢或采取全身的物理降温措施，体温持续在38.5℃以上者可给予口服解热药；有循环衰竭早期症状者，给予葡萄糖或生理盐水静脉滴注；并可选服人丹、十滴水、藿香正气水等。

(三)重症中暑的处理

救护原则：抓紧时间、迅速降温、维持水电解质及酸碱平衡，积极防治循环衰竭、休克和并发症。

虽然中暑类型和病因不同，但救护措施基本相同。

1. **降温**　是抢救重度中暑的关键。高热持续时间越长，组织损害越严重，预后也越差，故需积极、迅速和有效地采取降温措施降温。

(1)物理降温：可根据高热程度选用：①迅速将病人安置于室温在20℃～25℃之间的空调室内；②头、颈、腋窝、腹股沟等大血管走行处放置冰袋，并用加入少量乙醇(5%～10%浓度)的冰水或冷水擦拭全身皮肤；③用4℃～10℃的葡萄糖盐水1000ml给病人灌肠，也可采用胃管内灌注冷生理盐水等降温。

(2)药物降温：应与物理降温同时使用。首选氯丙嗪。氯丙嗪有抑制体温调节中枢，降低代谢，减少机体产热；阻断交感神经，扩张外周血管，增加散热；松弛肌肉，防治机体产热增加；降低氧消耗，增加机体对应激的耐受能力等作用。氯丙嗪 25 ~ 50mg 加入葡萄糖盐水 500ml 内，快速静脉滴注，2 小时内滴注完毕。用药过程中应监测血压的变化。

2. 纠正水、电解质失衡 一般每日总进水量约 3000ml，可静脉输入 5% 的葡萄糖盐水 1500 ~ 2000ml，但速度不宜过快，用量适宜，以避免加重心脏负担，促发心力衰竭。注意纠正酸中毒，可酌情静脉滴入 5% 碳酸氢钠 200 ~ 250ml。

3. 其他治疗 保持呼吸道通畅，并给予吸氧。脑水肿和颅内压增高者用甘露醇脱水。出现心力衰竭用快速效应的洋地黄制剂。发生急性肾衰竭时可行血液透析治疗。发生弥散性血管内凝血时应用肝素，必要时加用抗纤维蛋白溶解药物。

（四）病情观察

（1）降温效果观察：在物理或药物降温过程中，应密切观察体温变化，每 15 ~ 30 分钟测量肛温 1 次，根据肛温变化调整降温措施。当肛温降到 38℃ 左右时可停止冰水擦拭，减慢药物降温的点滴速度。注意观察病人反应，高热而四肢末梢厥冷、紫绀者，往往提示病情更为严重；体温骤降伴有大汗要防止虚脱或休克；如有寒战，提示药物降温量不足，需补加用药。如有呼吸抑制、收缩压低于 80 mmHg 则停用药物降温。

（2）每 30 分钟监测一次脉搏、呼吸、血压，观察神志变化、皮肤出汗情况及是否伴有呕吐、腹泻、出血等其他症状，以了解病情及治疗效果，防止虚脱和衰竭的发生。

（五）基础护理

1. 一般护理 认真做好口腔护理、皮肤护理、导尿管护理，防止口腔感染和粘膜溃疡、皮肤压力性损伤和尿路感染。准确记录 24 小时液体出入量。高热惊厥时加床栏保护，必要时使用开口器，以防舌头被咬伤。

2. 饮食护理 神志清醒者给予清淡易消化、高热量、高维生素、高蛋白、低脂肪的流质饮食。建议病人多饮水、多吃新鲜水果和蔬菜。昏迷者可给予鼻饲流质，鼻饲前先摇高床头 30° ~ 40°，接注射器后先回抽以观察胃液的颜色，无活动性出血时先缓慢注入少量温开水后再注入流质饮食，注入完毕须再注入少量温开水。每次鼻饲量不超过 200ml，间隔时间不少于 2 小时。

3. 心理护理 给予病人精神支持，在能清晰判断环境时，要用简单、明确、热情的语言和行动表达出对病人的尊重、关怀和照顾。实行治疗时动作要轻柔，要征求并尊重病人的意见和要求，要尽量满足其愿望。

（六）健康教育

（1）加强隔热、通风、遮阴等降温措施。

（2）加强个人防护。尽量中午不要外出，必须外出时，应穿浅色衣服，宜宽松，戴防护眼镜和遮阳帽。

（3）合理安排劳动作息，避免过度劳累，保证充足睡眠。

（4）出汗较多时可适当补充一些盐水，弥补人体因出汗而失去的盐分。应适当增加蛋白质和维生素 B、维生素 C 的摄入。

(5)备用人丹、十滴水、清凉油等防暑药品。

(6)在高温环境下作业如出现过量出汗、口渴、头晕、眼花、耳鸣、四肢无力、胸闷、心悸、恶心等不适时应及时脱离高温环境,并及时到医院就诊,以免中暑发展到严重程度。

第二节　淹　溺

淹溺(drowning),又称为溺水,是指由于人体淹没于水中,呼吸道被水堵塞或喉痉挛引起的窒息性疾病。从水中救出后暂时性窒息,尚有大动脉搏动者称为近乎淹溺(near drowning)。淹溺时可有大量的水、泥沙、杂物经口、鼻进入呼吸道及肺,引起呼吸道阻塞、缺氧和昏迷直至死亡。不慎跌入粪坑、污水池和化学物贮槽时,还可引起皮肤和黏膜损伤以及全身中毒。

一、病因和发病机制

(一)病因

(1)到江、河、湖、海及池塘边戏水,不慎落水。

(2)游泳过程中体力不支或杂草绕身被淹没于水中。

(3)冬春季在河湖薄冰面上行走,玩耍坠入冰洞。

(4)患有心脏病、癫痫或其他不能胜任游泳的患者在游泳时疾病突然发作导致淹溺。

(5)入水前饮酒过量或使用过量的镇静药物而致淹溺。

(6)洪水暴发,水中航船遇难。

(7)自杀淹溺。

(二)发病机制

发生淹溺后,首先是本能地屏气,以避免水进入呼吸道。不久,由于缺氧,不能继续屏气,水随着吸气而进入呼吸道和肺泡,引起严重缺氧、二氧化碳潴留和代谢性酸中毒。可有两种情况:

1. **干性淹溺**　人入水后,因受强烈刺激(惊慌、恐惧、骤然寒冷等),引起喉头痉挛,以致呼吸道完全梗阻,造成窒息死亡。当喉头痉挛时,心脏可反射性地停搏,也可因窒息、心肌缺氧而致心脏停搏。干性淹溺约占淹溺者10%。

2. **湿性淹溺**　喉部肌肉松弛吸入大量水分充塞呼吸道和肺泡发生窒息。水大量进入呼吸道数秒钟后神志丧失,发生呼吸停止和心室颤动。湿性淹溺约占淹溺者的90%。由于淹溺的水的所含成分不同,引起的病变也有差异。

(1)淡水淹溺:江、河、湖、池中的水一般属于低渗水,统称淡水。水进入呼吸道后影响通气和气体交换;水损伤气管、支气管和肺泡壁的上皮细胞,并使肺泡表面活性物质减少,引起肺泡塌陷,进一步阻滞气体交换,造成全身严重缺氧;淡水进入血液循环,稀释血液,引起低钠、低氯和低蛋白血症;血中的红细胞在低渗血浆中破碎,引起血管内溶血,导致高钾血症,出现心室颤动而致心脏停搏;溶血后过量的游离血红蛋白堵塞肾小管,引起急性肾功能衰竭。

(2)海水淹溺:海水含3.5%氯化钠、大量钙盐和镁盐。海水对呼吸道和肺泡有化学性刺激作用。肺泡上皮细胞和肺毛细血管内皮细胞受海水损伤后,大量蛋白质及水分向肺间质和肺泡内渗出,引起急性非心源性肺水肿。高钙血症可导致心律失常,甚至心脏停搏。高镁血症可抑制中枢和周围神经,导致横纹肌收缩力减弱、血管扩张和血压降低。

淹溺吸入淡水或海水后,尽管血容量、血电解质浓度和心血管功能变化不同,但都可引起肺顺应性降低、肺水肿、肺内分流、严重低氧血症和混合性酸中毒。有严重脑缺氧者,还可促使神经源性肺水肿发生。大多数淹溺者猝死的原因是严重心律失常。

二、病情评估

(一)健康史

了解淹溺者落水时间、水源性质,是否得到现场救护所采取的措施。有无心脏病、癫痫等发作。

(二)身心状况

1. **淹溺** 昏迷、皮肤粘膜苍白和发绀、四肢厥冷、呼吸和心跳停止。口、鼻充满泡沫或淤泥、杂草,腹部常隆起伴胃扩张。

2. **近乎淹溺** 临床表现个体差异较大,与淹溺持续时间长短、吸入水量多少、吸入水的性质及器官损害范围有关。

(1)呼吸系统:可见呼吸浅速或不规则,呼吸困难,咳出血性泡沫状痰,紫绀,两肺湿啰音。

(2)心血管系统:表现为脉弱、低血压、心律失常、心动过速、心动过缓、奔马律、心室颤动或心搏停止。

(3)神经系统:谵妄、抽搐、昏迷、视觉障碍、瞳孔散大固定,肢体肌张力改变。

(4)消化系统:恶心呕吐、腹部隆起、胃扩张或膈肌上升等。

(5)泌尿系统:少尿、氮质血症、酸中毒。尿中可有管型尿、蛋白尿或血红蛋白尿。

(6)体温:四肢厥冷,体温低于35℃。

(7)其他合并伤:如脊椎、颅脑、内脏损伤的症状。

3. **心理状况** 淹溺病人特别是出现急性肺水肿的病人因严重呼吸困难而烦躁不安,加之刚渡过淹溺危险,会产生焦虑或恐惧。

(三)辅助检查

1. **生化检查** 淡水淹溺者,其血钠、钾、氯化物可有轻度降低,有溶血时血钾增高。海水淹溺者,其血钙和血镁增高。

2. **尿常规** 可有短时间蛋白尿及管型尿,偶有血红蛋白尿。

3. **动脉血气分析和pH测定** 显示低氧血症和酸中毒。

4. **胸部X线** 显示肺门阴影扩大和加深,肺间质纹理增粗,肺野中有大小不等的絮状渗出或炎症改变,或有两肺弥漫性肺水肿的表现。

5. **心电图**　表现有窦性心动过速、非特异性ST段和T波改变,通常数小时内恢复正常。出现室性心律失常、完全性心脏传导阻滞时提示病情严重。

三、救护措施

(一)现场急救

1. **迅速使淹溺者出水**　将淹溺者从水中救出,缩短缺氧时间,赢得宝贵的抢救时机。

2. **保持呼吸道通畅**　立即清除口、鼻腔中污水、污物、分泌物及其他异物,确保气道通畅。

3. **倒水处理**　可选用下列方法之一倒出淹溺者呼吸道、胃内积水。

(1)膝顶法:急救者取半蹲位,一腿跪地,另一腿屈膝将淹溺者腹部横置于救护者屈膝的大腿上,使头部下垂,并用手按压其背部,使呼吸道及消化道内的水倒出(如图10-1)。

(2)肩顶法:急救者抱住淹溺者的双腿,将其腹部放在急救者的肩部,使淹溺者头胸下垂,急救者快步奔跑,使积水倒出(如图10-2)。

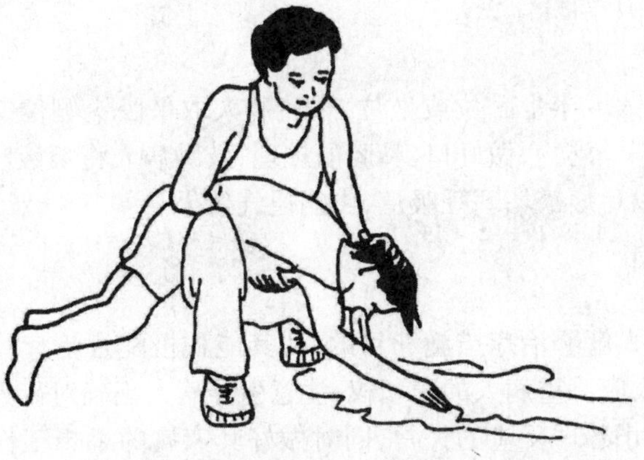

图10-1　淹溺倒水膝顶法

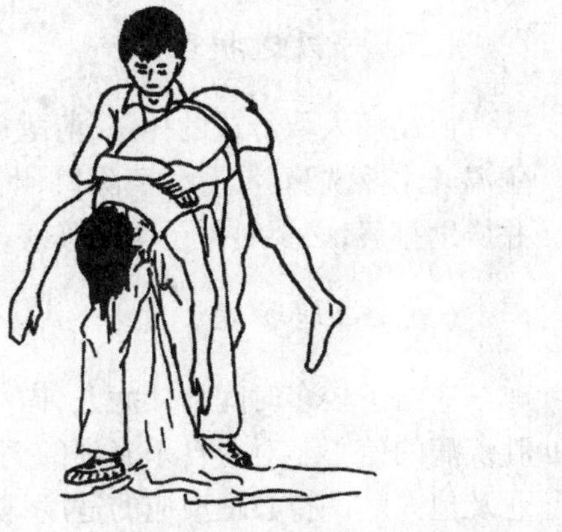

图10-2　淹溺倒水肩顶法

(3)抱腹法:急救者从淹水者背后双手抱住其腰腹部,使淹溺者背部在上,头胸部下垂,摇晃淹溺者,以利倒水(如图10-3)。

4. **心肺复苏**　呼吸停止者应立即进行口对口人工呼吸。心跳也停止者,则人工呼吸和心脏胸外挤压同时进行。在病人转运过程中,不应停止心肺复苏。

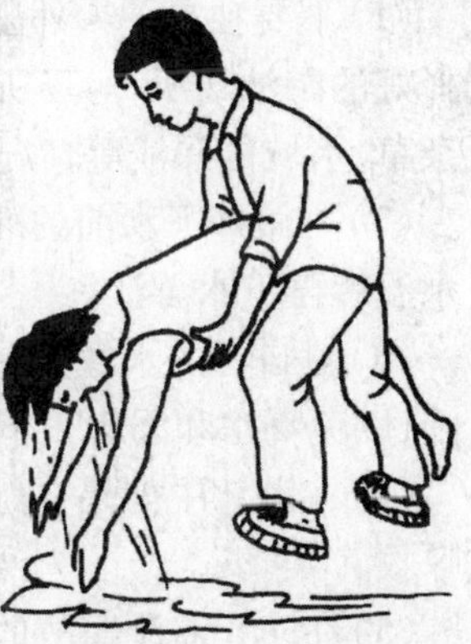

图10-3　淹溺倒水抱腹法

(二)ICU救治

1. **维持呼吸功能**　抢救淹溺的关键是使呼吸道通畅,迅速改善通气情况,进行充分的气体交换。给予合理无创机械通气治疗,吸气和呼气期给予不同水平的正压,可减少自主呼吸做功,降低氧耗能,呼气正压可促进淹溺后肺水肿的吸收,改善肺的离散功能,增加肺氧合,使混合静脉血和动脉血的PaO_2升高,病人在短时间内血氧饱和度(SaO_2)上升达到生理水平的需要,低氧症状得到纠正。

2. **维持循环功能** 如出现心搏骤停，应立即电除颤或药物除颤。监测循环功能，如心率、血压、中心静脉压、血流动力学和心脏电活动等监护。

3. **对症治疗** ①纠正代谢酸中毒：立即静脉滴入5%碳酸氢钠150～200ml，再根据血电解质及血气分析结果酌情纠正；②纠正血容量：对淡水淹溺者，可静脉滴注2%～3%氯化钠溶液500ml纠正血液稀释；对海水淹溺者，可给予5%葡萄糖溶液或低分子右旋糖酐纠正血浓缩及血容量不足；③防治肺水肿：立即给予高流量吸氧湿化瓶内放入乙醇，浓度达到40%～50%，因乙醇能减低肺泡内泡沫表面的张力，使其破裂、消散，从而改善通气及换气。酌情使用强心、利尿等药物；④防治脑水肿：可静滴20%甘露醇250ml，每天2次，或静脉注射呋塞米40mg，亦可应用地塞米松。冰帽头部降温；⑤防治感染：早期使用广谱抗生素控制呼吸道感染，再根据呼吸道分泌物培养，合理选择有效抗生素结果；⑥意识障碍者，可静脉滴注1,6－二磷酸果糖（FDP）、三磷酸腺苷（ATP）、肌苷、细胞色素C等，以促进脑功能恢复。

4. **病情观察** 严密观察病人的意识状态、端坐体位、发绀、呼吸困难、咳泡沫痰、肺部啰音及缺氧改善情况等。动态监测呼吸频率、心率、血压、末梢脉搏血氧饱和度及动脉血气分析。如有异常及时报告医生。

（三）呼吸道护理

协助病人取舒适的体位，清醒病人取半坐卧位或坐位，昏迷病人取平卧头侧位，用棉签蘸温开水擦洗鼻腔，及时清除口、咽部分泌物，做好口、鼻腔的护理，鼓励病人将痰液咳干净，并协助排痰，必要时给予电动吸痰，以免痰液堵塞呼吸道，影响通气效果。

（四）心理护理

应给予较多时间陪伴病人，向病人解释治疗措施和目的，使其能积极配合治疗，树立战胜疾病的信心。对于自杀淹溺的病人应尊重病人的隐私权，注意引导病人正确对待人生、事业及他人。保持心理反应的适度，防止心理反应的失常，同时做好其家属的思想工作，消除病人的自杀念头。

（五）健康教育

（1）不要独自一人外出游泳，更不要到不知水情或易发生溺水伤亡事故的地方去游泳。选择好的游泳场所，对场所的环境，如该水库、浴场是否卫生，水下是否平坦，有无暗礁、暗流及杂草，水域的深浅等情况要了解清楚。

（2）要做好下水前的准备，先活动身体，如水温太低应先在浅水处用水淋洗身体，待适应水温后再下水游泳。

（3）对自己的水性要有自知之明，下水后不能逞能，不要贸然跳水和潜泳，更不能互相打闹，以免喝水和溺水。不要在急流和漩涡处游泳，更不要酒后游泳。

（4）在游泳中如果突然觉得身体不舒服，如眩晕、恶心、心慌、气短等，要立即上岸休息或呼救。

（5）在防止淹溺事故的发生的同时，要提高淹溺的救护能力。遇到淹溺事故时，现场急救刻不容缓，心肺复苏最为重要，并迅速送往医院救治。

第三节　触　电

触电(electric injury)是指一定量的电流通过人体组织时引起不同程度损伤或器官功能障碍,甚至发生心脏和呼吸骤停。按电压的大小可将电击伤分为四种类型:低压电击伤(低于100 V而大于50 V)、中压电击伤(低于1000 V而大于220 V)、高压电击伤(大于1000 V)和超高压电击伤(或雷击,高达几千万伏特)。

触电的方式:

1. **单相触电**　人站在地上,触及一根电线,电流由触电处通过身体(脚)与地面相通,仅身体的局部为导电体。日常生活中的触电多属于这一种。

2. **双相触电**　人体两处部位同时触及两根电线,电流由电位高处向电位低处贯通全身,构成电流环路,使人触电。

3. **跨步电压触电**　是指当一根电线落在地上,以电线落地点为圆心,20米以内地面有许多同心圆,这些圆周上的电压是各不相同的,离圆心越近电压越高,离远的则低。当人走进圆心10米以内,双脚迈开时约0.8米,势必出现电位差,这就叫跨步电压。电流从电位高的一脚进入,由电压低的一脚流出,通过人体使人触电。

一、病因和发病机制

(一)病因

(1)架设供电线路不合规格:如线路架设过低;电力线与电话线共用一根线杆,刮风下雨时人接电话而触电。

(2)用电设备损坏或不合规格:日常照明用的电灯开关、灯头损坏,插座盖子破损,小孩用手乱摸乱动易引起触电;电动机、变压器等电气设备不检修,铁壳上未装接地线,当线圈的绝缘层损坏,铁壳带电,一接触即触电。

(3)电源进线、临时线路、电力设备未装单独的开关和保险丝,因而不能在发生事故后立即切断电源。

(4)检修安装电灯、电器时没有拉断开关和闸盒;抢救触电者时,不用绝缘材料去挑开电线,而用手直接拉伤员,从而使救护人员触电。

(5)日常生活中的意外事故:如风筝线搅在电线上;电捕鱼;闪电打雷时在山坡上或树下躲雨,易遭受雷击。

(二)发病机制

人体作为导电体,在接触电流时,即成为电路中的一部分。电损伤对人体的危害与接触电压高低、电流强弱、直流电或交流电、频率高低、通电时间、接触部位、电流方向和所在环境的气象条件都有密切关系。一般而言,交流电比直流电危险,低频率比高频率危险,电流强度越大、电压越高、接触时间越长,就越危险。

低电压和高电压都可使器官的生物电节律周期发生障碍,电压越高,损伤越重。以交流电低频 15 ~ 150 Hz 危害性大,尤其是 50 ~ 60 Hz 的交流电易落在心肌易损期,从而引起心室颤动。交流电具有使肌细胞膜除极作用,引起肌肉强烈收缩,使其不能脱离开电流,延长触电时间。在一定电压下,皮肤电阻越低,通过的电流越大,造成的损害就越大。潮湿的皮肤电阻低,即使电压很低的电流作用也可致死。中枢神经系统即使所接触的电流小于 100 mA,也可引起神经传导阻断,如累及脑干,呼吸、心跳迅速停止。电流能量可转化为热量,可使局部组织温度升高,引起灼伤。人体肌肉、脂肪和肌腱等深部软组织的电阻较皮肤和骨骼为小,极易被电热灼伤,且常伴有小血管闭塞,引起组织缺血。肌肉和肌腱受电灼伤后,局部水肿,压迫血管,使远端组织缺血、坏死。闪电为一种静电放电,电压为 300 万 ~20000 万伏,电流在 2000 ~3000 A,可击毙在电路中的任何物体,致心室颤动、呼吸中枢麻痹。在闪电一瞬间的温度极高,可迅速使组织“炭化”。

二、病情评估

(一)健康史

了解病人触电的时间、地点、电源情况,如电源电流、电压、电流进口、接触时间、曾否发生电弧或电火花,着地情况,有无从高处坠落及在现场所采取的急救方法等。

(二)临床表现

1. 全身表现

(1)轻型:精神紧张、面色苍白、触电处疼痛、呼吸心跳加速、头痛、头晕、惊恐,敏感的人可发生休克,但很快恢复。心电图可能出现期外收缩。

(2)重型:触电后即出现心跳呼吸的变化。呼吸浅快、心跳快、心律不齐、肌肉抽搐、昏迷、血压下降。如不及时脱离电源,很快出现呼吸不规则以至停止,或心律紊乱至心室颤动,数分钟后心脏停搏而死亡。心电图检查示心肌和传导系统损害,出现频发期外收缩、心房颤动、室颤等。

雷击的危害类似触电,只是更快更严重。当雷电直接击中人体时,会立即引起死亡。如果人在雷击点方圆 10 米以内,有时会受到跨步电压的伤害。

2. 局部表现 主要是电热灼伤。

(1)低电压所致的烧伤,常见于电流进入点与流出点,创面小,焦黄或灰白色,干燥,边缘整齐,与健康皮肤分界清楚。一般不损伤内脏,致残率低。

(2)高压电击所致的烧伤,常有一处进口和多处出口,创面不大,但可深达肌肉、神经、血管,甚至骨骼,大量液体渗出,大块软组织水肿、坏死和小血管内血栓形成,可使其远端肢体发生缺血性坏死,致残率高达 35% ~60%。

3. 并发症和后遗症 大量组织的损伤和溶血可引起高钾血症。肌肉强烈收缩和抽搐可使四肢关节脱位和骨折,脊柱旁肌肉强烈收缩甚至引起脊柱压缩性骨折。神经系统后遗症有失明、耳聋、周围神经病变、上升性或横断性脊髓病变,亦可发生肢体单瘫或偏瘫。肢体灼伤引起远端供血不足和发生组织坏死。少数受高压电损伤病人可发生胃肠道功能紊乱、肠穿孔、胆囊坏死、胰腺灶性坏死、肝脏损害伴有凝血机制障碍、白内障和性格改变。

4. **心理状况** 由于严重的机体创伤，病人心理负担急剧加重，常出现恐惧、抑郁等。

（三）辅助检查

早期可出现肌酸磷酸激酶（CPK）及其同工酶（CPK - MB）、乳酸脱氢酶（LDH）、谷氨酸草酰乙酸转氨酶（GOT）活性增高。尿中查见血红蛋白或肌红蛋白尿。查血清电解质、肝肾功能、血气分析有相应改变。心电图检查常表现传导阻滞或房性、室性期前收缩，甚至心室颤动。若出现意识状态恶化，则应作头部CT或磁共振扫描，以排除颅内出血等。

三、救护措施

（一）现场急救

1. **迅速脱离电源**

（1）关闭电源：如触电发生在家中，可迅速采取拔去电源插座、关闭电源开关、拉开电源总闸刀的办法切断电流。

（2）斩断电路：如果在野外郊游、施工时因碰触被刮断在地的电线而触电，可用木柄干燥的大刀、斧头、铁锹等斩断电线，中断电流。

（3）挑开电线：如果人的躯体因触及下垂的电线被击倒，电线与躯体连接下很紧密，附近又无法找到电源开关，救助者可站在干燥的木板或塑料等绝缘物上，用干燥的木棒、扁担、竹竿、手杖等绝缘物将接触人身体的电线挑开。

（4）拉开触电者：触电者的手部如果与电线连接紧密，无法挑开，可用大的干燥木棒将触电者拨离触电处。

2. **心肺复苏** 病人脱离电源后应立即检查病人心肺情况。病人往往昏迷，呼吸停止或不规则，心搏停止或减弱。对呼吸已停止者，应立即施行持续的人工呼吸。人工呼吸用口对口的方法，每分钟10～12次。病人已发生心搏骤停但尚有呼吸者，应立即进行胸外心脏按压，每分钟100次。病人如心跳及呼吸均停止则应心脏按压与人工呼吸同时进行。

3. **保持呼吸道通畅** 松解上衣领口和腰带，使其呈仰卧位，头向后仰。清除口腔中的异物、有义齿应取出。

4. **转运** 呼吸、心跳恢复后立即送往医院救治，途中要密切注意病情变化。

（二）ICU救治

1. **心肺复苏** 对所有电击伤者，应连续进行48小时心电监测。呼吸停止者，立即气管插管，以气囊或呼吸器维持呼吸，并应用洛贝林、咖啡因、可拉明等中枢兴奋剂。心室颤动时立即用非同步直流电除颤。

2. **输液治疗** 早期补液量，不仅取决于皮肤烧伤面积，更取决于肌肉烧毁的范围和深度。由于电击伤较深，渗出较多，因此输液量往往比相同面积的热力烧伤多。在进行输液治疗时，主要依据病人对输液治疗的反应，包括每小时尿量，周围循环情况及对中心静脉压进行监测。在触电病人，特别是有过心搏骤停或心电图异常的病人，输入量应适当控制，以防止输液过多，加重心脏负担。

3. **急性肾衰竭的防治** 由于肌肉的大量损伤，大量肌红蛋白释出，病人伤后的尿呈葡萄酒色或酱油色，为了及时将游离的肌红蛋白及血红蛋白排出体外以减轻对肾脏的刺激损伤，预防急性肾功能衰竭，开始应输入较大量液体以保证病人尿量在每小时 50ml 以上，然后使用甘露醇。此外，可用5%碳酸氢钠碱化尿液以防止肌红蛋白及血红蛋白排出时沉积于肾小管，以及纠正酸中毒。已发生急性肾衰竭者，有指征时应进行血液透析。

4. **焦痂及深筋膜切开术** 高压电击伤时，由于深部组织损伤，大量液体渗出，筋膜下水肿明显，压力增加。增高的组织间压力将使循环受到障碍并造成更多的、继发性肌肉坏死。因此，应尽早施行焦痂及深筋膜切开术以减低肌间隙压力，改善循环，这样还可挽救部分受压但并未坏死的肌肉。

5. **预防感染** 由于深部组织的损伤、坏死，伤口需开放治疗，厌氧菌肌炎是一种较常见的并发症，应早期应用大剂量青霉素以预防厌氧菌感染，直至坏死组织完全清除。应常规应用破伤风抗毒素以预防破伤风。

6. **创面处理** 电击创伤面的处理原则首先为积极清除坏死组织。大量无活力的组织，主要是肌肉，如保留较久，则将发生液化、坏死、腐烂，导致感染及创面脓毒症，且为继续释放肌红蛋白的来源。电击伤病人应在循环情况稳定后 24～48 小时内行探查术。对需要截肢者，必须掌握手术指征。

（三）病情观察

（1）持续监测心率、血压、呼吸、血氧饱和度，密切注意病人的意识、瞳孔、末梢循环、尿量以及伤口创面的渗出情况。

（2）观察病人的通气情况、呼吸频率、深度、有无发绀等情况，保持呼吸道通畅。

（3）观察生命体征及液体出入量，尿量应每小时达 30～50ml 以上。并注意有无肌红蛋白、血红蛋白尿，发现尿量、尿色异常应及时通知医师处理，避免引起急性肾功能衰竭。

（4）观察受伤肢体远端的血液循环，并抬高患肢。如肢端冷、紫绀、充盈差及肿胀严重时，应通知医师早期行焦痂和筋膜切开术，恢复肢体的血液供应。

（5）观察电击伤后继发出血。由于电击伤导致动脉内膜及中层损伤，血管壁坏死感染，大多在 2～3 周左右继发出血。

（四）心理护理

重型触电病人其损伤程度严重，都有不同程度的伤残，突如其来的打击使病人难以接受，心境异常恶劣。在整个救治中，护士的语言温柔、举止沉着，动作轻柔，以及救护措施迅速得当能使病人情绪稳定，消除和缓解紧张恐惧心理，在为其治疗护理时，多给予语言安慰，鼓励病人较好地配合救治工作。需要截肢手术及植皮手术的病人情绪波动较大，顾虑多，应反复给病人说明手术的重要性与不手术的危害性，对他们谈到生死安危对家庭的影响，诱导他们面对现实，正确认识自己的伤情及预后。帮助病人从心理上积极自我化解，把对病人负面影响的时间缩短，程度减轻，能够积极主动的配合治疗。

（五）健康教育

（1）普及电学常识教育并遵守安全用电，工作中严格操作规范，谨慎小心。

（2）注意搬运电缆、水管、钢管等物时不要接触高压线。

（3）预防闪电雷击伤，雷雨时寻找合适的躲避处。

（4）不要在变压器上面挂衣物。

（5）任何可能接触或被人体接触或威胁生命危险的电器，均应有良好的接地，并在电路内装有保护性的断路装置。

（6）购买家用电器、插座时认准合格产品。

（7）触电后及时切断电源或用绝缘物挑开电线或电器，但切不可用手或其他导电物去牵挂电线、电器等，以免救助者自身也遭受电击伤。

（8）将触电者尽快送往医院救治，不得延误。

思考题

1. 诱发中暑的因素有哪些？
2. 简述中暑的临床表现、救治和护理原则。
3. 简述淹溺的救治原则和护理要点。
4. 如何做好淹溺自杀病人的心理护理？
5. 如何对触电病人进行紧急救护？

第十一章 昏迷

昏迷(coma)是大脑皮质和皮质下网状结构发生高度抑制,引起脑功能严重障碍、机体对外界环境的刺激缺乏反应的一种严重的病理状态。其主要特征是随意运动丧失,对外界刺激失去正常反应并出现病理反射活动。昏迷是临床急重症病人最常见的症状,一般提示病情危重,如不能及时诊治,往往危及生命。

一、病因与发病机制

(一)病因

1. 颅脑病变

(1)颅内感染:由病毒、细菌等所致,如各种脑膜炎、脑炎、脑脓肿等。

(2)颅脑外伤:如脑震荡、脑挫裂伤、颅内血肿(硬膜外、硬膜下、脑内血肿)、颅骨骨折等。

(3)颅内占位性病变:脑肿瘤、脑寄生虫病、脑内肉芽肿等。

(4)脑血管疾病:脑循环障碍(包括缺血、出血、栓塞、血栓形成等)、蛛网膜下腔出血等。

(5)其他:如颅内压增高综合征、癫痫等。

2. 全身性疾病

(1)急性感染性疾病:感染性休克、败血症、中毒性肺炎、中毒性细菌性痢疾、流行性出血热等。

(2)内分泌与代谢障碍:甲状腺疾病(甲状腺危象、甲状腺功能减退)、肝昏迷、肺性脑病、肝性脑病、糖尿病酮症酸中毒、低血糖昏迷、尿毒症等。

(3)水、电解质紊乱和酸碱失衡:稀释性低钠血症(水中毒)、低氯性碱中毒、高氯性酸中毒等。

(4)物理性损害:中暑、淹溺、电击伤等。

(5)化学性中毒:工业毒物中毒、农药类中毒、药物类中毒、植物类中毒、动物类中毒。

(6)其他:妊娠高血压综合征、严重创伤等。

(二)发病机制

意识的内容包括“觉醒状态”及“意识内容与行为”。觉醒状态有赖于网状结构上行激活系统的完整,意识内容与行为则有赖于大脑皮质的高级神经活动的完整。颅内病变如各种广泛急性炎症、占位性病变、脑血管病变可直接压迫或间接损害大脑皮质和网状结构上行激活系统,造成严重的意识障碍。颅外疾病主要通过影响神经递质和脑能量代谢而影响意识,如严重感染、糖尿病酮症酸中毒、低血糖、尿毒症及肝性脑病可因毒素作用于大脑皮质和皮质下网状结构而致昏迷;脑部受强烈震动、使脑细胞受损而致昏迷;超高热、电击伤可直接影响脑细胞代谢而致昏迷;巴比妥、溴化物、苯妥英钠及乙醇中毒则可抑制大脑及皮质下结构而昏迷。

二、病情评估

(一)健康史

询问病史对于昏迷的病因分析具有十分重要的意义。但只能通过对病人亲属或同事和现场目击者的叙述而所得,应估计其可靠程度。

1. **起病方式** 询问昏迷的发病过程、时间急或缓。急性起病者多见于急性感染、颅脑外伤、急性脑血管病、中毒、触电、癫痫大发作后和一过性脑供血不足等;亚急性发病则以代谢性脑病、化学伤及放射伤多见;起病缓慢者,常见于尿毒症、肝昏迷、颅内占位性病变、肺性脑病等;如脑血栓形成多于安静状态下发病。昏迷是首发症状,还是某些疾病发展过程中逐渐发生,若为逐渐发生则昏迷前必定有其他症状提供病因诊断。首发症状是昏迷者多提示颅内病变 。

2. **伴随症状** 昏迷伴有脑膜刺激征,常见于珠网膜下腔出血或脑膜炎等;反复头痛、呕吐伴偏瘫多见于急性脑血管病、颅脑外伤和脑占位病变等;伴抽搐常见于癫痫、高血压脑病、脑栓塞、子痫等;伴发热常见于甲状腺危象、感染性疾病等;伴黄疸常见于肝性脑病。

3. **发病年龄和季节** 年幼者,春季发病以流行性脑脊髓膜炎多见,夏秋季则常见于乙脑、中毒性菌痢等;青壮年以脑血管畸形为多;有高血压病史的中老年病人,应考虑脑出血、脑梗塞等。

4. **发病现场** 应询问发病现场的环境情况。现场环境有高压电线断落时应考虑电击伤可能;有安眠药瓶和农药瓶遗留应注意安眠药中毒和农药中毒。

5. **病人的情绪和生活情况** 询问病人日常思想情绪工作情况和婚恋、家庭生活情况,了解有无精神刺激因素,排除服用安眠药中毒或其他药物中毒的可能。

6. **既往史** 重点了解高血压、癫痫、糖尿病和心、肺、脑、肝、肾等重要脏器疾病史,以确定有无急性脑血管病、低血糖或血糖过高、肺性脑病、肝性昏迷和尿毒症的可能。

(二)判断意识障碍程度

判断病人的意识障碍程度可以根据病人的语言应答反应、疼痛刺激反应、肢体活动、瞳孔大小和对光反应、角膜反射等检查做出。意识障碍包括意识模糊、嗜睡、昏睡、昏迷等程度不同的表现,临床中其各种不同程度表现是随疾病的发展变化的,而不是固定不变的。病人出现昏迷,往往提示病情严重,应尽快明确诊断,并对症急救。

1. **昏迷程度分级** 昏迷是最严重的意识障碍。按其程度可分为:①浅昏迷:病人的随意运动丧失,对周围事物和声音、强光等刺激均无反应,仅对强烈的疼痛刺激(如压迫眶上神经或针刺),有躲避反应或痛苦表情。各种生理反射如吞咽、咳嗽、瞳孔对光、角膜反射等存在。脉搏、呼吸、血压无明显变化。可出现大小便潴留或失禁；②中度昏迷：对周围事物及各种刺激全无反应，对剧烈刺激偶可出现防御反射。各种生理反射均减弱。脉搏、呼吸、血压有所变化。大小便潴留或失禁；③深昏迷：对周围事物和各种刺激全无反应，四肢肌肉松弛，各种反射均消失。呼吸不规则，血压下降，大小便失禁。

2. 昏迷指数的测定 目前通用的格拉斯哥昏迷分级（GCS）计分法检查。该方法为世界许多国家所采用，GCS是根据病人眼睛、语言以及运动对刺激的不同反应给予评分，从而对病人的意识状态进行判断。GCS评分法详见第四章第三节。

3. 特殊类型昏迷的判断 ①植物状态：也称睁眼昏迷，是在复苏后引起严重脑损伤后的一种状态。表现为意识内容活动丧失，无任何认知功能、也无运动行为，而觉醒能力存在，如能自发睁眼，或在刺激下睁眼，可有无目的性的眼球跟踪运动，有睡眠-觉醒周期，下丘脑和脑干功能基本完整；②无动性缄默：表现为缄默不语、无自主运动，呈过度睡眠状态。常见于脑干血管病变、炎症、丘脑手术、安眠药中毒、第三脑室后部肿瘤等。

（三）生命体征及其他观察

1. 体温 发热在前，昏迷在后，多见于重症急性感染，如病毒性脑炎、脑膜炎、脑型疟疾、伤寒、中毒型细菌性痢疾等；昏迷在先，发热在后，见于脑出血、蛛网膜下腔出血等；急骤高热，提示脑干出血、中暑、抗胆碱能药物中毒；体温过低，见于休克、低血糖、巴比妥类药物中毒、下部脑干病变等。

2. 脉搏 脉搏变慢见于颅内压增高、心肌梗死、高度房室传导阻滞、吗啡中毒等；脉搏增快可见于高热或感染性疾病，如增快至170次/分以上则并见于心脏异位节律。脉搏先慢后快伴血压下降，考虑脑疝压迫脑干，延髓生命中枢衰竭。

3. 呼吸 呼吸深大见于代谢性酸中毒、糖尿病、尿毒症、败血症、严重缺氧等；呼吸减弱见于肺功能不全、镇静剂中毒、下部脑干病变等。呼吸异常伴气味异常：糖尿病呼吸气味呈烂苹果味；尿毒症呈氨气味；肝昏迷呈腐臭味；有机磷中毒呈大蒜味；乙醇中毒呈浓烈酒味。

4. 血压 血压明显升高多为高血压脑病、脑血管病、尿毒症、子痫等；血压速降可见于休克、心肌梗死、中毒性痢疾、糖尿病昏迷、镇静剂中毒等。

5. 瞳孔 观察昏迷病人的瞳孔变化，对确定昏迷的病因、损害部位、病变程度、抢救治疗和预后判断帮助极大，是昏迷的重要观察指标。

（1）双侧瞳孔散大：常见于濒死状态、严重尿毒症、子痫、癫痫发作以及阿托品类药物、一氧化碳及二氧化碳中毒、乙醇中毒、低血糖等。

（2）双侧瞳孔缩小：可见于脑桥出血、吗啡类、巴比妥类、有机磷类药物中毒等。

（3）一侧瞳孔散大：可见于动眼神经麻痹、小脑幕切迹疝。

（4）一侧瞳孔缩小：可见于脑疝发生早期、颈交感神经麻痹。

6. 眼底 在颅脑外伤或颅内出血后12~24小时可出现视神经乳头水肿；糖尿病、尿毒症、高血压脑病、血液病时可见视网膜出现广泛的渗出物或出血。

7. 脑膜刺激征 包括颈部抵抗、布氏征、克氏征等。阳性反应常见于蛛网膜下腔出血、各种脑膜炎、脑炎或枕骨大孔疝。

8. 皮肤 皮肤紫绀提示缺氧；皮肤呈樱桃红色可能为一氧化碳中毒；皮肤淤点见于细菌性、真菌性败血症、流行性脑脊髓膜炎和血小板减少性紫癜；皮肤色素沉着见于肾上腺皮质功能减退。

9. **运动功能** 对侧大脑半球病变常出现偏瘫;肌张力增高常见于基底节和外囊处病变;肌张力降低则多见于急性皮质脊髓束受损;而深昏迷时肌张力完全松弛;扑翼样震颤常见于肝性脑病。

10. **反射与病理征** 脑局限性病变常表现为单侧角膜反射、腹壁反射或提睾反射减弱或消失,以及深反射亢进或病理征等。以上改变若呈双侧对称性多与昏迷有关;如昏迷加深则表现为浅反射减退甚至消失,而深反射由亢进转为消失。

(四)实验室检查

1. **常规检查** 可作血、尿、大便常规及血糖、电解质、血氨、血清酶、肝肾功能、血气分析等检查,酌情选择脑脊液检查(严格掌握腰椎穿刺术禁忌证),根据以上常规检查结果,进一步选择特殊检查以辅助昏迷的诊断。

2. **特殊检查** 根据病情选择心电图、X 线摄片和 B 型超声检查。对怀疑有颅内病变者可根据需要选择脑电图、CT、磁共振、X 线、脑血管造影等检查。

(五)鉴别诊断

1. **晕厥** 为突然发生的,短暂的意识丧失状态,是由于大脑短暂性供血不足所致。晕厥发作时常伴有面色苍白、出冷汗、恶心及乏力等。一般意识在 1 分钟内可恢复。引起的原因主要有:心脏输出量减少或心脏停搏,突然剧烈的血压下降或脑血管的普遍性暂时性闭塞,如直立性低血压病人常于卧位突然起立时发生晕厥。

2. **癔症性昏睡** 属神经官能症的一种,常见于青壮年女性,多因精神因素而诱发,经暗示治疗可恢复,易反复发作。表现为卧床不语、双目紧闭,对针刺无反应,但翻开其眼睑可见眼球转动,瞳孔等大,对光反射存在,腱反射正常,病理反射阴性,生命体征平稳。可持续数小时或数日,恢复后清醒如常。

3. **木僵状态** 见于精神分裂症、严重抑郁症和反应性精神病等,表现为不动不语,甚至不进饮食,面部表情固定,对外界刺激无反应,甚至可出现瞳孔改变,大小便潴留等自主神经功能失调症状。检查有蜡样屈曲(病人身体各部分可任人摆布成极舒适的姿势,且维持很长时间)等。极似昏迷而无意识障碍,脱离木僵后,病人能回忆木僵时期所受的环境刺激。

4. **闭锁综合征** 此为脑桥腹侧病变累及皮质脊髓束所致。病人一切运动功能均丧失,生活完全不能自理,不能言语,但大多数病人可以睁眼或瞬目,感觉和认知完全正常,意识清晰,能理解问话,有思维活动,可用睁眼、闭目和眼球上下转动对指令做出正确的应答。

三、救护措施

救护原则:迅速采取措施,维持基本生命体征,避免脏器功能进一步损害,积极进行病因治疗。

(一)一般护理

1. **体位** 昏迷病人一般取平卧位,头偏向一侧,防止舌后坠。

2. 迅速建立静脉通道 病人入院后应立即建立静脉通道，以维持水、电解质、酸碱平衡，保证抗生素、血管活性药物、降颅压等重要药物的及时输注。

3. 保持呼吸道通畅 保持室内空气新鲜，温、湿度适宜，并松解衣领、腰带，取出义齿，尽量避免搬动。及时清除呼吸道分泌物、呕吐物，必要时给予雾化吸入，防止窒息；对于痰液黏稠者可行湿化吸氧。

4. 吸氧 昏迷病人应常规吸氧，一般采用鼻导管法给氧，氧流量为2～4L/min，必要时给予面罩吸氧。对于某些特殊病例，如一氧化碳中毒、减压病等，须行高压氧治疗。

5. 饮食 昏迷病人一般予禁食，但对于昏迷时间较长者，应给予鼻饲流质，以保证营养供给。鼻饲管应每周清洗、消毒一次。

6. 大小便护理 对于大便失禁者，须做好皮肤护理，每次排便后用热毛巾擦洗肛门周围皮肤，涂氧化锌软膏；对于便秘者可酌情给予润肠药物，必要时灌肠通便；对于尿失禁病人，应予留置导尿，长期留置导尿者，应定时放尿，以锻炼膀胱的反射功能。

（二）急救护理

1. 密切观察病情变化 根据病人病情严重程度，确定意识、瞳孔、体温、脉搏、呼吸及血压的观察测定时间，昏迷初期病情严重者测量时间每15～30分钟一次，病情轻者可0.5～1小时测一次，病情稳定者可逐渐增加观察间隔时间。测定结果应及时准确记录，并注意观察昏迷和清醒的时间。观察中应密切注意GCS指数变化，如发现指数迅速下降，则提示有中枢神经系统继发性损害的可能。如出现昏迷加深、瞳孔散大或不等大、呼吸不规则、血压不稳定时，常提示预后不良，应及时报告，迅速进行救治。

2. 呼吸监护 对昏迷病人应实施呼吸监护，除保持呼吸道畅通并持续给予氧气吸入，还应观察病人呼吸幅度，是否有口唇、指甲紫绀等缺氧征象，是否有窒息危险，必要时进行气管插管，如插管时间持续较长，应及时进行气管切开，加压给氧。呼吸抑制者应给予中枢兴奋剂。自主呼吸停止者，则须给予人工呼吸或机械通气。

3. 对症处理

（1）消除脑水肿：昏迷状态时脑组织缺血、缺氧及水肿，应常规应用高渗溶液脱水，常用20%甘露醇250ml快速静脉滴注，每日2～3次。但脱水期间应注意补充血容量，防止肾功能衰竭。

（2）促进脑功能恢复：为保护脑功能，应给予促进脑细胞功能恢复的药物和辅酶A、三磷酸腺苷、胞二磷胆碱、脑活素等。

（3）保持有效的低温冬眠疗效：低温冬眠疗法可降低脑耗氧量及代谢率，提高脑对缺氧的耐受性。一般体温降至33℃，脑体积缩小约1/3，可有效地降低脑血流量和颅内压，减轻脑水肿，也有助于大脑皮质功能的恢复。常用的冬眠合剂为：氯丙嗪50mg，哌替啶100mg，用生理盐水混合至20ml，首次用量10ml肌注，再根据体温情况隔4～6小时肌注5ml，将体温控制在37℃以下。同时局部可用冰帽或冰袋给予辅助降温。低温冬眠疗法的有效标志是：镇静好、呼之能应、病人对物理降温无御寒反应，体温控制在预定范围内。要保持有效的低温冬眠疗效，实施降温的要求是：早、低、足、稳、缓。早是在脑水肿高峰之前进行降温；低是要求头部温度降至28℃，肛温降到33℃；稳是要求降温过程应是逐步降至要求温度，不能幅度过大忽高忽低，上下波动；缓是要求复温时不宜过快，适合的速度是每24小时复升温度

1～2℃。

(4)维持水、电解质及酸碱平衡:根据病情及血电解质结果,适当补充钾、钠等成分,每日补液量1500～2000ml,总热量约1500～2000 kcal,防止水、电解质及酸碱失衡。

(5)控制抽搐:如病人出现抽搐,应镇静止痉,目前首选药物是地西泮,一般10～20mg静注,抽搐停止后再静滴苯妥英钠0.5～1.0g,4～6小时内可重复给药。

4. *病因治疗* 及时寻找和去除病因,阻止病情进一步恶化是昏迷治疗十分重要的环节。病因治疗包括:

(1)颅内病变者如有手术指征应尽快手术根治病灶。

(2)外伤者应给予包扎、固定。

(3)药物中毒者应在洗胃和输液等加速排毒措施外,使用有效药物解毒处理。

(4)颅内感染或全身感染者应进行细菌药敏试验,采用敏感的抗生素静脉输入。

(5)对低血糖性昏迷应立即静脉注射高渗葡萄糖;对高血糖性昏迷则以胰岛素降低血糖。

(6)肝昏迷者给予谷氨酸等药物治疗。

(7)纠正休克:给予病人保暖,静脉补充液体,保持有效的体循环和脑循环。但应注意控制日入量不超过3000ml,以免加重脑水肿。正确应用抗休克药物。

5. *预防并发症*

(1)口腔、眼部护理:每日三次口腔护理,病人意识不清,操作采用弯血管钳夹住无菌棉球蘸取适量生理盐水、冷开水或复方硼酸溶液进行擦洗。注意观察口腔有无真菌感染、粘膜溃疡及腮腺炎等并发症,须及时给予针对性治疗;病人眼睑不能闭合时,涂抗生素眼膏加盖纱布。

(2)防止坠积性肺炎:在呼吸道充分湿化的基础上,定时翻身、叩背,及时吸除痰液,防止呼吸道分泌物或呕吐物吸入气道。定期更换吸氧导管,以保持清洁和通畅。

(3)预防褥疮:定期翻身,每2小时一次,定时活动肢体。保持床铺清洁、干燥、平整,施以气圈或海绵衬垫。对受压处可蘸少许50%乙醇给以按摩,每次3～5分钟,以改善局部血液循环。

(4)预防尿路感染:做好会阴部护理,为防止泌尿道感染,应保持导尿管通畅,避免扭曲受压,引流管应保持向下。每天为病人清洁插管局部和尿道口,观察引流出的尿液的质和量,发现感染征象应及时报告。

思考题

1. 全身性疾病引起的昏迷又分为哪几种?
2. 颅脑疾患引起的昏迷分哪几类?
3. 如何对昏迷程度进行临床分级?
4. 昏迷的救护原则是什么?

第十二章 常见临床危象

危象不是独立的疾病，它是指某一疾病在病程进展过程中所表现的急性症候群。多数危象发生都是基础疾病持续期间受到某些刺激而诱发，常见导致危象的诱因如过度疲劳、情绪激动、感染、外伤、分娩等。危象对生命重要器官特别是大脑功能构成严重的损害，若不及时救治，可以危及病人生命或致残，若能够及时发现，及时治疗，护理得当，危象是可以得到满意的控制的。

第一节 超高热危象

超高热危象是指体温超过41℃，同时伴有抽搐、昏迷、休克及出血等。超高热多有体温调节中枢功能障碍，可使肌肉细胞快速代谢，造成横纹肌溶解、代谢性酸中毒、心血管系统及其他器官的严重损伤，是临床常见急症，必须迅速处理。

一、病因与发病机制

（一）病因

1. **感染性发热** 为各种病毒、细菌、真菌、寄生虫、支原体、螺旋体、立克次体等病原体引起的全身各系统器官的感染。

2. **非感染性发热** 凡是病原体以外的各种物质引起的发热均属于非感染性发热。常见原因如下：

（1）变态反应性发热：如血清病、输液反应、药物热、系统性红斑狼疮、误输异型血及某些恶性肿瘤等。

（2）中枢性发热：体温调节中枢受到损害，使体温调定点上移，造成发热。常见于：物理性因素，如中暑；化学性因素，如安眠药中毒；机械性因素，如脑外伤、脑出血、脑肿瘤等。

（3）内分泌与代谢疾病：如甲亢危象、嗜铬细胞瘤高血压发作。

（二）发病机制

外源性致热原如微生物病原体及其代谢产物，不能直接作用于体温调节中枢，而是通过激活血液中的中性粒细胞、嗜酸性粒细胞和单核——吞噬细胞系统，使其产生内源性致热原引起发热；变态反应时形成抗原体复合物，也可激活白细胞释放内源性致热源而引起发热。内源性致热原如白介素（IL－I）、肿瘤坏死因子（TNF）等其他理化因素，通过血脑屏障直接作用于体温调节中枢的体温调定点，使产热增加、散热减少，从而导致体温升高。

二、病情评估

高热病人出现呼吸急促、烦躁、抽搐、休克及昏迷时，应警惕超高热危象的发生。诊断要点如下：

（一）收集病史

重点询问引起超高热的可能原因。

（1）流行病学资料：病人发病的地区、季节、时间、接触史等。如血吸虫病、流行性出血热有地区分布；乙脑、疟疾与蚊子有关；菌痢、食物中毒有不洁饮食史。起病后一般情况及用药情况等。

（2）发热的特点：起病急缓、热型、伴随症状及诱因等。许多发热疾病具有特殊热型，根据不同热型，可提示某些疾病的诊断，伴随症状对发热原因的鉴别也很有帮助。

（二）体格检查

进行全面细致的体格检查，应监测体温、脉搏和呼吸的变化，体温以测量口温或肛温为宜。并应重点检查病人的面容、眼睛、皮肤粘膜、淋巴结、心血管、肺部、腹部、肌肉骨骼系统及神经系统等。重视具有定位意义的局部体征，以便确定主要病变在哪个系统。

（三）辅助检查

应结合病史及体检有针对性地进行，如三大常规，脑脊液常规，病原体显微镜检查，细菌学检查，血清学检查，血液生化检查，活体组织病理检查，X 线检查，B 超、CT 检查等。

三、救护措施

（一）一般护理

1. **环境**　将病人置于安静、舒适、通风的环境，有条件应安置在有空调的病室内，无空调设备时，可在室内放置冰块、或电扇通风，以达到降低室温的目的。

2. **饮食**　给予高热量、高蛋白、高维生素、低脂肪、易消化的半流质饮食，建议病人多进食、多饮水，每日液体入量达 3000ml，多吃新鲜水果和蔬菜。

3. **皮肤护理**　保持皮肤清洁干燥，出汗病人及时更换衣被。卧床病人定时翻身，预防褥疮。有出血倾向的病人，应防止皮肤受压与破损。

4. **口腔护理**　每天 2～3 次，进食前后漱口，防止感染及粘膜溃破。

(二)急救护理

1. 严密观察病情

(1)注意病人神志、呼吸、血压、脉搏、体温、末梢循环等生命体征的变化,特别应注意体温的变化,一般每4小时测体温一次,观察物理、药物降温的效果,避免降温速度过快、幅度过大,造成病人虚脱。

(2)注意病人伴随症状的变化,及时提供给医生,以助诊断。

(3)记录液体出入量,特别是大汗的病人,要注意补足液体。

2. 降温 迅速而有效地将体温降至38.5℃是治疗超高热危象的关键。

(1)物理降温:简便安全,疗效较快,应首选。常用方法:①冰水擦浴:对高热、烦躁、四肢末梢灼热者,可用冰水擦浴降温;②温水擦浴:对寒战、四肢末梢厥冷的病人,用32℃~35℃温水擦浴,以免寒冷刺激而加重血管收缩;③乙醇擦浴:用温水配成30%~50%乙醇擦拭;④冰敷:用冰帽、或将冰袋置于前额及腋窝、腹股沟、腘窝等处。注意事项:①擦浴方法是自上而下,由耳后、颈部开始,直至病人皮肤微红,体温降至38.5℃左右;②不宜在短时间内将体温降得过低,以防引起虚脱;③伴皮肤感染或有出血倾向者,不宜皮肤擦浴。降温效果不佳者可适当配合通风或服药等措施;④注意补充液体,维持水电解质平衡。

(2)药物降温:药物可防止肌肉震颤,减少机体分解代谢,扩张周围血管,从而减少产热和利于散热。但一般用于物理降温效果差或物理降温后体温再次上升,或不适宜用物理降温者。用药时要防止病人虚脱。常用药物有阿司匹林、地塞米松等。

3. 对症护理

(1)物理降温的病人,要及时更换冰袋,经常擦浴降温。

(2)烦躁、惊厥病人可使用镇静剂。呼吸困难病人应吸氧,一般采用鼻导管吸氧,吸氧流量2~4L/min。必要时可气管切开,机械通气。

(3)卧床的病人,要定时翻身,防止褥疮。

(4)加强呼吸道管理,可行雾化吸入,拍背,协助病人咳痰;咳嗽无力或昏迷无咳嗽反射者,可气管切开,吸出气道内的分泌物。

(5)烦躁、惊厥的病人,应置于保护床内,适当的约束四肢,防止坠床或自伤。为防止舌被咬破,床边应备开口器与舌夹钳。

(三)冬眠降温

使用以上措施体温仍高,尤其是烦躁、惊厥的病人,可在物理降温的基础上使用冬眠药物。常用冬眠号(哌替啶100mg、异丙嗪50mg、氯丙嗪50mg)全量或半量静脉点滴。该药物可引起血压下降,使用前应补足血容量、纠正休克,使用中监测血压的变化。

(四)积极寻找病因

(1)细菌感染已明确者,合理选用抗生素。抗生素使用后,至少观察2~3天,疗效确不满意时,应考虑改用其他药物;明确为输液反应所致高热,须立即停止输液;甲状腺功能亢进症危象者,迅速使用抗甲状腺药物。

(2)对高度怀疑的疾病,可作诊断性治疗(试验治疗)。例如,有典型病史、热型、肝脾肿大、白细胞减少、高度拟诊疟疾者，可试用磷酸氯喹3日。诊断性治疗的用药要有目的、有步骤、按计划进行，做到“用药有指征，停药有根据”，切忌盲目滥用。

(3)对原因不明的发热，应进一步观察检查。若病人情况良好，热度不过高，可暂不作退热处理而给予支持疗法，以便细致观察热型并进一步作其他检查，待明确诊断后积极进行病因治疗。

第二节　高血压危象

高血压危象是指高血压病程中，由于某些诱因，外周小动脉发生暂时性强烈收缩，血压在短时间内急剧升高，舒张压可达120 mmHg以上，收缩压亦相应上升至250 mmHg或更高，并伴有头痛、烦躁等重要器官的功能障碍表现。

一、病因、诱因和发病机制

(一)病因

1. **原发性高血压**　包括缓进型或急进型高血压。

2. **继发性高血压**　肾性高血压、内分泌性高血压、妊娠高血压综合征，其他如脑出血、头颅外伤等。

(二)诱因

(1)寒冷刺激、精神创伤、外界不良刺激、情绪波动和过度疲劳等。

(2)应用拟交感神经药物后发生节后交感神经末梢的儿茶酚胺释放。

(3)高血压病人突然停服可乐宁等某些降压药物。

(4)经期和绝经期内分泌功能紊乱。

(三)发病机制

关于高血压危象发生机制的问题，目前认为，高血压病人交感神经活性亢进，在某些诱发因素的作用下，血液循环中肾素、血管紧张素Ⅱ、去甲肾上腺素和血管加压素等收缩血管活性物质突然急骤的升高，使心、脑、肾等靶器官小动脉及全身小动脉痉挛，导致血压突然急剧升高而发生高血压危象。

二、病情评估

(一)收集病史

1. **有高血压病史**　无论原发性高血压，还是继发性高血压均可发生该现象。

2. **存在诱发危象因素**　高血压病人如有精神创伤、情绪激动、过度疲劳和内分泌失调，或者遇到寒冷刺激和气候变化,易突然发生周围小动脉暂时性强烈痉挛性收缩,引起血压急剧进一步升高,可导致高血压危象。

(二)临床表现

1. **突然性血压急剧升高** 在原来高血压基础上,血压显著地增高。舒张压可达 120 mmHg 以上,收缩压上升 250 mmHg 或更高。

2. **具有急性靶器官损伤的表现** 常见中枢神经、循环、消化、泌尿和内分泌系统缺血性损害的症状和体征。可表现为头痛、乏力、头晕、视力模糊、恶心、呕吐、胸痛、心悸、呼吸困难、排尿困难或尿少等。故体检应全面细致,重点包括仰卧、坐位及立位的血压测定,神经系统及呼吸、循环系统的检查。

(三)辅助检查

(1)血常规、尿常规,肾功能检查,血电解质,酌情进行脑脊液检查。

(2)影像学检查:胸片、头颅或肾上腺 CT、主动脉造影、心电图等。

(四)病情判断

高血压危象具有可逆性,病人的症状发作一般历时短暂,易迅速恢复,但亦易复发。多数在及时采取有效的迅速降压措施后,症状可缓解,异常的体征可消失。

三、救护措施

(一)一般护理

(1) 体位:绝对卧床休息,将床头抬高 30°,可以起到所需的体位降压作用。

(2)吸氧:应常规吸氧,一般给予鼻导管给氧。

(3)迅速建立静脉通道,保证降压药物及时输入。

(4) 做好生活护理,合理饮食,以低脂、低盐、高钾、足够的维生素为原则,保证丰富的纤维食物,以保持大便通畅。必要时按医嘱给予缓泻剂。同时避免其他诱发因素。

(二)急救护理

1. 迅速降压

(1)降压幅度:降压的幅度取决于临床情况。如果肾功能正常,无脑血管或冠状动脉疾患史,亦非急性主动脉夹层动脉或嗜铬细胞瘤伴急性高血压者,血压可降至正常水平。否则降压幅度过大,可能会使心、肾、脑功能进一步恶化。一般将血压控制在 160/100 mmHg 以上较为安全。

(2)降压速度和降压药的选择:应尽快将血压降至安全水平,否则预后较差。所选药物应对外周血管有扩张作用,并对心肌收缩、窦房结和房室结无明显抑制作用。硝普钠为快速降低血压最有效的药物,其特点是起效快、剂量易于调节,便于平稳降压调节滴速可使血压控制在预期水平,但停药后血压迅速上升,而不至于发生低血压,必要进可联合应用降压药物，不但可以提高疗效、减少药量及毒副作用，而且可以延长降压作用时间。静脉滴注硝普钠时应注意：①现配现用，注意避光。药物颜色发生改变，应弃去不用；②输注时不与其他药物合用；③一般采用输液泵调速，开始时以 10～25μg/min 静滴，然后根据血压反应，每隔 5～15 分调整剂量；④使用期间如出现出汗、不安、头痛、心悸、胸骨下疼痛、肌肉抽动、应停止输液；⑤硝普钠在体内被代谢成氰化物，使用一般不超过 1 周，以免引起神经系统中毒反应。

2. **严密观察病情** 监测血压、脉搏、呼吸、神志及心、肾功能变化，观察瞳孔大小及两侧是否对称。对持续抽搐或有意识改变的病人，应守护在病人身边，去除义齿，安放牙垫，并加床防护栏，以防坠床。

（三）对症护理

（1）高血压脑病：用脱水剂如甘露醇、山梨醇或快作用利尿剂呋噻米或利尿酸钠注射，以减轻脑水肿。

（2）制止抽搐、躁动：抽搐者给地西泮、巴比妥钠等肌肉注射，或给水合氯醛保留灌肠。

（3）左心衰竭：可给予强心、利尿及扩血管治疗。

（四）病因治疗

待血压降低，病情稳定后，再根据病人具体情况进一步检查，确定是否有肾脏、血管和内分泌等疾病引起的继发性高血压，再采取针对性的病因治疗，防止高血压危象的复发。

第三节 高血糖危象

高血糖危象是由多种病因引起的以慢性高血糖为特征的代谢紊乱，其基本病理生理为绝对或相对胰岛素分泌不足所引起的糖代谢紊乱，严重时常导致酸碱平衡失调。特征性的病理改变包括高血糖、高酮血症及代谢性酸中毒，发展到严重时为酮症酸中毒昏迷和高渗性非酮症性昏迷。

一、糖尿病酮症酸中毒

糖尿病酮症酸中毒（diabetic ketoacidosis，DKA）是糖尿病病人在应激状态下，由于体内胰岛素缺乏，胰岛素拮抗激素增加，引起糖和脂肪代谢紊乱，以高血糖、高酮血症和代谢性酸中毒为主要改变的临床综合征。多发生于胰岛素依赖型病人，是糖尿病的急性合并症，也是内科常见急症之一，严重者可致昏迷，甚至危及生命。

（一）诱因与发病机制

1. **诱因** 1 型糖尿病病人有自发 DKA 倾向，2 型糖尿病病人在一定诱因作用下也可发生 DKA。任何可以引起或加重胰岛素绝对或相对不足的因素均可成为诱因，多数人的发病诱因不是单一的，但也有的病人无明显诱因。

（1）感染：是最常见的诱因，以泌尿道感染和肺部感染最多见，其他尚有皮肤感染、败血症、胆囊炎、真菌感染等。

(2)胰岛素治疗中断或不适当减量。

(3)应激状态:如心肌梗死、外伤、手术、妊娠分娩、精神刺激等。

(4)饮食失调或胃肠疾患:过多进食高糖或高脂肪食物、酗酒,呕吐、腹泻或高热等导致严重脱水。

2. **发病机制** 发病的基本环节是由于胰岛素缺乏和胰岛素拮抗激素(胰高血糖素、皮质醇、儿茶酚胺和生长激素)增加,导致糖代谢障碍,血糖不能正常利用,结果血糖增高;脂肪的动员和分解加速,生成大量酮体,当酮体的生成超过组织利用和排泄的速度时,将发展为酮症酸中毒。

(二)病情评估

1. **收集病史** DKA 发生于糖尿病的基础上,应询问 DKA 发生前的用药情况、感染情况、应激状况、精神状况及患病情况。

2. **临床表现**

(1)症状:原有糖尿病症状加重,极度软弱无力、烦渴多饮、多尿,随后出现食欲减退、恶心、呕吐、腹痛、头痛、烦躁,晚期则出现嗜睡、意识模糊、甚至昏迷。

(2)体征:皮肤干燥无弹性、眼球下陷等脱水征。当失水超过体重的 15% 时,则出现循环衰竭、脉搏细速血压下降。呼吸深而速,呼气有烂苹果味,晚期则发生呼吸抑制而表现呼吸表浅。

3. **实验室检查** ①血:血糖明显升高,多为 16.7 ~ 33.3 mmol/L;血酮体升高,>4.8 mmol/L;血 pH 下降,呈代谢性酸中毒;二氧化碳结合力降低;血钾早期可正常或偏低,少尿时可升高,治疗后如补钾不足可下降;②尿:尿糖、尿酮体阳性。

如病史不明,需与其他可能引起昏迷的疾病相鉴别,如脑血管意外、高血压脑病、尿毒症、急性中毒、严重感染等,应详细询问病史,详查病情,结合有关实验室检查综合分析判断。

(三)救护措施

1. **一般护理**

(1)病人应绝对卧床休息,注意保暖。

(2)迅速建立静脉通道:补液是 DKA 抢救成功的关键,应保证静脉补液畅通。

(3)吸氧:一般用鼻导管吸氧,吸氧流量为 2 ~ 4L/min。

(4) 饮食:给予流质饮食,待病情稳定后再过渡到糖尿病饮食,鼓励病人多饮水。

(5)昏迷病人应保持呼吸道通畅,加强生活护理,注意口腔、皮肤的护理,预防褥疮和继发性感染。

2. **急救护理**

(1)严密观察病情:①严密观察体温、脉搏、呼吸、血压及神志变化,低血钾病人应作心电图监测,为病情判断和观察治疗反应提供客观依据;②及时采血、留尿,送检尿糖、尿酮、血糖、血酮、电解质及血气分析等;③准确记录 24 小时液体出入量;④补液时监测心、肺功能。

(2)补液:迅速纠正失水以改善循环血容量与肾功能。补液原则:①若血压正常或偏低,血钠小于150 mmol/L,可静脉输入生理盐水;②若血压正常,血钠高于或等于 150

mmol/L或伴高渗状态，开始就用低渗液；③血糖降制至 13.9 mmol/L 以下，改用 5% 葡萄糖溶液；④补液量及速度须视失水程度而定。失水较重者，可在入院第 1 ~ 2 小时内滴入 1000ml，以后 6 小时内每 1 ~ 2 小时滴入 500 ~ 1000ml，视末梢血循环、血压、尿量而定，一般第一天补液量约 3000 ~ 5000ml 。治疗过程中必须避免血糖下降过快、过低，以免发生脑水肿。对老年、心血管疾病病人，输液尤应注意不宜太多、太快，应监测中心静脉压，以免发生肺水肿。

(3)纠正电解质及酸碱失衡：轻症病人经补液及胰岛素治疗后，酸中毒可逐渐得到纠正，不必补碱。重症酸中毒，二氧化碳结合力小于 8.92 mmol/L，pH 小于 7.1，应根据血 pH 和二氧化碳结合力变化，给予适量碳酸氢钠溶液静脉输入。酸中毒时细胞内缺钾，治疗前血钾水平不能真实反映体内缺钾程度，治疗后 4 ~ 6 小时血钾常明显下降，故在静脉输入胰岛素及补液同时应补钾，最好在心电监护下，结合尿量和血钾水平，调整补钾量和速度。

(4)胰岛素应用：多采用小剂量胰岛素治疗，给药途径以静滴和静脉推注为首选。静脉滴注每小时 0.1 U/ kg；当血糖降至 13.9 mmol/L 时，胰岛素改为皮下注射，每 4 ~ 6 小时一次，根据血糖、尿糖调整剂量。临床实践证明，小剂量胰岛素治疗简单易行，安全有效，较少发生低血钾、脑水肿及后期低血糖等严重不良反应。

(5)及时处理诱因和并发症：针对严重感染、心力衰竭、心律失常、休克、肾功能衰竭、脑水肿等进行处理。

二、糖尿病高渗性非酮症昏迷

糖尿病高渗性非酮症昏迷(hyperosmolar nonketotic diabetic coma，HNDC) 是糖尿病急性代谢紊乱的另一临床类型，也称高渗性昏迷，特点是血糖高，从而导致血浆高渗性脱水和进行性意识障碍。多见于老年病人，约 2/3 病人发病前无糖尿病史或仅有轻度症状。

(一)诱因与发病机制

1. 诱因

(1)引起血糖增高的因素：各种感染和应激因素、各种能引起血糖增高的药物、糖摄入过多、患有影响糖代谢的内分泌疾病。

(2)存在失水、脱水的因素：利尿药使用不恰当、水入量不足或呕吐腹泻丢失等、接受透析治疗、大面积烧伤。

(3)肾功能不全：由于肾小球滤过率下降，对血糖的清除亦下降。

2. 发病机制　某些诱因，使胰岛对糖刺激的反应减低，胰岛素分泌减少，结果组织对糖的利用减少，肝糖原分解增加，因而引起严重的高血糖，但由于病人的胰岛还能分泌一定量的胰岛素，而机体抑制脂肪分解所需的胰岛素远比糖代谢所需的胰岛素量小，因此糖尿病高渗性非酮症昏迷病人自身的胰岛素量虽不能满足应激状态下对糖代谢的需要，却足以抑制脂肪的分解，故表现出严重的高血糖，而血酮增加不明显。严重的高血糖使血液渗透压升高，造成细胞内脱水，渗透性利尿，同时伴随电解质的丢失。

(二)病情评估

1. 收集病史 应询问相关的病史和诱因,如病人已发生意识障碍,则向亲属或知情者了解。

2. 临床表现

(1)症状:多数起病隐匿,早期表现有头晕、疲倦、烦渴、多饮、多尿、恶心与呕吐,可有发热,多食可不明显,失水逐渐加重。

(2)体征:出现进行性意识障碍,定向力障碍,出现嗜睡、幻觉、淡漠、偏盲、上肢拍击样震颤、癫痫样抽搐,最后陷入昏迷。来诊时常已有显著失水甚至休克,但无酸中毒深大呼吸。

3. 实验室检查 特征性改变为高血糖和高血浆渗透压,多数伴有高血钠和氮质血症。血糖常高至33.3 mmol/L以上,血浆渗透压则高达330~460 mmol/L,血钠可高达155 mmol/L以上。尿糖呈强阳性,尿酮体阴性或弱阳性,血酮体正常。

4. 诊断要点 对本症的诊断并不难,关键是提高对本症的认识和警惕。特别是对中老年病人,有以上临床表现,无论有无糖尿病史,均提示有糖尿病高渗性非酮症昏迷的可能,应立即做实验室检查。

(三)救护措施

1. 一般护理 基本与DKA相同。

2. 急救护理

(1)严密观察病情:与糖尿病酮症酸中毒病情的观察类似,此外尚需注意以下情况。迅速大量输液不当时,可发生肺水肿等并发症。补充大量低渗溶液,有发生溶血、脑水肿及低血容量休克的危险。故应随时观察病人的呼吸、脉搏、血压和神志变化,观察尿色和尿量,如发现病人咳嗽、呼吸困难、烦躁不安、脉搏加快,特别是在昏迷好转过程中出现上述表现,提示输液过量的可能,应立即减慢输液速度并及时报告医生。尿色变粉红提示发生溶血,应立即停止输入低渗溶液并对症处理。

(2)补液:纠正高渗和脱水是抢救成败的关键。本病失水比DKA更为严重,早期输入等渗盐水,以便较快扩张微循环而补充血容量,迅速纠正血压,待循环血容量稳定后酌情以低渗盐水(0.45%~0.6%氯化钠液)缓慢静脉滴注。血糖降至13.9 mmol/L时改用葡萄糖溶液静脉输注。补液量应视失水程度而定,一般按病人体重(g)的12%估算输液量(ml)。静脉滴注速度须视全身及心血管、脑血管情况,尿量及有关的血化验改变等因素而定,防止因输液过多、过速而发生脑水肿、肺水肿等并发症。

(3)纠正电解质紊乱:主要是补充钾盐(同DKA治疗)。若有低血钙、低血镁或低血磷时,可酌情给予葡萄糖酸钙、硫酸镁或磷酸钾缓冲液。

(4)胰岛素:一般用普通胰岛素,剂量为3~5 U/h,用量较DKA为小,也可一开始采用上述小剂量胰岛素治疗的方法,每2~4小时测定血糖,血糖降至13.9 mmol/L时停止注射胰岛素,改用5%葡萄糖溶液静滴,防止因血糖下降太快、太低而发生脑水肿。

(5)积极治疗诱因及伴随症:包括控制感染,纠正休克,防止心力衰竭、肾功能衰竭、脑水肿的发生等。

第四节　低血糖危象

低血糖危象又称低血糖症(hypoglycemia)是指血葡萄糖(简称血糖)浓度低于正常的临床综合征。正常情况下,通过神经内分泌等调节,糖的分解代谢与合成代谢保持动态平衡,血糖浓度亦相对稳定。当某些病理和生理原因使血糖降低,引起交感神经过度兴奋和中枢神经异常的症状及体征时,就出现低血糖危象。

一、病因与发病机制

(一)病因

引起低血糖的病因很多,按病因不同,可分为器质性和功能性;按发病机制可分为血糖利用过度和血糖生成不足;根据低血糖发作的特点可分为空腹低血糖、餐后低血糖及药物引起的低血糖。

1. 空腹低血糖

(1)内分泌性:胰岛素或胰岛素样物质过多,如胰岛素瘤,胰外肿瘤;对抗胰岛素的内分泌激素不足,如垂体功能减退、肾上腺皮质功能低下、甲状腺功能减退。

(2)肝源性:肝炎、肝硬化、肝淤血。先天性糖原代谢酶缺乏。

(3)营养障碍:长期食物摄入不足或吸收不良导致严重营养不良,尿毒症。

2. 餐后低血糖

(1)胃切除术后饮食性反应低血糖:又称倾倒综合征,与胃排空加速,葡萄糖迅速吸收,刺激胰岛素过量分泌有关。

(2)功能性餐后低血糖:多在餐后 2 ~ 4 小时发作,特点是低血糖症状不经治疗可自行消失,临床多见于伴有神经质的中年女病人,这些人体内肾上腺素分泌较多或肾上腺的餐后反应异常,特别是含糖饮食会刺激交感神经从而引起过强反应。

(3)晚期或迟发性餐后低血糖:为糖尿病早期表现之一,由于进食后引起迟发胰岛素释放所致。

3. 药物引起的低血糖

(1)胰岛素:糖尿病病人因胰岛素应用不当而致低血糖是临床最常见的原因。如延迟进餐、剧烈运动、胰岛素用量过大等。

(2)口服降糖药:如对初用优降糖的老年病人,若用量不当容易发生低血糖,由于优降糖代谢产物仍有部分活性,特别是当病人有肝、肾功能不良时,优降糖引起的低血糖严重而持久。

(3)其他药物:如乙醇、水杨酸、磺胺类、β - 阻滞剂等。

(二)发病机制

人体通过消化道、肝、肾及内分泌腺体等多器官功能的协调来维持血糖的稳定。当血糖下降时，重要的反应是体内胰岛素分泌减少，而胰岛素的反调节激素如肾上腺素、胰升血糖素、皮质醇分泌增加。使肝糖原产生增加，糖的利用减少，以保持血糖稳定，其主要生理意义在于保证对大脑细胞的供能，脑细胞所需的能量几乎完全直接来自血糖，而且本身没有糖原储备，当血糖降到≤2.8 mmol/L 时，一方面引起交感神经兴奋，大量儿茶酚胺释放，另一方面由于能量供应不足使大脑皮质功能抑制，皮质下功能异常，即可出现中枢神经低糖症状和交感神经兴奋两组症状。

二、病情评估

（一）收集病史

低血糖的病因比较复杂，应详细了解既往相关病史，低血糖发生前的饮食、用药、手术等情况，低血糖发生后诊疗过程及精神状况等。

（二）临床表现

低血糖常呈发作性，发作时间与频度随病因不同而异。血糖过低对机体的影响以神经系统为主，有两大类：一类是交感神经过度兴奋的表现，如面色苍白、颤抖、出冷汗、饥饿、紧张、焦虑、软弱、心悸及血压轻度升高；另一类是中枢神经低糖的症状，如头晕、头痛、视物不清、步态不稳、精神不集中、思维和言语迟钝、以致精神错乱等，如低血糖程度加重则可出现意识模糊、肌肉颤动、惊厥、癫痫发作，甚至昏迷、休克和死亡。这些症状的严重性与低血糖的程度、症状持续时间以及血糖下降速度有关。

（三）诊断要点

（1）有低血糖危象发作的临床表现。
（2）发作时血糖低于 2.8 mmol/L。
（3）供糖后症状迅速缓解。

（四）鉴别诊断

以中枢神经功能障碍为主者应注意与糖尿病酮症酸中毒、非酮症高渗性昏迷、癫痫、癔病、脑血管病、药物中毒等所致的昏迷鉴别。以交感神经过度兴奋症状为主者，比较容易识别。主要通过病史、发作特点与血糖检查及注射葡萄糖后的反应鉴别。

三、救护措施

（一）一般护理

（1）体位：一般取平卧位，注意保护，防止外伤。
（2）迅速建立静脉通道，立即输注葡萄糖液，抽搐病人可酌情应用适量镇静剂。
（3）饮食：少食多餐，给予低糖、高蛋白、高纤维素和高脂肪饮食，以减少对胰岛素分泌的刺激。

(4)吸氧:对于昏迷、抽搐病人应常规给氧,保持呼吸道通畅。

(5)昏迷病人按昏迷常规护理:意识恢复后要注意观察是否有出汗、倦睡、意识蒙眬等再度低血糖状态,以便及时处理。

(二)急救护理

1. **严密观察病情**　①密切观察生命体征及神志变化;②观察尿、大便情况,记录出入量;③血糖测定,凡怀疑低血糖昏迷的病人,应立即作血糖测定,并在治疗过程中动态监测血糖水平;④观察治疗前后的病情变化,评估治疗效果。

2. **升高血糖**　如病情较轻,有吞咽运动时,可给予糖水或糖果等食物便可缓解;如病人已昏迷或抽搐时,立即静脉注射50%葡萄糖溶液50~100ml,多数病人能清醒,未恢复者可反复注射到清醒。但仍需继续观察,防止再度昏迷,必要时继以10%葡萄糖溶液500~1000ml静脉滴入,视病情调整滴速和输入液量,直至病情完全稳定为止;如血糖不能上升到理想水平,必要时可选用:①氢化可的松100mg静脉注射,一日总量在200~400mg;②胰升糖素0.5~1mg皮下、肌肉或静脉注射,此药起效快,一般20分钟内生效,但仅能维持1~1.5小时。

3. **病因治疗**　病人意识恢复后应详细询问病史,全面体检,做有关检查和试验,尽量明确诊断,积极治疗原发病及消除病因。

第五节　甲状腺功能亢进危象

甲状腺功能亢进危象(crisis of hyperthyroidism)简称甲亢危象,是甲亢病人因急性感染、精神创伤、高热、妊娠、甲状腺手术或放射治疗等诱因刺激下,致大量甲状腺激素释放入血,病情突然恶化而发生的极严重的并发症。各种年龄均可发生,但儿童少见。患病率虽然不高,如不能及时诊治,死亡率很高。

一、诱因与发病机制

(一)诱发因素

1. **内科性诱因**　系指由手术以外诱因而引起。

(1)严重感染:是临床上最常见的危象诱因,约占全部诱因的40%,其中以呼吸道感染最为常见,其次是胃肠道、胆管及泌尿道。

(2)应激:过度紧张、高温环境、过度疲劳、情绪激动等应激可导致甲状腺素突然大量释放。

(3)精神刺激:精神刺激对诱发本症有明显作用。甲亢病人精神刺激时,交感神经-肾上腺兴奋性增强,对儿茶酚胺敏感性增加,很容易诱发危象发生。

(4)突然停用抗甲状腺药物:致使甲状腺激素大量释放,甲亢症状迅速加重。

(5)其他:同位素碘治疗引起的放射性甲状腺炎等,均可引起甲状腺激素释放入血。

2. 外科性诱因 甲亢病人,在各种手术过程中或手术后 4 ~ 16 小时内发生危象者,则与手术有直接关系。由于应激、挤压甲状腺组织、出血、缺氧、麻醉不良、术前准备不充分等均可诱发危象。

(二)发病机制

危象的发生是由多种因素综合作用引起。其中血中甲状腺激素含量的急骤增多,尤其是血清游离 T_3、T_4的升高是本危象发生的基本条件和中心环节,当机体同时存在内环境紊乱时,机体对甲状腺激素的耐受性下降,再加上应激因素引起血中儿茶酚胺增加,使机体对儿茶酚胺的敏感性增强,后者又刺激甲状腺激素的合成与释放,最终导致机体丧失对甲状腺激素反应的调节能力,从而出现甲亢危象 。

二、病情评估

(一)收集病史

了解甲亢危象病人发病前感染、用药、手术、放射治疗等情况,有无精神刺激,过度挤压甲状腺等,了解心脏情况。

(二)临床表现

(1)原有的甲状腺功能亢进症状进一步加重。

(2)全身症状:高热,体温急骤升高,大部分在 39℃以上,甚至高达 42℃,一般降温措施难以奏效,皮肤潮湿红润,大汗淋漓,继而汗闭,皮肤粘膜干燥,苍白,明显脱水,虚脱,呼吸困难,甚至休克。

(3)神经系统症状:焦虑、躁动不安、谵妄,甚至昏迷。

(4)心血管系统症状:心动过速,心率可达 140 ~ 240 次/分,心率的增快与体温升高不成比例,脉搏超过其与体温的正常比例关系。心脏搏动强烈,心音亢进,可闻及收缩期杂音。血压升高以收缩压升高最为明显,脉压增大,可有相应的周围血管体征。亦可出现各种心律失常,如房性及室性早搏、心房扑动、心房颤动等,一般药物往往不易控制。部分病人可发生急性肺水肿及全心衰竭。

(5)消化系统症状:厌食、恶心、呕吐、腹痛及腹泻。部分病人可有肝脏肿大及黄疸。

(6)水、电解质酸碱紊乱:可出现脱水征,电解质紊乱以低血钠最为常见,其次为低血钾、低血钙及低血镁,代谢性酸中毒也比较常见。

淡漠型甲亢危象:部分甲亢病人症状不典型,表现为表情淡漠,嗜睡,反射降低,低热,恶病质,明显乏力,心率慢,脉压小,血压下降,进行性衰竭,最后陷入昏迷而死亡,临床较难识别,容易误诊,应高度警惕。

(三)实验室检查

甲亢危象时,测定甲状腺功能对甲亢危象病人本身诊断帮助不大如血清 T_3、T_4浓度比甲亢时突然显著升高、血清蛋白结合碘值(PBI)升高,对早期诊断有帮助作用,但 T_3、T_4 不升高,不一定不是甲亢危象。也可能出现有感染者白细胞升高,中性粒细胞相应增加。

甲状腺功能亢进危象的诊断,目前主要靠临床症状和体征,无特殊的实验室检查指标可作为确诊的依据,根据临床表现,提出危象前期和危象期的 7 项诊断依据(见表 12 - 1),甲亢病人凡具有上述 7 项条件中 3 项者,可分别诊断危象前期和危象期。

表 12 - 1　甲状腺危象的诊断依据

项目	危象前期	危象期
体温	<39℃	>39℃
心率	120 ~ 159 次/分	>160 次/分
出汗	多汗	大汗淋漓神
志烦	躁、嗜睡	躁动、谵妄、昏睡、昏迷
消化道症状	食欲减少、恶心	呕吐
大便	次数增多	腹泻
体重	降至 40 ~ 45 kg 以下	降至 40 ~ 45 kg 以下

三、救护措施

(一)一般护理

(1)绝对卧床休息,环境安静、舒适,减少不良刺激,限制探访者,对烦躁病人,酌情给予镇静剂。

(2)吸氧:一般用鼻导管吸氧,吸氧流量 2 ~ 4L/min。

(3)饮食:给予高热量、高蛋白、高维生素、易消化饮食,每日饮水量不少于 2000ml。

(4)昏迷病人做好口腔、皮肤护理及呼吸护理等基础护理。

(5)心理护理:关心、安慰病人,消除焦虑与恐惧心理,树立战胜疾病的信心。

(二)急救护理

1. **严密观察病情**　监测神志、体温、脉搏、呼吸、血压、心电图、SpO_2 等的变化,发现异常及时处理。

2. **降低血循环中甲状腺激素浓度**

(1)抗甲状腺药物:①抑制甲状腺激素的合成,首次丙硫氧嘧啶(PTU)600mg 口服,以后给予 250mg,每 6 小时一次,症状缓解后改为一般治疗剂量;②抑制甲状腺激素的释放,服 PTU 1 小时后加用复方碘口服溶液 5 滴,每 8 小时一次,一般使用 3 ~ 7 天;③清除血浆内激素,上述治疗无效者,可通过腹膜或血液透析法,或者通过换血、血浆置换术等措施降低血浆甲状腺激素浓度。

(2)降低组织对甲状腺激素的反应:①利血平、胍乙啶,用以阻断周围组织对儿茶酚胺的反应,减轻甲亢在周围组织的表现;②普萘洛尔 20 ~ 40mg,每 6 ~ 8 小时口服一次。可抑

制外周组织 T_4 转换为 T_3，有心功能不全、窦性心动过缓、房室传导阻滞、支气管哮喘者禁用；③氢化可的松 50 ~ 100mg 加入 5% ~ 10% 葡萄糖溶液静滴，每 6 ~ 8 小时一次。可改善机体反应性，提高应激能力，还可抑制组织中 T_4 向 T_3 转化作用，与抗甲状腺药物有协同作用，可迅速减轻临床症状。

3. **对症护理**

(1)降温:在应用镇静剂基础上行物理降温治疗。避免用乙酰水杨酸类药物，因此类药物可使游离 T_3、T_4 升高。

(2)纠正水、电解质酸碱紊乱:及时补充水分、葡萄糖、钾、钠及大量维生素 。

(3)纠正心功能不全及心律失常。如有感染者应积极抗感染治疗。

(4)做各种抢救准备，预防吸入性肺炎等并发症。

(三)去除诱因

积极寻找和去除诱因，如感染为诱发因素，应选用适当的抗生素积极治疗。伴有其他疾病应同时积极处理。

第六节　重症肌无力危象

重症肌无力(myastheniagravis，mg)是乙酰胆碱受体抗体(AChR - Ab)介导、细胞免疫依赖和补体参与的一种神经、肌肉接头处传递障碍的自身免疫性疾病。临床特征为部分或全部骨骼肌易于疲劳，呈波动性肌无力，具有活动后加重、经休息和抗胆碱酯酶药物治疗后部分恢复及晨轻暮重等特点。当病情突然加重或因治疗不当，引起延髓所支配的呼吸肌及全身肌肉严重无力，造成通气和换气功能的障碍，以至不能够维持正常生理功能状态时，称为重症肌无力危象。

一、诱因与发病机制

(一)诱因

(1)感染:以上呼吸道感染最为常见。

(2)过度疲劳、情绪激动、创伤、手术、月经来潮、妊娠、分娩、甲亢或放射线治疗特别容易诱发。

(3)重症肌无力治疗不当:如未经抗胆碱酯酶药物治疗，抗胆碱酯酶药量不足或过量或长期使用突然停药，均有可能发生危象。

(4)某些药物影响:①氨基糖苷类及多粘菌素类抗生素，可抑制乙酰胆碱释放，应禁用；②神经肌肉阻滞剂及抗心律失常药，可影响神经 - 肌肉接头传递功能，降低细胞膜兴奋性；③中枢神经系统抑制剂，可引起或加重呼吸困难。

(二)发病机制

发病与免疫机制紊乱有关。因为体内产生乙酰胆碱受体抗体(AChR - Ab)，在补体的激活与参与下，与乙酰胆碱受体（AChR）发生应答，较多的循环抗体能致突触后膜传递障碍而发生肌无力，在此基础上出现上述不良因素而诱发重症肌无力危象。

二、病情评估

（一）收集病史

重症肌无力危象是在重症肌无力的基础上因某些因素诱发，因此需了解重症肌无力发生的时间，平时用药情况，危象发生前的精神状况、应激情况及用药情况。

（二）临床表现

临床上将重症肌无力危象分为三种类型。

1. **肌无力危象**　是重症肌无力危象中主要类型，约1%病人可出现，常因抗胆碱酯酶药量不足、感染或创伤引起，临床表现烦躁不安，咽喉肌及呼吸肌进行性无力而出现呼吸、吞咽困难，咳嗽咳痰无力，瞳孔扩大，大汗淋漓，腹胀甚至呼吸衰竭而死亡。静脉注射依酚氯铵（腾喜龙）2～10mg后症状显著好转，其作用可持续2～4分钟。

2. **胆碱能危象**　由于应用抗胆碱酯酶类药物过量所致，病人肌无力加重，出现肌束震颤，常有瞳孔缩小，泪液、唾液、呼吸道分泌物增多，腹痛、腹胀、腹泻等毒蕈碱样反应。注射依酚氯铵（腾喜龙）后可使上述症状加重，阿托品试验可使毒蕈碱样症状改善。

3. **反拗性危象**　对抗胆碱酯酶药不敏感所致。病人多在原有服用药物剂量不变的情况下，由于某些诱因出现，如上呼吸道感染、手术、分娩等，而突然出现药物不起作用，体检时又无胆碱能副作用表现，难以区别危象性质又不能停药或加大药量改善症状者，临床表现介于肌无力危象和胆碱能危象之间，依酚氯铵试验无反应。

（三）辅助检查

1. **AChR－Ab测定**　大多数为阳性。

2. **电生理试验**　重复电刺激时肌肉动作电位振幅衰减10%以上。

3. **胸部CT**　大多数有胸腺增生或肿瘤。

三、救护措施

（一）一般护理

1. **绝对卧床休息**

2. **给氧**　呼吸困难者均应给氧，必要时行气管插管或气管切开术，进行人工或机械通气。

3. **饮食**　加强营养，病人多不能进食，可经鼻饲或静脉补充营养。

4. **其他**　定时改变体位，叩背，引流痰液，使用深部吸引器，定时雾化吸入，防止肺不张。做好口腔护理，皮肤护理，预防口腔炎和褥疮的发生。

(二)急救护理

1. **病情监测** 严密观察生命体征变化及药物治疗的反应等,及时发现判断危象的类型,做好相应护理。注意观察纠正水、电解质失衡。

2. **维持呼吸** 对有呼吸困难、缺氧、发绀严重的病人可立即行气管插管,必要时可行人工气管造口术,应用呼吸机支持治疗。注意气管切开术的无菌操作,给予雾化吸入,及时吸痰,保持呼吸道通畅。

3. **不同类型危象的处理**

(1)肌无力危象:抗胆碱酯酶药物新斯的明1~2mg溶于5%葡萄糖溶液或生理盐水1000ml中脉滴注,或0.3~1.0mg静脉推注。亦可用溴吡斯的明1.2mg静脉推注,应少量多次用药,对心率过慢、心律不齐、机械性肠梗阻以及哮喘病人应禁用或慎用。气管插管和正压呼吸开始后应停用胆碱能药物,以避免刺激呼吸道分泌物增加。如用药后症状不减轻,甚至加重,应警惕胆碱酯酶危象发生。

(2)胆碱能危象:应立即停用抗胆碱酯酶药物,静脉或肌肉注射阿托品,每次1.5~2.0mg,每15~30分钟重复1次,直到毒蕈碱样症状消失为止,同时还可应用碘解磷定。

(3)反拗性危象:立即停用抗胆碱酯酶药物,输液维持,必要时人工控制呼吸,至少72小时以后,才可从小剂量开始应用抗胆碱酯酶药物。

(三)病因治疗

待危象症状改善后,可选择肾上腺皮质激素治疗,合用抗胆碱酯酶药,常用地塞米松、泼尼松等,皮质激素能缩短危象发作时间。激素应用半年内无效者,可考虑用免疫抑制剂,常用环磷酰胺和硫唑嘌呤。注意药物的副作用,定期查血象和肝肾功能。由胸腺瘤引起的重症肌无力并发危象者,待症状改善后,可考虑行胸腺切除术。

思考题

1. 超高热危象的非感染性发热病因常见哪些方面?
2. 超高热危象病人如何做好对症护理?
3. 高血压危象的病因有哪些?
4. 甲状腺功能亢进危象的诱因有哪些?
5. 低血糖危象急救护理要点有哪些?
6. 糖尿病酮症酸中毒如何进行病情评估?
7. 简述糖尿病高渗性非酮症昏迷补液注意要点。

第十三章 创伤救护技术

第一节　气管内插管术和护理

一、概述

气管内插管术是将特制的气管导管经口腔或鼻腔置入气管内,是气管内麻醉、心肺复苏或呼吸治疗的必要技术。其目的:①解除上呼吸道阻塞,有效地保持呼吸道通畅;②有利于清除呼吸道分泌物或异物;③便于应用呼吸机和进行人工通气;④进行气道雾化湿化及气道内给药等。因此在手术病人和急重症病人的治疗和抢救中具有非常重要的作用。

二、适应证及禁忌证

(一)适应证

(1)麻醉手术的需要。
(2)呼吸、心搏骤停需行心肺脑复苏者。
(3)呼吸功能不全需立刻行人工机械通气者。
(4)上呼吸道分泌物潴留,需行气管内吸引者。
(5)各种原因引起的喉痉挛、气道梗阻、窒息者。
(6)需经气管插管做呼吸道疾病的诊断和治疗者。

(二)禁忌证

(1)急性喉炎、喉头水肿、气管粘膜下血肿以及呼吸道急性炎症者。
(2)主动脉瘤压迫或侵犯气管者。
(3)咽喉部烧伤、肿瘤、血肿、脓肿者。
(4)出血体质或有出血倾向者。
(5)颈椎骨折脱位者。
(6)鼻损伤、鼻出血、筛板骨折、颅底骨折、颅内高压病人禁忌经鼻腔气管内插管。

三、操作方法

气管插管根据插管途径不同可分为经口插管和经鼻插管，各有适应证和优缺点（见表13－1）；根据插管时是否用喉镜暴露声门又分为明视插管和盲探插管；根据病人在插管时意识是否存在（昏迷者除外）又分为诱导后插管（见全麻诱导）和清醒插管（用于能合作的成年人）。因此，在插管时应根据病人的具体情况选择。

表13－1　气管内插管术的分类

分类	适应证	优点	缺点
经口	临床麻醉，心肺复苏	操作容易	咽喉部刺激强，导管固定不确切，齿、唇、舌易损伤，长期插管可发生喉肉芽肿
经鼻	长期人工呼吸，纤维支气管镜插管，张口困难者插管，颌面外科手术，高位颈椎手术	有自主呼吸，并发症少，导管固定确切，病人可用唇形与他人交流	鼻出血，肺部感染，气囊压迫性损伤，插管钳致气囊破损，喉镜致齿、唇、舌损伤，长期插管易发生肉芽肿

（一）经口腔明视插管

（1）术者站于病人头侧，病人仰卧，用带密封面罩的简易呼吸器给病人加压吸氧2分钟，迅速将病人头部后仰，使口、咽、气管三者中轴尽可能保持在一条水平线上。双手将病人下颌向前、向上托起以使口张开；或以右手拇指对着下牙列、食指对着上牙列，借旋转力量使口腔张开。清除口、鼻腔分泌物，取下义齿。

（2）术者左手持喉镜由口腔的右边放入（在舌右缘和颊部之间），当喉镜移向口腔中部时，舌头便自动被推向左侧，不致阻碍插管的视线和操作（不要将舌头压在镜片下）。

（3）首先看到悬雍垂，然后将镜片垂直提起前进，直到看见会厌。

（4）挑起会厌以显露声门。如用直镜片，可伸至会厌的声门侧后再将镜柄向前上方提起，即可显露（如图13－1）；如系采用弯镜片则将镜片置于会厌舌根交界处（会厌谷），用力向前上方提起，使舌骨会厌韧带紧张，会厌翘起紧贴喉镜片，声门才能得以显露（如图13－2）。

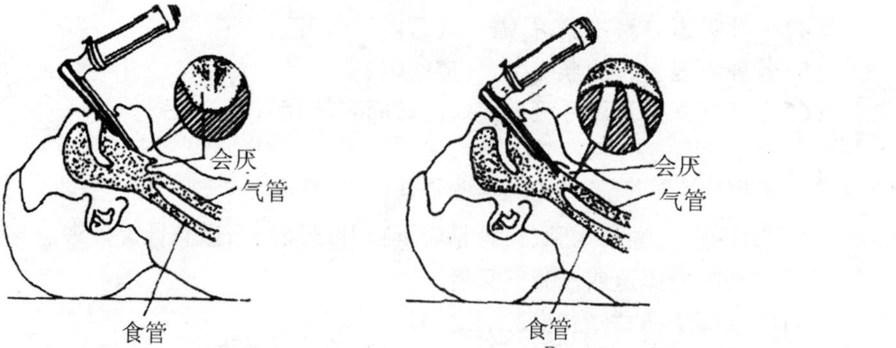

图13－1　使用直喉镜片 A. 显露会厌 B. 直接挑起显露会厌暴露声门

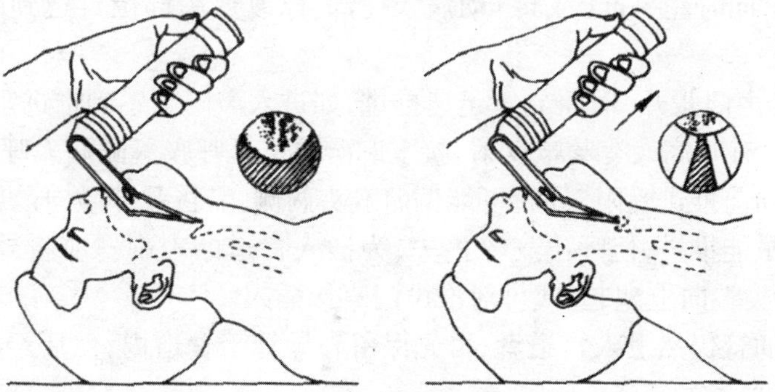

图 13-2 使用弯喉镜片 A. 显露会厌 B. 将喉镜提起以显露声门

(5)显露声门后，如果两条并列的浅色声带(声襞)已经分开且不活动，即可进行插管。如清醒插管时声带仍敏感，应予以表面麻醉。

(6)插管时以右手持头端涂好凡士林的气管导管，用拇指、食指及中指如持笔式持住管的中、上段，由右侧方进入口腔，直到导管已接近喉头才将管端移至喉镜片处，同时双目经过镜片与管壁间的狭窄间隙监视导管前进方向，准确灵巧地将导管尖插入声门。

(7)当借助管芯插管时，在导管尖端入声门后，可令助手小心将其拔出，同时操作者必须向声门方向顶住导管，以免将导管拔出。管芯拔出后，立即顺势将导管插入气管内。插入气管内深度成人以不超过 4~5cm 为度，小儿 2cm 左右。

(8)在气管导管旁放置牙垫，退出喉镜，还原病人体位。

(9)确认气管导管已进入气管，方法有：

1)插管时，助手压喉头(甲状软管和环状软管处)不仅便于插管，还可有气管导管通过气管的感觉。清醒插管时，病人可有呛咳。

2)压胸部可有较大气流自导管喷出。

3)用肌松药插管后行手法人工过度通气，同时在双腋中线处听诊，有强的呼吸音。

4)如用透明塑料导管时，吸气时管壁清亮，呼气时可见明显的“白雾”(混有水蒸汽之故)样变化。听诊时两肺呼吸音对称。

5)有临床经验的医师在手压挤呼吸囊通气时有特殊的弹性感。

6)病人如有自主呼吸，接麻醉机或呼吸机后，呼吸囊应随呼吸而张缩。

7)如能监测呼气末二氧化碳分压($ETCO_2$)则更易判断，$ETCO_2$有显示则可确认无误。

8)如有怀疑(特别是诱导插管)，宁可拔出后再插，以免发生意外。

(10)将气管导管与事先调好的呼吸机、氧气管道或麻醉机相连。

(二)经鼻腔盲探插管术

(1)插管时必须保留自主呼吸，一是为了安全；二是在探插时，可根据经鼻内呼出气流的强弱来判断导管前进的方向。

(2)选一较大鼻孔以 1% 丁卡因作鼻腔内表面麻醉，并滴入 3% 麻黄素，使鼻腔粘膜麻醉和血管收缩，减少病人痛苦，增加鼻腔容积，并可减少出血。

(3)选用合适管径的气管导管，以右手持管插入鼻腔，在插管过程中边前进边侧耳倾听呼出气流的强弱,同时左手推(或转)动病人枕部,以改变头部位置达到呼出气流最强的位置。

(4)于呼气(声门张开)时将导管迅速推进,如进入声门则感到推进阻力减小,管内呼出气流亦极其明显,有时病人有咳嗽反射,接上麻醉机可见呼吸囊随病人呼吸而伸缩。

(5)如导管向前推进受阻,导管可能偏向喉头两侧,需将颈部微向前屈再行试插。

(6)如导管虽能推进,但呼出气流消失,为插入食道的表现。应将导管退至鼻咽部,将头部稍仰使导管尖端向上翘起,或可对准声门直接插入。

(7)经反复插管仍然滑入食道者,可先保留一导管于食道内,然后经另一鼻孔再进行插管,往往可获成功。

(8)有时经某一侧鼻腔插管失效,可改由另一侧鼻腔插入。

四、护理

(一)术前准备

1. **环境准备** 采光良好,安静整洁、安全、舒适。

2. **用物准备** 气管内插管的所需设备,必须得到很好的保养,确保每个部件具有合适的功能,且每次使用后应及时补充和保养,操作者使用前应作充分的检查。

(1)喉镜:有成人、儿童和幼儿三种规格。喉镜由喉镜柄和喉镜片组成,镜片有直、弯两种类型,直型多用于新生儿和幼儿,弯型多用于成人及年长者。

(2)气管导管:分为有套囊导管和无套囊导管两种。临床多采用有套囊导管。导管的规格常用两种标记法:一种是以导管内径(ID)表示,从2.5~11 mm,每号相差0.5 mm;另一种以导管外周径表示,称为法制标号(F 标号),F = 导管外径(mm) ×3.14,每号相差2F,目前多采用导管内径 ID 表示。根据病人的具体情况选择合适的型号(见表 13-2)。被选用的气管导管要检查其灭菌日期及通畅情况,带气囊的导管还需检查气囊膨胀是否均匀,导管末端是否居中,检查结果不满意者不宜使用。

(3)导管芯:系铜质或铝质的细金属条,其长度应以插入导管后其远端距离导管开口0.5~1cm 为宜。

(4)其他:衔接管、注射器、吸痰管、开口器、压舌板、牙垫、喉头喷雾器(内装1%丁卡因)、血管钳、胶布、听诊器、负压吸引器、给氧装置、呼吸机、生理盐水,消毒凡士林或液状石蜡,鼻腔插管时还需备插管钳,1%麻黄碱。

表 13-2 不同年龄气管导管的选择

年龄	导管内径(mm)	F 编号	导管从唇至气管中段的距离(cm)
早产儿	2.5~3.0	10~12	10
足月新生儿	3.0~3.5	12~14	11
1~6 个月	3.5~4.0	14~16	11
6~12 个月	4.0~4.5	16~18	12

续表 13－2

年龄	导管内径(mm)	F 编号	导管从唇至气管中段的距离(cm)
2 岁	5.0～5.5	20～22	13
3～16 岁	4＋年龄/4	22～32	15～20
成年女性	8.0～8.5	32～36	20～23
成年男性	8.5～9.0	36～42	23～26

3. **病人准备**　插管前病人应做好充分准备

(1)心理准备:医护人员应向病人说明气管插管的重要性、必要性和安全性,讲解术中配合方法,术后可能发生的并发症,介绍术者的技术水平,消除病人的思想顾虑。应有病人或家属签字同意。

(2)检查病人有无插管禁忌证。

(二)术中配合

(1)协助病人采取正确的体位。

(2)在气管导管前端涂上润滑油备用。

(3)术者用喉镜暴露声门时,用吸引器吸净痰液。

(4)协助确认气管导管是否插入气管内,证实导管已准确插入气管后,用长胶布妥善固定导管和牙垫,用注射器向气管导管前端的套囊注入 3～5ml 空气。

(5)用吸痰管吸净气管导管内分泌物,了解呼吸道通畅情况。

(6)将病人头放平,检查病人口唇有无受压。

(7)整理用物,放回原处。

(三)术后护理

1. **密切观察病情变化**　如意识、体温、脉搏、呼吸及血压的波动情况并准确记录。

2. **牙垫护理**　防止牙垫脱出或滑落而将气管导管咬扁。牙垫移位时应重新更换胶布固定。

3. **气管导管护理**

(1)在气管导管平中切牙的位置用红色记号笔作醒目的标志,或经常核对气管导管在中切牙的长度,也可通过胸部 X 线检查确定并调整气管导管的位置,同时导管要固定牢固。

(2)插管时间一般不超过 3～7 天,经鼻插管可留置 7～14 天,否则应考虑气管切开术。

(3)当病人意识明显好转并达到下列条件,可考虑拔管:①意识及肌力完全恢复;②自主呼吸恢复良好,无呼吸困难表现;③咽喉反射恢复;③鼻腔、口腔及气管内无分泌物。

(4)拔管前应指导病人做有效咳嗽、深呼吸训练,防止拔管后出现呼吸障碍。

(5)拔管时首先吸净鼻腔、口咽及气管内分泌物,松开气囊放气,吸入纯氧数分钟,嘱病人深呼吸,在病人呼气末拔管,立即鼻导管吸氧。

(6)拔管后密切注意病人呼吸频率、节律,保持呼吸道通畅。立即进行口腔护理,禁食 24 小时,防止呛咳。

4. **气囊护理**　应用带套囊的气管导管时,注入气囊内的气量以气囊恰好封闭气道而不漏气为宜,一般 3～5ml。

5. **保持气道通畅** 及时吸净气道分泌物,吸痰时严格执行无菌操作,使用一次性吸痰管。吸氧片刻后再吸痰,吸痰顺序为:气管内——口腔——鼻腔。

6. **加强气道湿化** 保证充足的液体吸入量,吸入气体注意湿化,防止气道内分泌物黏稠结痂而影响通气。

7. **加强基础护理** 严格无菌操作,注意保护性隔离,操作前后清洗双手,防止交叉感染的发生;保持口腔清洁,定时进行口腔护理,定时翻身、叩背,以利于痰液排出;插管后病人无法说话,护士应多安慰关心病人,了解病人所需,可使用纸笔或事先写好的便条进行护患沟通,取得病人的理解与合作。

第二节 静脉切开术和护理

一、概 述

静脉切开术是在病情紧急情况下,因周围静脉充盈不佳,静脉穿刺有困难或输液速度不能满足急救的需要,而选择合适的静脉切开并置管的一项急救技术。既能保证急救中快速输血、输液,又能帮助进行一些特殊的检查和治疗,如心导管检查术、中心静脉压测定术、心导管起搏器的安置等。

二、适应证及禁忌证

(一)适应证

(1)需要静脉输液而周围静脉穿刺有困难时。

(2)急需在短期内输入大量液体而静脉穿刺输液速度不能满足需要时。

(3)病人烦躁不安、治疗不合作、静脉穿刺针无法持久固定时。

(4)抢救危重休克、大出血或大手术患者需测定中心静脉压时予以静脉切开测压、输液。

(二)禁忌证

(1)有严重出血倾向或凝血功能障碍者。

(2)静脉周围皮肤有感染者。

(3)静脉切开通路有损伤或静脉炎、血栓形成者。

三、操作方法

(一)切开部位选择

静脉切开一般选用四肢表浅静脉,如大隐静脉、桡静脉、肘前静脉、贵要静脉。一般输血输液首选内踝上方大隐静脉;心导管检查可选贵要静脉;测定中心静脉压选用贵要静脉、正中静脉或腹股沟处大隐静脉。

(二)操作步骤

以踝部大隐静脉切开为例:

1. **体位、消毒铺巾、麻醉**　病人取仰卧位,术侧下肢外旋,静脉切开部位皮肤常规消毒,盖无菌洞巾,用普鲁卡因或利多卡因作局部麻醉。

2. **切口**　在内踝前上方 3~5cm,作一与静脉走行方向平行或垂直的切口(如图 13-3),长约 2cm,切皮时不要过分用力,以免切伤静脉。

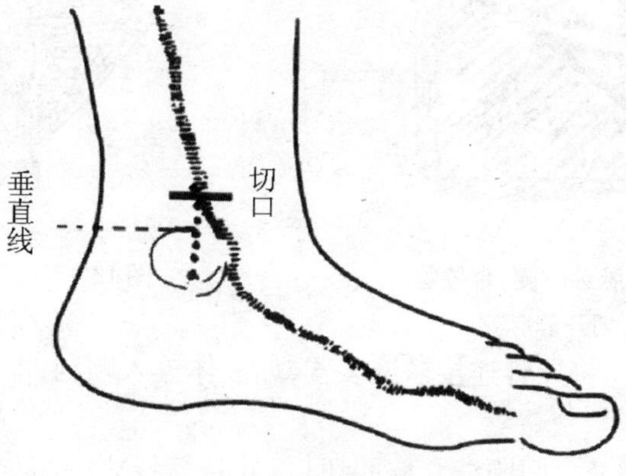

图 13-3　踝部切口示意图

3. **分离静脉**　切开皮肤后,用止血钳沿血管走行方向分离皮下组织,找出静脉,分离出约 1cm 长后,用止血钳挑起(如图 13-4)。在严重休克、脱水的病人,静脉多已萎瘪而不易辨认,或因切口不当或因分离过深而不易找到静脉,此时可适当扩大切口,在内踝边缘仔细寻找。

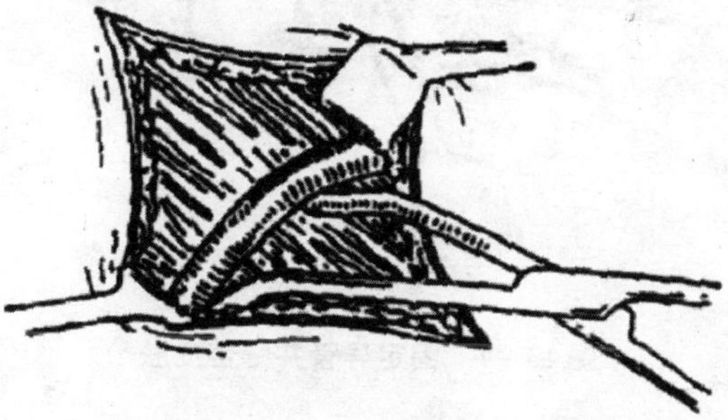

图 13-4　切开皮肤,暴露和分离静脉

4. **结扎静脉远端** 挑起静脉后，用止血钳在静脉后面引过一段丝线，结扎静脉远端，用同法将另一段丝线引过近端暂不结扎。注意要将静脉周围组织剥离干净，以免结扎与之并行的隐神经，而引起术后局部长期疼痛。

5. **剪开静脉** 牵拉静脉远端结扎线，提起静脉并稍微拉紧，用锐利小剪刀在该结扎线近侧约 1cm 处斜行剪开静脉壁 1/3 ~ 1/2（如图 13 -5）。要小心，切勿剪断血管。

6. **插管** 左手提起远端结扎线，右手将粗细合适的塑料管或胶皮管的管端垂直对准静脉切口，轻轻插入静脉腔内，使管端抵达血管对侧壁，然后顺势沿对侧管壁将管端向上滑进近端静脉管内。一般插入 6 ~ 7cm 深（如图 13 -6），也可用静脉切开针头插入。插管时动作要轻巧准确，以免撕破或拉断静脉或将导 管插入静脉管壁的夹层中。若出现上述情况则扩大切口，在原静脉切口的近心端另作切口，重新插管。若静脉壁已瘪缩，导管不能插进时，可用微型止血钳轻轻提起血管切口的上缘，张开切口后，再行插管。

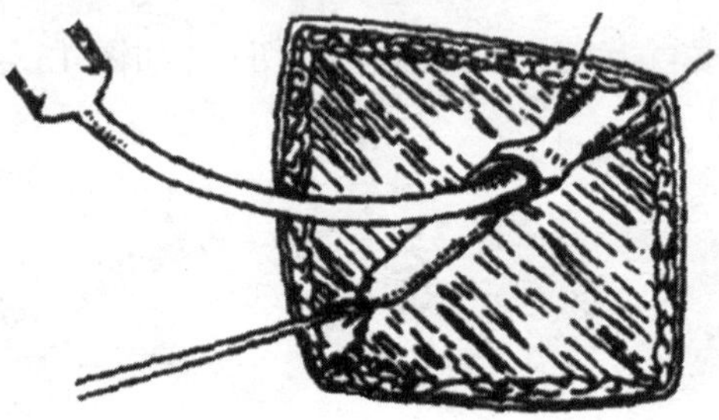

图 13 -5 结扎静脉远心侧，牵拉静脉近心侧，切开静脉

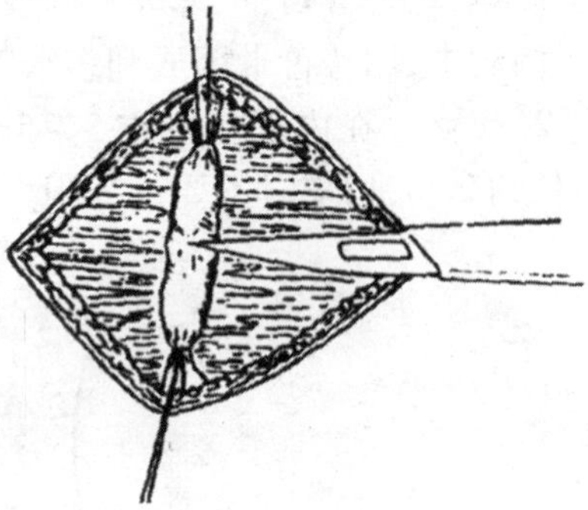

图 13 -6 导管头端向近心侧插入静脉，长度合适

7. **结扎静脉近心端** 将导管连接输液装置，如液体输入顺利，即可在导管部位扎紧近心端丝线，以防漏血或渗液。

8. **缝合切口，固定插管** 间断缝合皮肤切口，并且缝线之一将导管一同结扎固定，以防脱落（如图 13 -7）。加盖无菌纱布包扎切口。

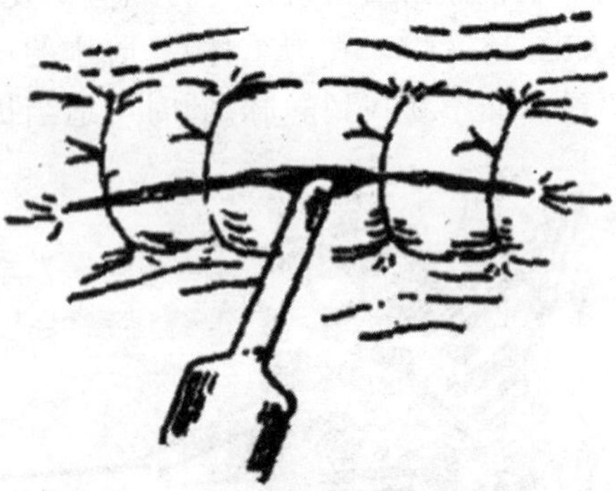

图 13 -7 固定导管并缝合皮肤

四、护理

（一）术前准备

1. **环境准备** 病室安静整洁、安全、舒适、光线充足。

2. **用物准备**

（1）静脉切开包：小洞巾1块，弯盘1个，药杯1个，5ml注射器1支，6号及7号针头各1根，18号及20号平针头各1根或静脉导管大、小各1根，消毒钳1把，巾钳2把，蚊式钳直1把、弯2把，有齿镊1把，无齿镊1把，眼科剪1把，线剪1把，刀柄1个，尖刀片和圆刀片各1个，静脉钩1个，探针1根，持针钳1把，三角针2根，圆针1根，线圈2个，纱布4块。小儿静脉切开包另加10号及12号平头针各1根。

（2）其他用物：普通注射盘、无菌手套、输液用品、1%～2%普鲁卡因或利多卡因溶液、胶布，小儿或不合作者还需准备夹板。

3. **病人准备**

（1）心理准备：医护人员应向病人说明静脉切开的目的、方法和术中术后配合要求，消除病人的思想顾虑。并签字同意。

（2）手术区备皮。

（3）1%普鲁卡因皮试。

（二）术中配合

（1）协助病人取合适体位，铺好橡皮巾、治疗巾，避免污染床单。

（2）协助术者定位、消毒皮肤，打开静脉切开包。

（3）协助术者抽取局麻药作局部麻醉。

（4）操作过程中密切观察病人反应，如有异常，及时告知术者并采取相应措施。

（5）静脉切开后，将静脉输液管连接静脉导管或静脉切开针头，并排尽空气后插入静脉腔内。

（6）观察输液情况，并根据病情、年龄、药物性质调节滴速。切口外的静脉导管应另用胶布稳妥固定，对小儿和不合作者宜用夹板将踝部固定，以防导管脱落。

（7）整理用物，放回原处。

（三）术后护理

（1）加强床旁巡视：①防止导管脱出；②保持输液通畅，如因静脉痉挛输液不畅时，不应挤压输液管，以免加重血管痉挛，可缓慢注入0.5%普鲁卡因2～3ml，情况可改善；③观察切口有无液体渗出，如有液体渗出，应立即拔除导管；④每次输液前后，检查穿刺部位及静脉切开处，如出现红、肿、热、痛应及时拔管，抬高患肢，局部热敷，并给抗生素治疗。

（2）严格无菌操作，按时换药，保持敷料清洁干燥，防止静脉炎发生。

（3）掌握正确封管方法，封管液（肝素盐水、生理盐水）用量不少于5ml，每隔6～8小时冲管1次，防止导管堵塞。

(4)导管留置时间不宜过久,塑料管一般为3~5天,硅胶管可至10天。

(5)待病人情况改善后,或不需要输液时,可剪断结扎线,将导管直接拔出,局部压迫,盖上敷料。术后7~8日后拆除缝线。

第三节　动、静脉穿刺置管术和护理

一、深静脉穿刺置管术

深静脉穿刺置管术是经皮肤直接穿刺锁骨下静脉、颈内静脉和股静脉等深静脉,并插入导管的置管方法,它在急危重病人的抢救、治疗和监测中起着非常重要的作用,因此,临床医护人员均应掌握。

(一)适应证及禁忌证

1.适应证

(1)外周静脉穿刺困难,需建立静脉通路者。

(2)急救时需快速静脉输液、输血、给药和监测中心静脉压者。

(3)完全胃肠道外营养。

(4)心导管检查或置入临时心内起搏器。

(5)血流动力学监测(测定中心静脉压、血流导向气囊导管监测等)。

2.禁忌证

(1)有出血的倾向。

(2)穿刺部位皮肤有感染。

(二)操作方法

1.锁骨下静脉穿刺置管术

(1)锁骨下静脉的解剖位置:锁骨下静脉位于锁骨、肋骨和斜三角肌内,是腋静脉的延续,它的前方是锁骨和锁骨肌,下方是第1肋和胸膜,后为斜角肌。右侧颈内静脉垂直汇入锁骨下静脉多于左侧,右侧胸膜顶部较左侧低,右侧无胸导管,故临床上常选右侧置管。

(2)病人体位:尽可能取头低15°的仰卧位,头转向穿刺对侧,使静脉充盈,减少空气栓塞的发生。重度心力衰竭等病人不能平卧时,可取半卧位。

(3)穿刺点定位:①锁骨上穿刺点:取胸锁乳突肌外侧缘与锁骨上缘所形成的夹角平分线上距顶点0.5~1.0cm处,沿锁骨上缘进针,针头指向胸锁关节(如图13-8);②锁骨下穿刺点:取锁骨中点内侧1~2cm处(或锁骨中点与内1/3交点之间)的锁骨下缘为穿刺点(如图13-9)。

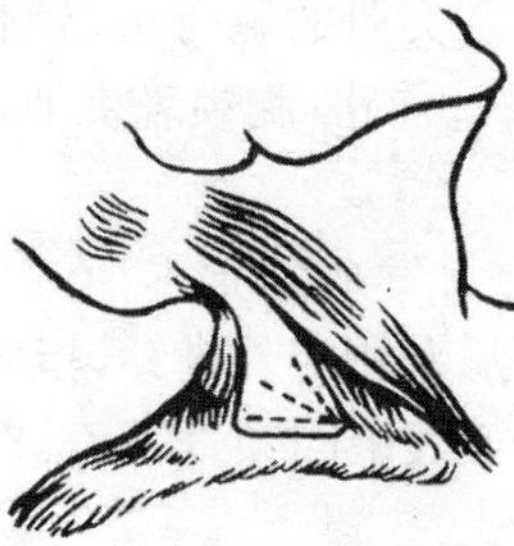

图 13－8　经锁骨上静脉穿刺点

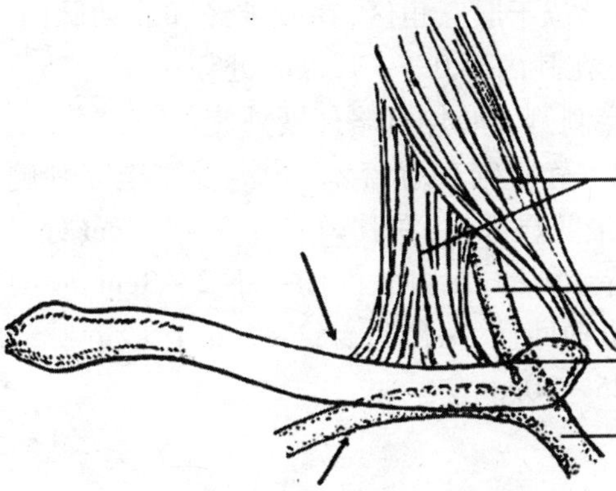

图 13－9　锁骨下静脉穿刺点

（4）操作步骤：①操作者站在病人右侧，定位穿刺点，用甲紫做标记；②常规消毒皮肤，打开穿刺包，戴无菌手套，铺洞巾；③检查静脉导管是否完好，用生理盐水冲洗，排出空气后备用；④用 1% ~2% 普鲁卡因或利多卡因在穿刺点行浸润麻醉；⑤术者右手持装有生理盐水的注射器接 18 号穿刺针或取带有导管鞘的套管针；⑥锁骨上路穿刺时，进针角度约 30° ~40°，针尖指向胸锁关节，边进针边抽回血，一般进针 2.5 ~4cm 达锁骨下静脉；⑦锁骨下路穿刺时，针头与额面成 30° ~35°角，针尖指向胸骨上凹，在针头触及锁骨下缘时，转向深部避开锁骨，然后转至与胸壁平行的角度，继续向胸骨上凹推进，见回血再继续前进 2 ~3 mm；⑧左手固定穿刺针，右手取下注射器，如用套管针穿刺应左手固定外套管，右手退出针心。然后通过针头或套管插入引导丝，退出穿刺针或套管，保留引导丝；⑨从导丝尾插入扩张管，按一个方向旋转，将扩张管旋入血管后，左手用无菌纱布按压穿刺点并拔除扩张管，取准备好的静脉导管在引导丝引导下插入静脉。或者在引导丝处作一皮肤切口，通过导引丝将导管以旋转方式送入预定位置，导管插入深度为 15 ~16cm，退出引导丝。缝合 2 针固定导管，以无菌纱布覆盖并固定，接上输液装置或测压装置。

2. 颈内静脉穿刺插管术

（1）颈内静脉的解剖位置：颈内静脉在颈部被胸锁乳突肌覆盖，上段位于颈总动脉及胸锁乳突肌前缘外侧，下段位于胸锁乳突肌锁骨头内后缘，其内侧深处为颈总动脉。其下行于胸锁关节深面与锁骨下静脉汇合为无名静脉。右侧颈内静脉、无名静脉走行较直，与上腔静脉几乎成一直线，较左侧易于穿刺成功。另一方面，右侧胸膜顶部较对侧低，不易造成误伤。因此临床上常选右侧颈内静脉穿刺置管。

（2）病人体位：取头低 15° ~30°角的仰卧位，肩下垫一枕暴露颈部，头转向穿刺对侧。

(3)穿刺点定位:①中路:由胸锁乳突肌的胸骨头、锁骨头及锁骨组成的三角形称胸锁乳突肌三角,该区域的顶点为穿刺点;②前路:胸锁乳突肌前缘中点或稍上方;③后路:胸锁乳突肌后缘中、下1/3交界处。

(4)操作步骤:①~⑤同锁骨下静脉穿刺置管术;⑥由穿刺点进针,进针后穿刺方向与矢状面平行,与冠状面呈30°,向下向后及稍向外进针,指向胸锁关节的下后方,边进针边抽回血,一般进针2~3cm达颈内静脉;⑦其余同锁骨下静脉穿刺置管术,导管插入深度为14~15cm。

3. 股静脉穿刺插管术

(1)股静脉的解剖位置:股静脉位于股三角区,在股神经和股动脉内侧。股动脉体表投影相当于腹股沟韧带中点,股静脉在其内侧0.5~1.0cm处。

(2)病人体位:病人仰卧位,穿刺侧下肢伸直略外展外旋。

(3)操作步骤:①~⑤同锁骨下静脉穿刺置管术;⑥术者立于穿刺侧,以左手食指在腹股沟韧带下方中部扪清动脉搏动最明显部位,在其内侧0.5~1.0cm处,定为穿刺点,以食、中指分开并压迫股静脉;⑦右手持穿刺针,在腹股沟韧带下2~3cm、股动脉内侧0.5cm处,与皮肤成30°~45°刺入,边进针边抽回血,一般进针2~5cm达股静脉;⑧其余同锁骨下静脉穿刺置管术,导管插入深度为25~30cm。

(三)护理

1. 术前准备

(1)用物准备:清洁治疗盘,深静脉穿刺包,选择合适的中心静脉导管1根,穿刺套管针,扩张管,生理盐水250ml,5ml注射器及针头1副,1%普鲁卡因或利多卡因1ml。

(2)环境准备:病室安静整洁,温湿度适宜,采光良好。

(3)病人准备:①心理准备:向病人说明手术的重要性和必要性,教会配合方法,消除恐惧心理;②皮肤准备:同静脉切开术;③术前排空膀胱;④行普鲁卡因过敏试验。

2. 术中配合

(1)根据穿刺部位协助病人采取合适体位。

(2)不得选择有感染的部位穿刺,穿刺部位必须严格消毒皮肤。协助术者抽吸局麻药行穿刺点局麻。

(3)冲洗及检查中心静脉导管及套管针是否完好,排出空气后备用。

(4)操作过程中密切观察病人反应,如有异常随时告知术者并采取相应的措施。

(5)术毕,协助术者覆盖纱布,连接输液装置或测压装置。

3. 术后护理

(1)保持插管周围清洁干燥,按时换药。并观察局部有无红肿,导管位置有无变化,皮下有无渗液,缝针是否松动。出现以上情况,应及时采取相应措施。

(2)防止血液在导管内凝聚,经常用稀释肝素盐水冲管。每日输液后用肝素生理盐水封管。

(3)如已发生凝血,应先用注射器抽出血凝块,再注入药液或边抽边拔管,切忌将凝血块推入血管。

(4)如输液不畅,可能是:①导管弯曲受压或滑出血管外;②固定导管过紧;③头部体位不当。应及时处理。

(5)输入高渗溶液或静脉高营养液后用等渗液体冲洗管道,以防堵塞。

(6)严格无菌技术,以防发生感染。观察病人体温、血象变化。疑有导管感染,必要时应拔除导管,并做导管头部血液培养。

(7)由于导管置入上腔静脉,故常为负压,输液时注意输液瓶绝对不应输空,更换接头时应先弯折或夹住导管,以防空气进入,发生气栓。

(8)避免反复多次穿刺,以免形成血肿。导管留置一般可保留3~5天,最好不超过7天,拔管后局部加压3~5分钟。

二、动脉穿刺置管术

动脉穿刺置管术是危重症监护中的一项重要技术,其目的为:①进行连续直接动脉血压监测,及时准备反映病人的血压动态变化;②通过动脉置管也可以采集血标本,进行检查,主要用于动脉血气分析和乳酸浓度的测定,避免频繁动脉穿刺给病人带来的疼痛或血管壁损伤;③用于肿瘤病人的区域性化疗。

(一)适应证及禁忌证

1. 适应证

(1)需反复采取动脉血检验,如血气分析等。

(2)需要准确监测动脉血压者,如休克、心脏大手术、正在使用血管活性药物等。

(3)动脉注射抗癌药物行区域性化疗。

(4)施行某些特殊检查,如选择性动脉造影及左心室造影。

(5)重度休克病人需经动脉输液及输血等。

2. 禁忌证

(1)动脉侧肢循环差(Allen′s test 阳性)。

(2)有出血倾向者。

(3)穿刺局部有感染者。

(二)操作方法

1. 确定穿刺部位 一般以桡动脉、肱动脉、股动脉等,以左手桡动脉为首选。

(1)桡动脉穿刺点:嘱病人将腕部伸直且掌心向上,手自然放松,穿刺点位于腕褶痕上方1~2cm动脉搏动处。

(2)肱动脉穿刺点:嘱病人将上肢伸直稍外展,穿刺点在肘横纹上方的动脉搏动处。

(3)股动脉穿刺点:嘱病人仰卧,下肢伸直稍外展,穿刺点位于腹股沟韧带中点下方1~2cm动脉搏动处。

2. 操作步骤 以桡动脉和股动脉穿刺置管为例。

(1)桡动脉穿刺置管法:①病人仰卧,前臂伸直掌向上,手臂外展,腕臂曲并固定;②摸清桡动脉搏动,以腕褶痕上方1~2cm处动脉搏动最明显处为穿刺点(如图13-10);③常规消毒皮肤、铺无菌巾、戴无菌手套;④用1%普鲁卡因或利多卡因作局部浸润麻醉;⑤用粗针头在穿刺点穿透皮肤作一引针孔，用带有注射器的套管针从引针孔进针，针头与皮肤成30°，见回血，继续将套管送入桡动脉并推至所需深度，拔出针心；⑥立即将套管与其他装置相连；⑦妥善固定套管，必要时用小夹板固定手腕。

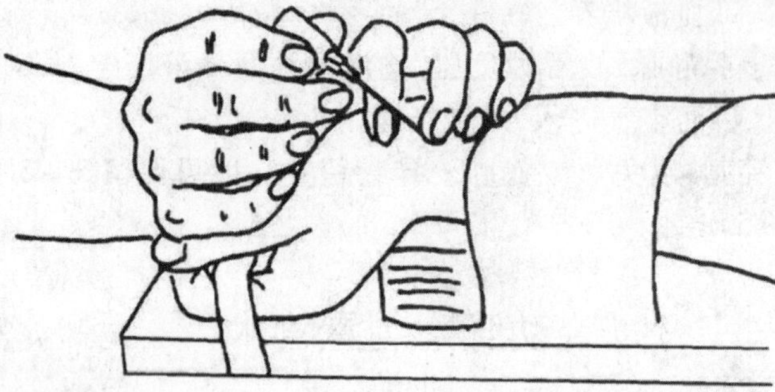

图 13－10　桡动脉穿刺方法

（2）股动脉导管装置入法：在桡动脉穿刺失败或不宜穿刺时，可选择股动脉穿刺。股动脉的穿刺一般用 Seldinger 技术，穿刺物品包括 19G 穿刺针，合适的导丝及 18G Teflon 导管。①病人平卧位，下肢伸直，轻度外展；②穿刺点位于腹股沟韧带中点下方 1～2cm 动脉搏动处；③常规消毒皮肤、铺无菌巾、戴无菌手套；④用 1% 普鲁卡因或利多卡因作局部麻醉；⑤用适宜型号的穿刺针穿刺动脉（如图 13－11），穿刺时，针头与皮肤成45°，方向指向头侧，当有回血时确认已进入动脉，将导丝穿刺送入动脉，拔出穿刺针；⑥沿导丝送导管进入股动脉，撤出导丝；⑦固定导管，尾端与传感器相连。

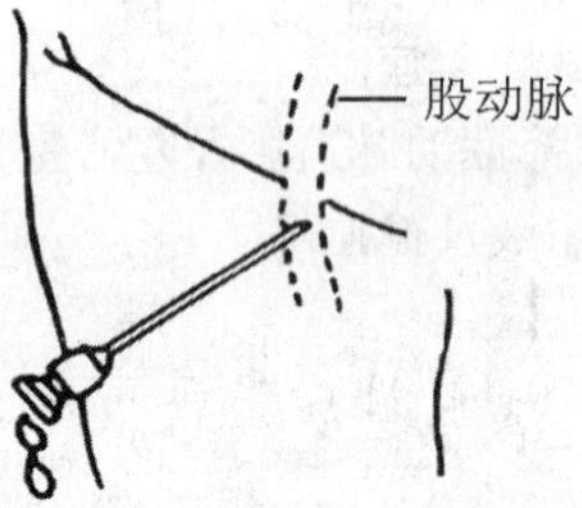

图 13－11　穿刺针进入股动脉

（三）护理

1. 术前准备

（1）用物准备：普通注射盘、无菌注射器及针头、肝素注射液。动脉穿刺插管包，内含弯盘 1 个、洞巾 1 块、纱布 4 块、2ml 注射器 1 支、动脉穿刺套管针 1 根（根据病人的血管粗细选择），另加无菌三通开关及相关导管、无菌手套、无菌巾、1% 普鲁卡因或利多卡因、动脉测压监测仪、小夹板及胶布。

（2）环境准备：病室安静整洁安全，温湿度适宜，采光良好。

（3）病人准备：①向病人说明插管的目的和意义，取得病人的合作；②做好心理护理以减轻病人的担心和恐惧；③以穿刺部位为中心常规备皮；④普鲁卡因皮试。

2. 术中配合

(1)根据穿刺部位协助病人采取合适体位。

(2)局部皮肤严格消毒。协助术者抽吸局麻药行穿刺点局麻。

(3)准确判断穿刺点,穿刺点应选择动脉搏动最明显处。

(4)操作过程中密切观察病人反应,如有异常随时告知术者并采取相应的措施。

(5)固定好套管,必要时用小夹板固定手腕。

3. 术后护理

(1)用稀释肝素液持续冲洗留置导管,保证导管通畅,避免局部血栓形成和远端栓塞。

(2)管道内如有血块堵塞时应及时抽出,切勿将血块推入,以防发生动脉栓塞。

(3)保持测压管道通畅,妥善固定套管针、延长管及测压肢体,防止导管受压及扭曲。

(4)严格执行无菌技术操作,所有用物均应保持无菌,24 小时更换 1 次。在更换敷料时,要观察伤口有无红肿热痛等炎性反应,有无出血倾向,如一切正常,可用碘伏消毒,用无菌敷料重新覆盖伤口。

(5)加强临床监测,观察体温血象体温变化。如病人出现高热、寒战,应及时寻找感染源,必要时取创面分泌物或血培养以协助诊断。

(6)加强置管侧肢体的观察与护理。一方面要严密观察肢体的温度、皮肤的颜色、肢体的感觉以及有无肿胀和疼痛等情况。另一方面,要帮助病人按摩肢体肌肉,活动关节,促进血液循环,减少血栓形成。

(7)置管的时间一般不应超过 72 小时,时间过长易发生栓塞和导管源性感染。

第四节　心电除颤术和护理

一、概述

电除颤术(defibrillation)又称心脏电复律术(cardioversion),是用高功率与短时限电脉冲通过胸壁或直接通过心脏,在短时间内使全部心肌细胞瞬间同时除极,中断折返通路,消除异位兴奋灶,使窦房结重新控制心律,转复为正常心律的方法。同步电击通过同步触发装置,利用心电图 R 波的点信号激发放电,使电流落在 R 波降支,保证不落在易损期,用于转复各种快速心律失常,称为电复律。非同步电击是指触发放电点在心动周期中的任何时间放电,用于消除心室纤颤,称为电除颤。

二、适应证及禁忌证

(一)适应证

1. 非同步电复律(电除颤)

(1)室颤、室扑。

(2)心脏停搏。

(3)心电－肌分离。

2. **同步电复律**

(1)药物治疗无效的室性心动过速和室上性心动过速。

(2)预激综合征伴发心动过速。

(3)心室率较快的房扑。

(4)房颤发病的时间在1年以内,药物治疗无效。

(二)禁忌证

(1)病史较长、反复发作、药物治疗难以维持疗效的房颤、室上性心动过速。

(2)伴有高度或完全性房室传导阻滞的异位性快速心律失常。

(3)伴有病态窦房结综合征的快速心律失常。

(4)房颤未经洋地黄治疗,心室率已很慢(50～60/分),或洋地黄中毒引起的快速心律失常。

(5)严重的水、电解质、酸碱平衡失调,尤其是低血钾与低血镁。

(6)心功能极差不能耐受复律术的病人。

三、操作方法

电复律根据电极板作用的部位不同分为体内复律和体外复律;按发放电脉冲的形式分为非同步电除颤和同步电复律;按自动化程度分为手动电复律和自动电复律。下面以手动非同步电除颤和同步电复律为例介绍操作步骤。

(一)非同步电除颤

非同步电除颤由医护人员手控放电完成,仅适用于室颤、室扑、和心脏停搏。有资料统计每延迟1分钟除颤,心室纤颤心脏性猝死的生存率以10%递减。1分钟内除颤生存率能达到70%,5分钟时为50%,7分钟的生存率为30%,9～11分钟为10%,12分钟后仅20%～5%。故除颤越早越好。

(1)病人卧于ICU抢救床或绝缘的木板上,取仰卧位。

(2)启动心电监测,了解病人心电图情况。操作者站在病人右侧,打开除颤器电源开关。

(3)根据病人情况选择电复律的方式,按下体外除颤和非同步按钮。

(4)除颤的能量设置:最新的研究认为除颤所用的能量:单相波初次和随后的剂量均为360J,这样推荐的目的是为了简化除颤操作。双相(BTE)波能量为150～200J;直线双相(RB)波为120J;儿童,初次剂量为2J/kg(单相或双相波),2次和随后剂量是2～4J/kg。

研究显示,现代双相波除颤首次成功率很高,采用单次除颤足以消除90%以上的室颤(VF)。而连续采用3次除颤会延误胸外心脏按压的实施。如果在1次除颤后仍不能消除室颤(VF),其原因为心肌缺氧,需要继续进行5个周期大约2分钟的CPR,以重新恢复心脏的氧供,这样可使随后施行的除颤更有效。

(5)根据能量设置,按下充电按钮进行充电。

(6)在电极板表面涂上适量导电糊或加用盐水浸润的纱布垫，正确放置电极板。电极板放置的位置有两种：

1)常规位置：左手电极板放置于病人右侧锁骨下方，右手电极板放置于左侧腋前线5~6肋间。

2)前后位置：左手电极板放置于病人左侧肩胛骨下方，右手电极板放置于病人心前区，即左侧乳头下方。

(7)确认无任何人与病人和电极有直接接触或间接接触的情况下，操作者固定电极板，身体不与床接触，然后按下放电按钮除颤。此时，如果见到病人的身体和四肢发生抽动，说明放电成功。

(8)放电后立即观察心电图，了解除颤效果。如未成功，可加大电能再次除颤，同时寻找失败的原因。

(二)同步电复律

同步电复律适用于有自身心律的病人，如房颤、房扑、室速、室上性心动过速。当心肌细胞兴奋进入相对不应期时，心脏进入易损期，在心电图上与T波一致，在此期间发放强大的脉冲，有诱发室颤的危险。因此，为了避开易损期放电，除颤器在探测到QRS波时，才形成放电回路，放出的电流与R波同步，抢在易损期前放电。

(1)同非同步电除颤1~2。

(2)根据病人情况选择电复律的方式，按下体外除颤和同步按钮。

(3)同非同步电除颤5。

(4)根据病情设置电能，按下充电按钮。

(5)同非同步电除颤8。

四、护理

(一)术前准备

1. **用物准备**　除颤器、抢救车(各种急救药、抗心律失常药、麻醉药、1套气管插管、面罩、简易呼吸器等)、氧气、电极膏或盐水纱布、硬板床或ICU抢救床。

2. **环境准备**　病室安静整洁安全，温湿度适宜，采光良好。

3. **病人准备**　医护人员一定要争分夺秒，抢在病人心脏处于应激性较高的最佳时期除颤，以提高除颤效果。对于选择性同步电复律者要做好以下准备。

(1)向病人和家属说明电复律的目的、意义，给予病人心理上的支持和安慰，取得合作，家属签字。

(2)复律前12小时禁食、禁水。

(3)充分吸氧：电击前面罩给氧5~20分钟。

(4)建立静脉通路，为复律过程中用药做准备。

(5)排空大小便，摘去义齿，除去病人身上的所有金属物品。

(6)测血压，记录全程心电图。纠正电解质紊乱。

(7)复律前给予镇静和麻醉处理。缓慢静脉推注地西泮 15～20mg,在病人入睡后方可开始复律。

(8)选择充电能量。①室颤和室扑:体外除颤时主张用 200～400J;②选择性电复律:房扑所需电能较低,一般 50～100J 即可,房颤、阵发性室上速和室速初次电击一般用 100～150J;③儿童:由于年龄及体重差别较大,电击所需能量差异也大,一般为 5～50J,室颤时可用 100～200J;④开胸作心脏直接电击除颤时所需电能,成人为 20～100J,儿童为 5～25J。

(二)术中配合

(1)协助病人采取合适的体位,解开衣领和裤带。

(2)术中按医嘱给药。

(3)清洁粘贴电极处的皮肤,擦去油脂。

(4)在电极板表面涂上适量导电糊或加用盐水浸湿的纱布垫。

(4)放电后观察心电波是否恢复窦性心律。

(三)术后护理

(1)复律后 24 小时心电监护,2 小时禁食。

(2)复律后病人继续服用胺碘酮等药物维持窦性心律。

(3)检查静脉通路及监测管道是否通畅,以确保急救用药并进行血流动力学监测。

(4)密切观察心率、心律、呼吸、血压、面色、神志等变化,根据情况给予处理。

(5)注意局部皮肤有无灼伤,加强复苏后对脑水肿、心功能不全的护理。

第五节　创伤急救技术

一、止血技术

出血是创伤的主要并发症之一,当病人受伤后失血量占总血量的 20%(约 800ml)以上时,就可出现明显的临床症状;如果为大出血且失血量占总血量 40%(约 1600ml)以上时,就会有生命危险。因此,采取有效的止血措施,对抢救病人的生命具有非常重要的意义。

(一)直接按压止血法

最直接、最常用,也是最简单的方法。适用于头颈部及四肢中等或较大的动脉出血。若是四肢出血,则应抬高患肢。

1. **出血点直接压迫止血**　紧急时可先在出血的大血管处或近心端用手指加压止血,然后再更换其他方法。

2. **动脉行径按压法**　在出血点无法按压或效果不佳时,可用手指、手掌压迫伤口近心端的动脉,将动脉压向深部的骨骼上以阻断血液流通,达到临时止血的目的。此法仅能减少出血量,不大可能达到完全止血,故只能用于短时间控制大出血,应尽快改用其他方法。

（1）头顶、额部和颞部出血：用拇指或食指在伤侧耳屏前方颧弓根部的搏动点（颞浅动脉）止血（如图 13－12）。

（2）颜面部出血：压迫伤侧下颌骨下缘。咬肌前缘的搏动点（面动脉）止血，若伤在颊部、唇部，可将拇指伸入病人口内，其余 4 指紧贴面颊外部，内外用力，压迫伤口下缘之动脉（如图 13－13）。

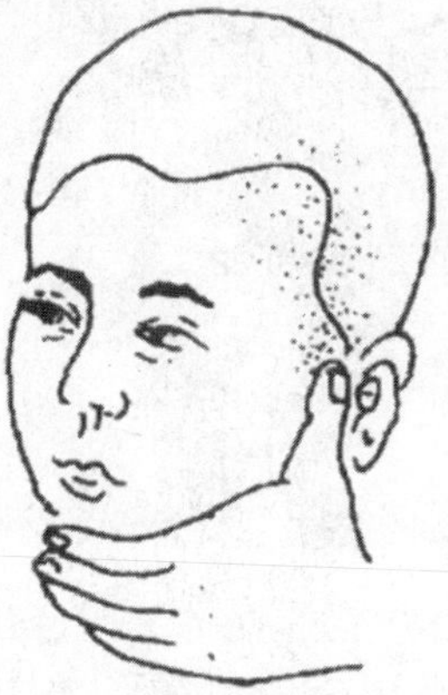

图 13－12　颞浅动脉指压点

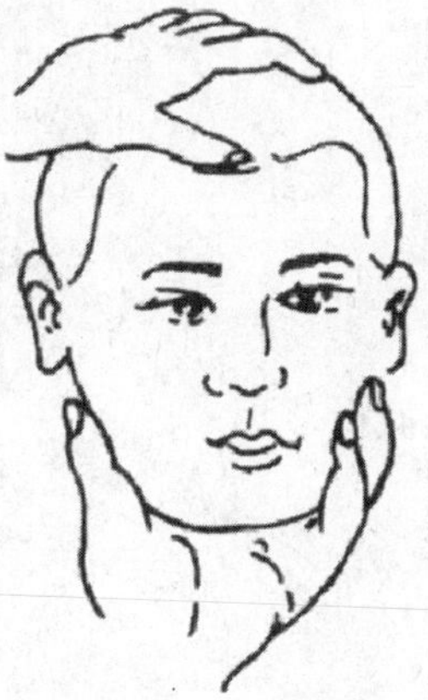

图 13－13　面部出血指压点

（3）头后部出血：用两只手的拇指压迫耳后与枕骨粗隆之间的搏动点（枕动脉）止血（如图 13－14）。

（4）颈部、面深部、头皮部出血：用大拇指压迫同侧气管外侧与胸锁乳突肌前缘中点强烈搏动点（颈总动脉），用力向后将其压向第 6 颈椎横突上（如图 13－15）。此法仅用于非常紧急情况，压迫时间不宜过长，更不能同时压迫两侧颈动脉，否则有可能引起脉搏减慢，血压下降，甚至心脏骤停。

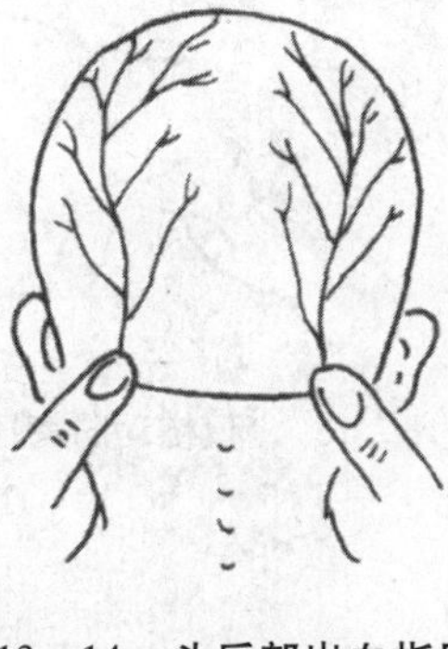

图 13－14　头后部出血指压点

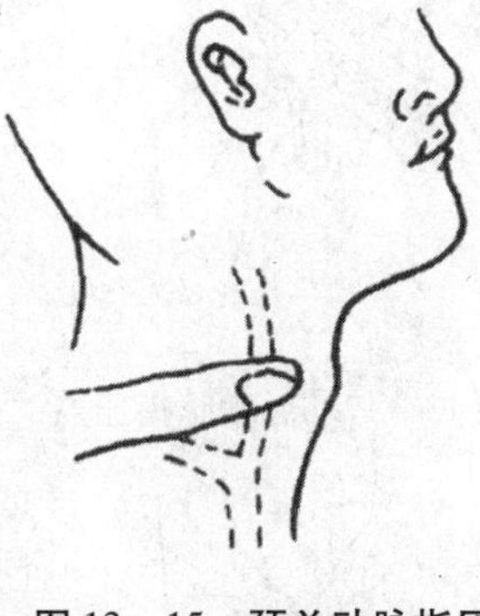

图 13－15　颈总动脉指压点

（5）肩部、腋窝、上臂出血：用拇指压迫同侧锁骨上窝中部的搏动点（锁骨下动脉），用力方向向下、向后将动脉压向第 1 肋骨（如图 13－16）。

（6）前臂出血：用手指压迫上臂肱二头肌内侧沟中部的搏动点（肱动脉），将动脉压向肱骨干（如图 13－17）。

（7）手掌、手背出血：用两手拇指分别压迫手腕横纹稍上处的内、外侧搏动点（尺、桡动脉）止血（如图 13－18）。

（8）大腿出血：大腿及以下动脉出血，可用双手拇指重叠用力压迫大腿根部腹股沟中点稍下的强搏动点(股动脉)止血(如图 13－19),或用手掌压迫股动脉止血(如图 13－20)。

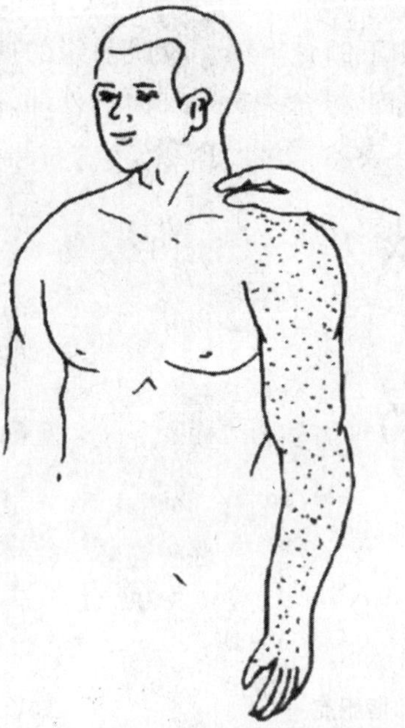

图 13－16　锁骨下动脉指压点

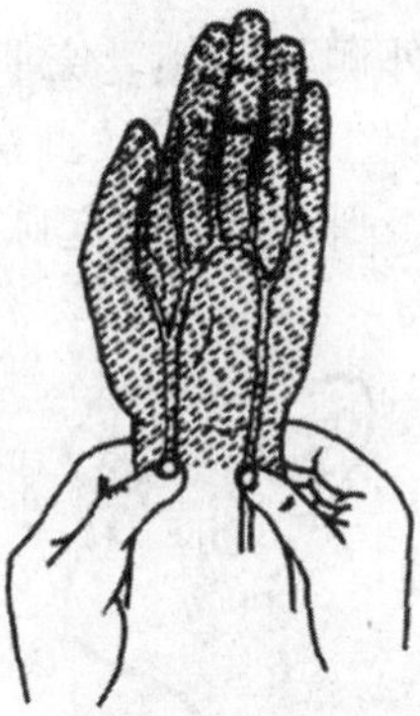

图 13－17　肱动脉指压点

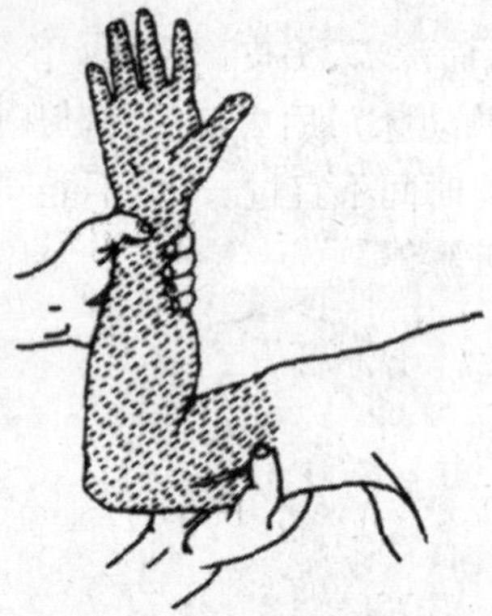

图 13－18　尺、桡动脉指压点

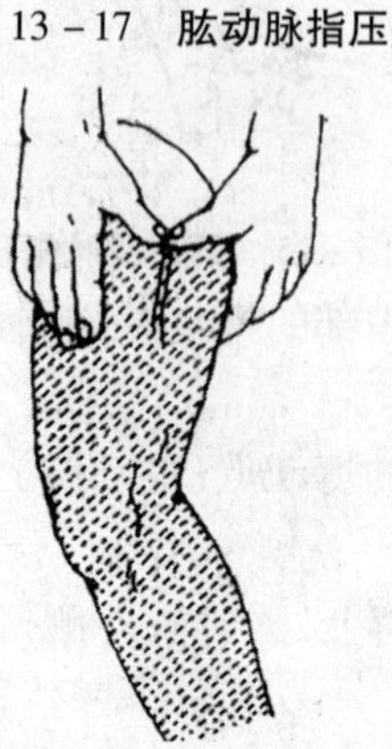

图 13－19　股动脉指压点

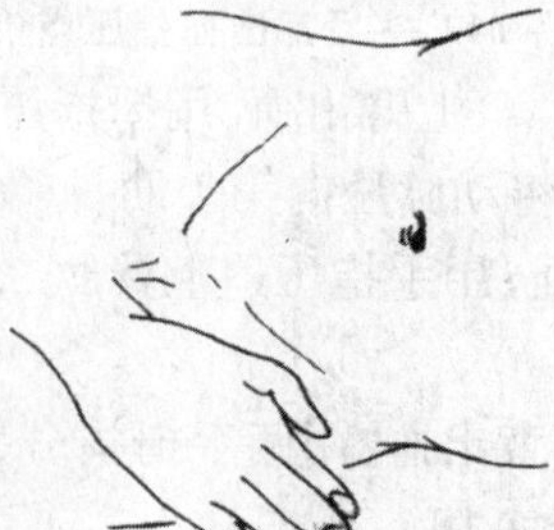

图 13－20　手掌压迫股动脉止血

(9)足部出血:用两手拇指分别压迫足背中部近踝腕处的搏动点(胫前动脉)和足跟与内踝之间的搏动点(胫后动脉)止血(如图 13-21)。

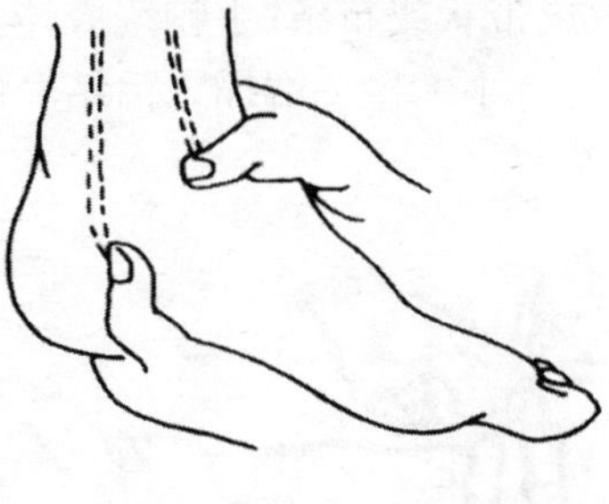

图 13-21 足部出血指压点

(二)加压包扎止血法

在出血位置加纱布卷、大块敷料或三角巾等,然后再适当加压包扎。常用于一般的伤口出血。

(三)填塞止血法

用无菌敷料填入伤口内,外加大块敷料加压包扎。一般只用于大腿根部、腋窝、肩部等难以用一般加压包扎的较大出血部。注意不要将伤裂的皮肤组织、赃物一起塞进去,所用的敷料一定要尽量无菌或干净,并且应使用大块的敷料,以便既能保障止血效果,又能尽可能避免在随后的进一步处理时遗漏填塞物在伤口内。

(四)止血带止血法

止血带能有效地控制四肢出血,但损伤最大,可致肢体坏死、急性肾功能不全等严重并发症,故应尽量少用。主要用于四肢大动脉出血或采用加压包扎后不能有效控制的大出血时。

1. **橡皮止血带止血法** 抬高患肢,将软布料、棉花等软织物衬垫在止血部位皮肤上。用左手拇指、食指、中指夹持止血带的头端,手背向下放在扎止血带的部位,右手持止血带的尾端绕肢体一周后压住头端,再绕一周,然后左手食指和中指夹住此段止血带向下拉出,使之成为一外观呈 A 型的活结便能起到止血作用。放松时,将尾端向上拉出即可(如图 13-22)。

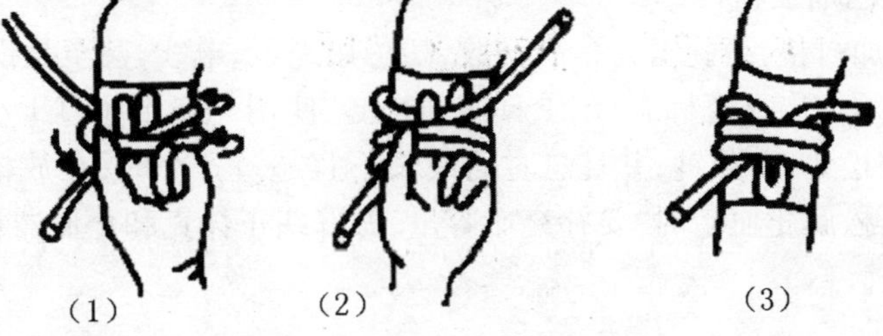

图 13-22 止血带的使用方法

2. 勒紧止血法 在伤口上部用绷带或三角巾叠成带状或用布料等勒紧止血，第一道绕扎在伤口处皮肤的衬垫上，第二道压在第一道上面，并适当勒紧。

3. 绞紧止血法 用三角巾叠成带状或布条、手帕绕肢体一圈，打一活结，取一小木棒、笔杆等做绞棒，穿进活结下，绞紧，再将小木棒一端插入活结套内，拉紧固定木棒即可（如图13-23）。

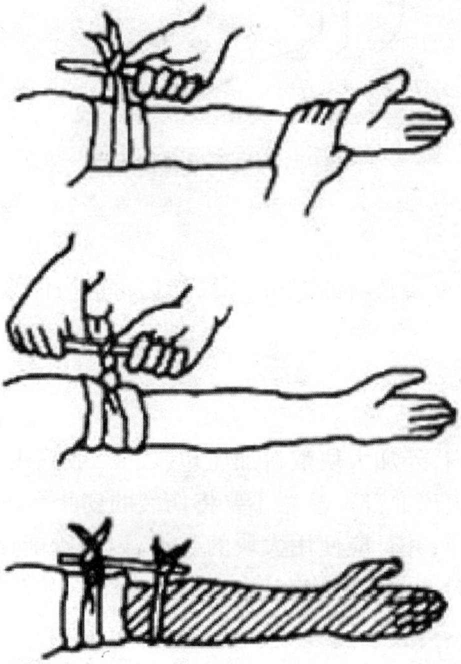

图13-23 绞紧止血法

（五）使用止血带护理注意事项

（1）使用止血带缚扎部位的原则是应扎在伤口的近心端，并尽量靠近伤口以减少缺血范围。

（2）缚扎时松紧度要适宜，以出血停止、远端摸不到动脉搏动为准，肢端应为苍白色。

（3）前臂和小腿一般不适用止血带，因其有两骨，动脉常走行于两骨之间，止血效果差。所以，应用止血带的部位实际上只能是大腿和上臂的中上1/3处。（上臂扎止血带时，不可扎在下1/3处，以免损伤桡神经）。

（4）止血带下加衬垫，缚扎时先抬高伤肢，切忌用绳索、电线，甚至是铁丝等。

（5）止血带必须作出显著标志，记录日期、时间。使用一般不超过1小时，如必须延长，则应每隔1小时放松2～3分钟，并且总时间最长不宜超过3小时，在放松止血带期间需用指压法临时止血。松解止血带时，要补充血容量，做好纠正休克和止血器材的准备。

二、包 扎 法

包扎伤口是各种外伤中最常用、最重要、最基本的急救技术之一。包扎的目的是保护伤口、减少污染、固定敷料和帮助止血。常用绷带和三角巾。在现场急救时还可以就地取材，如毛巾、头巾、手帕、衣服、领带等。无论何种包扎法，均要求达到包好后固定不移动和松紧适度，并尽量注意无菌操作。

（一）绷带包扎法

1. **环形包扎法**　在包扎原处环形重叠缠绕，每周完全覆盖前一周，常用于包扎的起始和终止、肢体粗细相等的部位。

2. **蛇形包扎法**　斜行环绕缠绕，每周互不遮盖。常用于临时简单固定夹板或需由一处迅速伸至另一处时。

3. **螺旋形包扎法**　螺旋状缠绕，每周均覆盖上周的1/3～1/2左右。常用于径围相近部位，如上臂、大腿、躯干、手指处。

4. **螺旋反折形包扎法**　先做螺旋状缠绕，待到渐粗的地方每周把绷带反折一下，盖住前圈的1/3～2/3。常用于包扎径围不一致的小腿和前臂。

5. **“8”字形包扎法**　于关节处固定环绕后，按“8”字书写路径包扎，交叉缠绕。常用于包扎肘、膝关节、腹股沟或肩、手掌、足跟等处。

6. **回反形包扎法**　从顶端正中开始，来回向两侧翻转绷带，回反覆盖前次的1/3～1/2，直至顶端包没为止。常用于头顶和残肢端的包扎（如图13－24）。

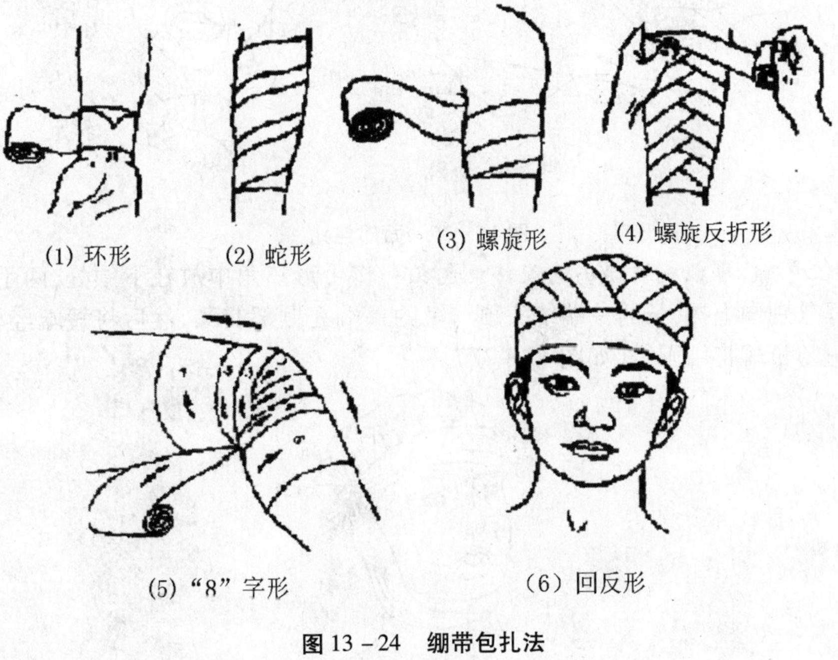

图13－24　绷带包扎法

(二)三角巾包扎法

1. **头部包扎** 把三角巾底边的正中点放在病人眉间上部,顶角经头顶拉到头后枕部,将两底角在枕部交叉返回到额部中央打结,拉紧顶角并反折塞在枕部交叉处。(如图 13－25)。

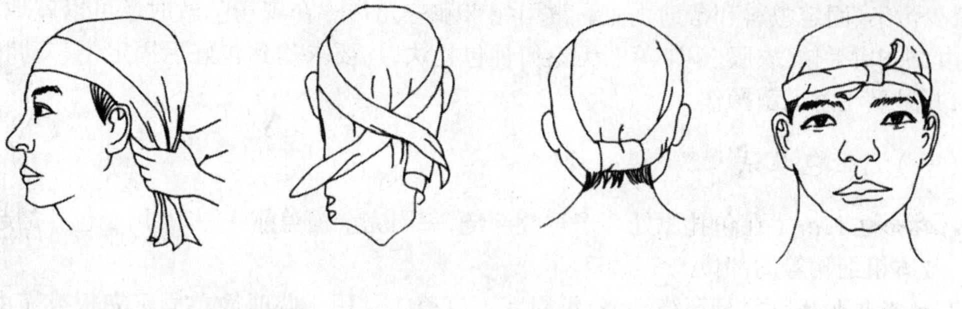

图 13－25 头部包扎

2. **面部包扎** 适用于颜面部较大范围的伤口,如面部烧伤或较广泛的软组织伤。把三角巾一折二,顶角打结放在头顶正中,并在三角巾的相应部位剪成 3 个孔,露出眼鼻口,以之包住面部,再把两底角向后拉,在枕后交叉,然后再绕到前额打结(如图 13－26)。

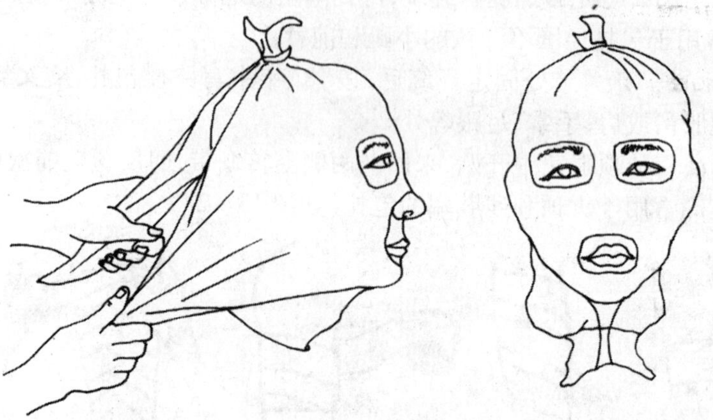

图 13－26 面部包扎

3. **下颌、耳部、前额或颞部小范围伤口包扎** 将带形三角巾放在下颌处,两手持带巾两底角经双耳分别向上提,长的一端绕头顶与短的一端在颞部交叉,然后将短端经枕部、对侧耳上至颞侧与长端打结固定(如图 13－27)。

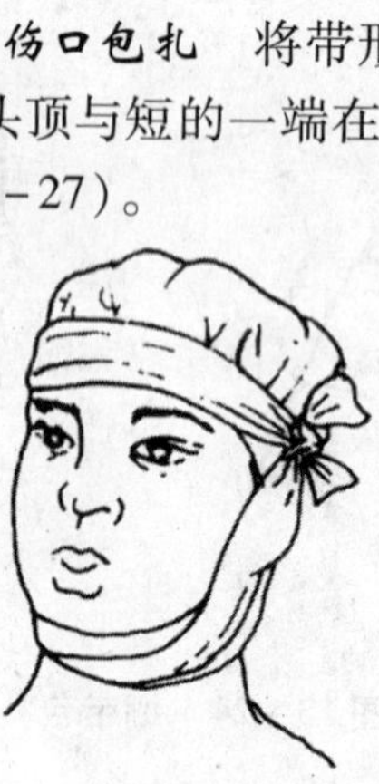

图 13－27 下颌包扎

4. **单眼包扎**　将三角巾折成带状，其上1/3处盖住伤眼，下2/3从耳下端绕经枕部向健侧耳上额部并压上上端带巾，再绕经伤侧耳上，枕部至健侧耳上与带巾另一端在健耳上打结固定（如图13－28）。

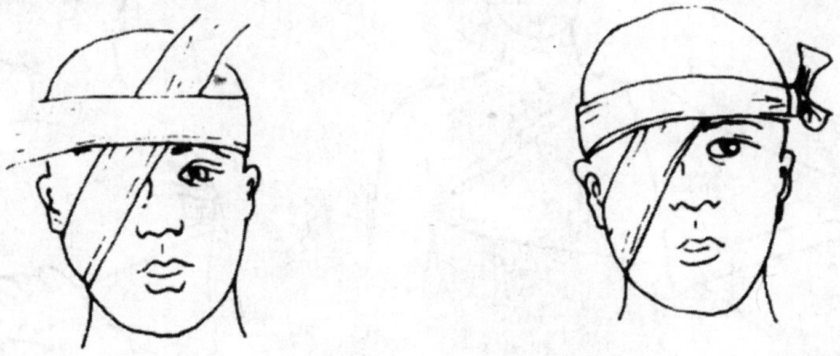

图13－28　单眼包扎

5. **双眼包扎法**　用带形三角巾从头后部拉向前从眼部交叉，再绕向枕下部打结固定（如图13－29）。

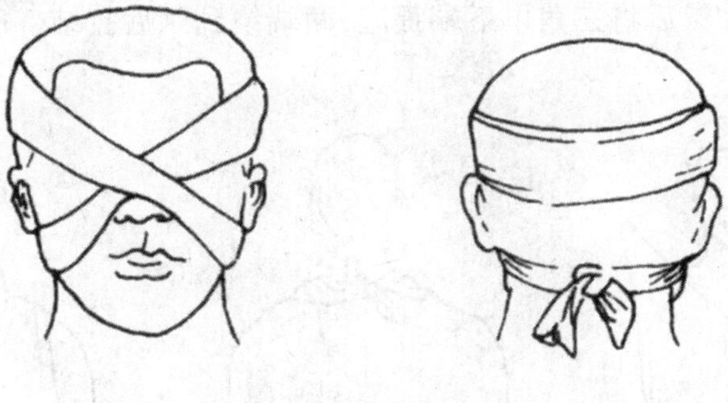

图13－29　双眼包扎

6. **肩部包扎法**　先将三角巾放在伤侧肩上，顶角朝下，两底角拉至对侧腋下打结，然后急救者一手持三角巾底边中点，另一手持顶角，将三角巾提起拉紧，再将三角巾底边中点由前向下、向肩后包绕，最后顶角与三角巾底边中点于腋窝处打结固定（如图13－30）。

7. **腋窝包扎法**　先在伤侧腋窝下垫上消毒纱布，带巾中间压住敷料，并将带巾两端向上提，于肩部交叉，并经胸背部斜向对侧腋下打结。

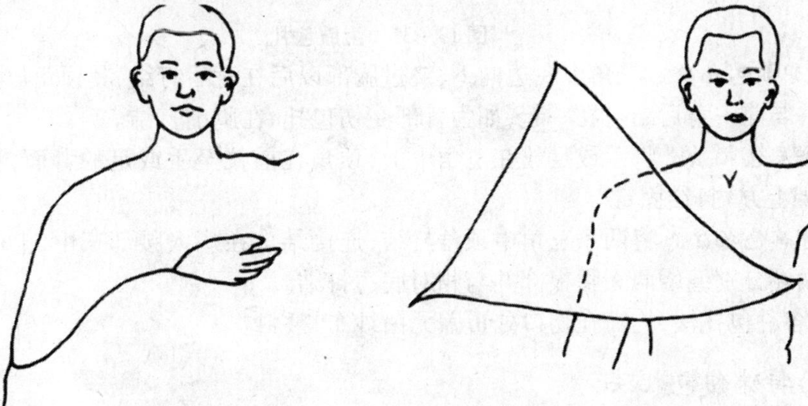

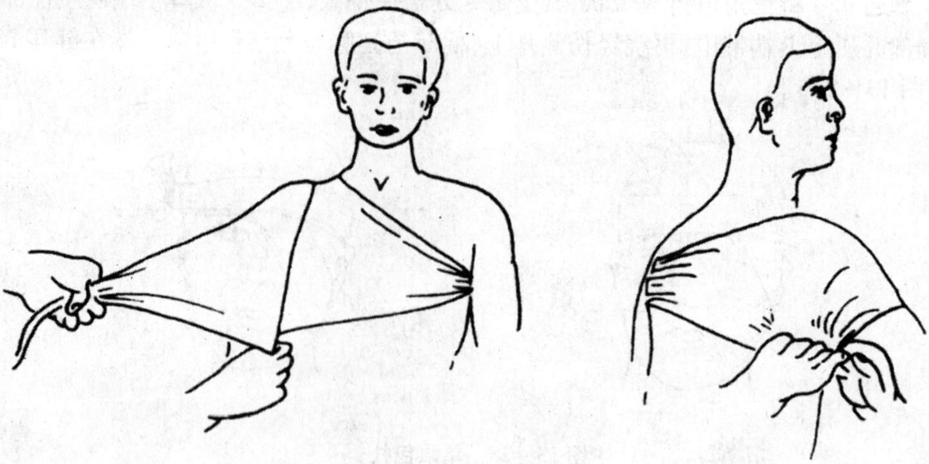

图 13－30　肩部包扎

8. **上肢包扎法**　先将三角巾平铺于病人胸前,顶角对着肘关节稍外侧,与肘部平行,屈曲伤肢并压住三角巾,然后将三角巾下端提起,两端绕到颈后打结。顶角反折用别针扣住(如图 13－31)。

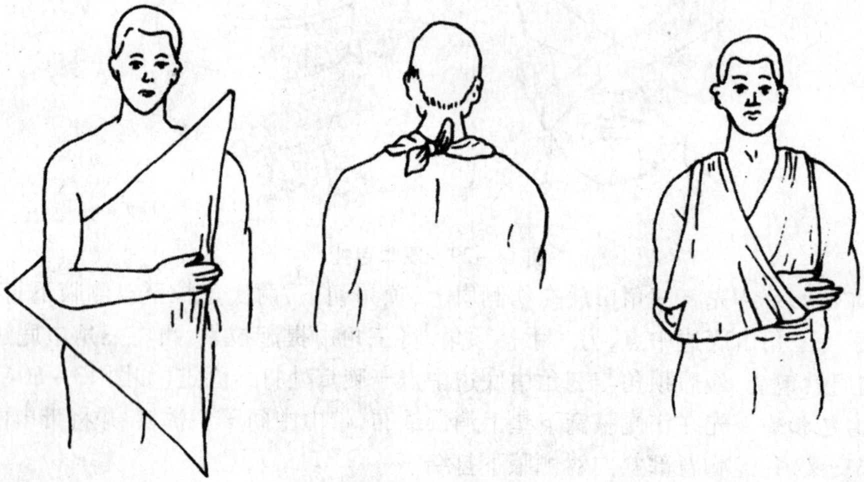

图 13－31　上肢包扎

9. **胸背部包扎法**　三角巾底边向下,绕过胸部以后在背后打结,其顶角放在伤侧肩上垂向背部,并与前一背后结打在一起,如为背部受伤包扎,在胸前打结。

10. **手足包扎法**　将手或足放在三角巾上,顶角在前拉至手或足的背面,将底边交叉缠绕腕(或踝上方)打结固定。

11. **臀部包扎法**　将两条三角巾顶角打结,连接结放在病人腰部正中,上面两端围腰打结,下面两端分别缠绕两大腿根部并与相对底边打结。

以上各种包扎法,均需在伤口处覆盖无菌纱布、敷料。

(三)特殊伤包扎法

1. **脑膨出**　病人发生脑膨出时,大部分处于昏迷状态。应将病人取侧卧位,并清除其口腔内的分泌物、黏液和血块，解开领扣和腰带，以利呼吸道通畅。不要随意还纳脑组织，用清洁敷料覆盖脑组织，用一个干净、大小合适的容器（如碗、小盆等）扣住膨出的脑组织，然后再包扎固定。

2. **开放性气胸**　应封闭伤口，防止空气继续进入胸腔，可用塑料薄膜或凡士林纱布盖住伤口（或就地取材，如用塑料布、胶布以及其他不透气的物品等）再加用纱布垫或毛巾垫覆盖，然后再用绷带或三角巾缠绕胸壁加压包扎。在转运医院的途中，病人最好取半卧位。

3. **腹部内脏脱出**　病人取仰卧位，双腿屈曲，尽量使腹部肌肉松弛，以防内脏继续脱出。对已脱出的内脏严禁回纳至腹腔，应将敷料或干净柔软的塑料袋盖住已脱出的内脏，再用大小合适的容器扣在上面，然后进行包扎。

4. **异物插入体内**　异物插入颈部、胸腔、腹腔等部位时，急救时除压迫呼吸道须立即解除压迫外，严禁将其拔出，以免引起大出血，应将大块敷料支撑异物，用绷带固定敷料以控制出血。

5. **开放性骨折的骨断端外露**　用一块干净纱布盖在骨折断端上，再用三角巾叠成环形垫，垫放在骨折断端周围，其高度要略高于骨折断端的高度。最后用三角巾或绷带"8"字形包扎。

（四）护理注意事项

1. **充分暴露伤口**　伤口被衣服遮盖时，应充分暴露伤口再进行包扎。

2. **减轻进一步的污染、损伤**　因连衣包扎法容易造成污染，除特殊紧急情况下，应尽量避免采用连衣包扎。脱衣时，应先脱健侧，后脱伤侧；若两侧均受伤，应先脱轻伤侧，后脱重伤侧；若两侧均受重伤，则禁止脱衣，可用开窗术（剪开伤口部位衣服的 3 个边，翻开衣服暴露伤口），覆盖膨出脑组织、脱出内脏的敷料，应用等渗盐水浸透，以免粘连，造成脑组织或肠浆膜的损伤。

3. **避免加重伤口感染**　初次处理伤口时，不能用污染物品直接接触伤口，以免加重伤口感染；不可用未消毒的水冲洗伤口，以免把表面的污物冲入伤口深部，造成感染。伤口表面禁用碘酊涂擦，以免引起剧烈疼痛甚至休克，同时，碘酊损害组织，影响伤口愈合。

三、固定方法

固定用于骨折或骨关节损伤，以减轻疼痛，避免骨折片损伤血管、神经等，并能防止休克，便于病人的转运。对开放性软组织损伤应先止血，再包扎。对疑有骨折的伤员，都应按骨折处理。

（一）固定方法操作

1. **锁骨骨折**　将两条带状三角巾，分别环绕两肩关节，于背后打结。再将三角巾的底角向背后拉紧，在两肩过度后张情况下，在背部打结（如图 13－32）。

2. **四肢各个部位骨折的固定**

（1）有夹板时的固定方法

1）上臂肱骨骨折：上臂自然下垂，肘关节屈曲 90°，贴在胸前，将夹板放在上臂外侧，加衬垫后用布带将骨折上下端固定,再用三角巾将前臂吊在胸前,并用另一三角巾将上臂与胸部固定(如图 13-33)。

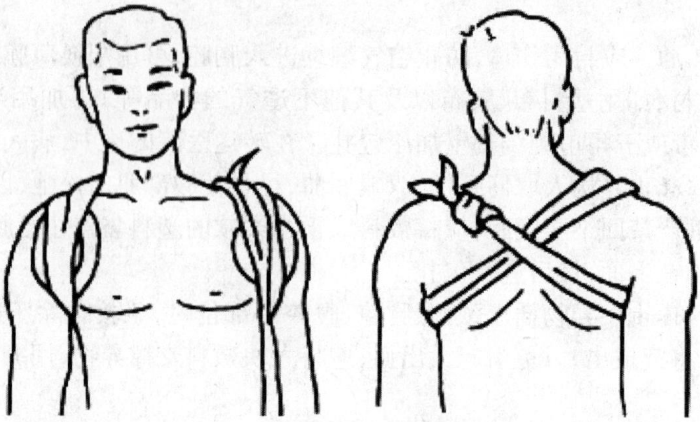

图 13-32 锁骨骨折固定

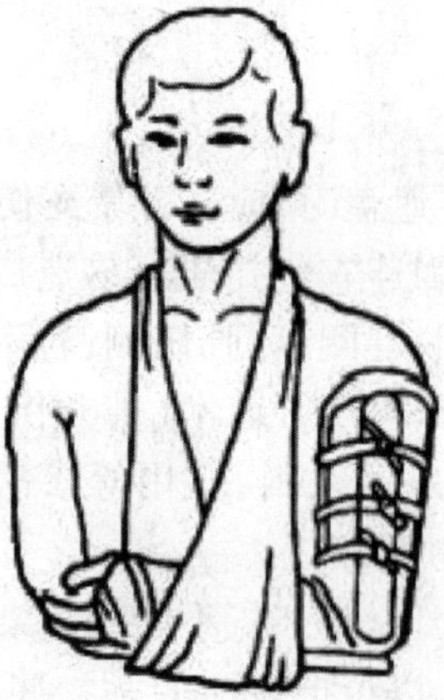

图 13-33 上臂骨折夹板固定

2)前臂尺桡骨骨折:伤肢的手握住一团棉花或布,使手呈半握拳状。用两块夹板分别放在前臂的手掌一侧和手背一侧,加衬垫后固定,屈肘90°,用三角巾吊在胸前。

3)大腿股骨骨折:取一长从腋窝至足跟长度的夹板,放在伤肢的外侧,再用一块和腿一样长的夹板放在伤肢的内侧,加上衬垫后,依次在腋下、髂骨上方、骨折上下端处、膝下方和踝上方等处用布带缠紧,打结固定。也可只用外侧的一块夹板,内侧的夹板用未骨折的健肢代替,同法打结固定。足部最好用绷带做"8"字形固定,这样可以限制足部做内旋或外旋活动(如图 13-34)。

4)小腿胫腓骨骨折:取 2 块从大腿中部至足跟长度的夹板,分别放在伤肢的内外侧,加上衬垫后用布带分别在股中部、骨折上下端和踝上方缠紧打结。也可只用外侧的一块夹板,内侧的夹析用未骨折的健肢代替,同法打结固定。注意脚与小腿呈直角位置,并用绷带做"8"字形固定。

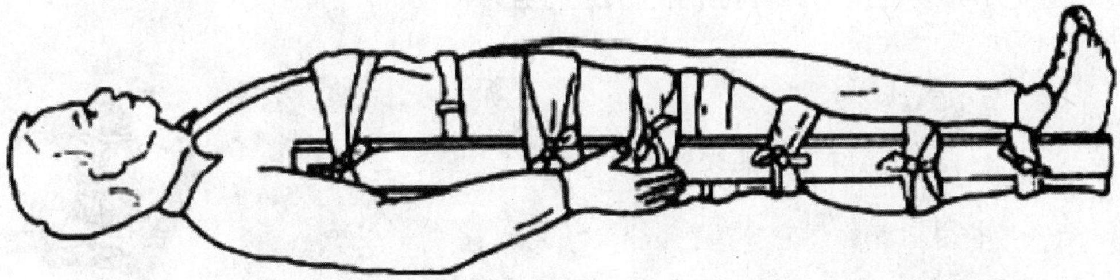

图 13－34　大腿骨折夹板固定

5）掌骨、指骨骨折：伤侧手半握一较软的东西，然后用绷带将手包扎固定并悬吊于胸前。

6）足骨骨折：先把持住伤足，去除鞋袜，将夹板放于脚底，用绷带缠紧。

（2）无夹板固定法：急救现场没有夹板等固定用物时，可用下面的方法进行简单固定。

1）上臂骨折：用一个宽布带对准骨折处，将上臂固定于胸前，再用三角巾将前臂悬吊即可。如无三角巾，可用其他类似布带代替。

2）前臂骨折：伤肢屈肘 90°后用三角巾悬吊在胸前，再用一个三角巾将上臂和悬吊前臂的三角巾一同固定在胸前。如无三角巾可用其他类似布带代替。

3）下肢骨折：使病人处于仰卧位，将伤肢与健肢并拢，两腿间的空隙用棉花或衣服衬垫，然后用布带将伤肢与健肢捆扎固定在一起。

3. **脊柱骨折**　凡疑有脊柱、脊髓伤者，在急救和搬运时都必须十分小心，避免因搬运不当加重脊柱伤的移位和损伤脊髓的程度，因此在搬动前应先作固定。

（1）颈椎骨折：可将病人移至木板上，取仰卧位，头颈两侧各置枕头或沙袋，并将头用绷带固定在木板上，以免头部晃动。目前院前急救推广应用由高分子塑料制成的颈托，有不同的规格，适合不同年龄的病人。应用时可按病人颈部粗细，选择不同尺寸的颈托，围住颈部，前面有一大小不等的开口，两侧有尼龙搭扣加以固定。

（2）胸腰椎骨折：应将病人平卧在垫有软垫的木板上，因腰椎向前，故若为腰椎骨折，应在腰部垫以软枕，并用绷带将病人固定在木板上，以免在搬运时骨折部位移动和损伤加重。

（二）护理时注意事项

（1）骨折病人常因失血，疼痛等造成休克，如有休克、应先抗休克处理；有伤口和出血，应先止血、包扎、然后再固定。

（2）开放性骨折骨断端外露时，不可将断端送入伤口内，以免造成感染。

（3）夹板固定时，其长度必须超过骨折的上、下两个关节，固定时除关节部位上下端外，还要固定上下两关节。

（4）夹板不可与皮肤直接接触，应先垫棉花或其他柔软织物，在夹板两端、骨突出部位、悬空部位应加厚衬垫，防止受压或固定不妥。

（5）固定应松紧适度，以免影响血液循环，肢体骨折固定时，应将指（趾）端露出，以便随时观察末梢血液循环情况，如发现异常，如指（趾）端苍白、发冷、麻木、疼痛、浮肿或青紫，应松开重新固定。

(6)避免不必要的搬动,不可强制病人进行各种活动。

思考题

1. 简述气管内插管的注意事项?
2. 对动脉、静脉穿刺置管术后病人护理时应注意的问题有哪些?
3. 心电除颤术配合护理工作主要有哪些?
4. 简述使用止血带应注意的问题。
5. 现场骨折固定时应注意的事项有哪些?

实习指导

实习一　院前急救

(一)实践目标

1. 了解我国院前急救的组织形式、急救中心布局设施。
2. 熟悉院前急救中心工作内容。

(二)实践内容

1. 急救中心的设置与管理。
2. 院前急救的工作流程。
3. 院前急救的主要内容。

(三)实践方法

参观、见习或电教急救中心。

实习二　急诊科设置与管理

(一)实践目标

1. 了解急诊科布局、设施。
2. 熟悉急诊科工作流程。
3. 掌握急诊科护理工作。

(二)实践内容

1. 急诊科的设置与管理。
2. 急诊科工作流程。
3. 急诊科护理工作。

（三）实践方法

参观、见习或电教急诊科。

实习三　重症监护

（一）实践目标

1. 了解ICU的病房布局、设施、护理工作特点。
2. 熟悉ICU病人的收治过程、工作内容。
3. 初步掌握常见重症监测技术。

（二）实践内容

1. ICU的设置与管理。
2. ICU病人的收治流程。
3. ICU的护理工作特点。
4. 重症监护技术的理论基础与实践。

（三）实践方法

1. 参观、见习医院ICU。
2. 模拟ICU病人的接诊。
3. 电教重症监护技术。

实习四　心肺复苏术

（一）实践目标

1. 掌握心脏骤停病人的评估。
2. 掌握基础生命支持与进一步生命支持的方法。
3. 了解心肺复苏术原理。

（二）实践内容

心肺复苏术。

（三）实践方法

在心肺复苏模型上进行心肺复苏练习。

实习五　多器官功能障碍综合征病人的救护

(一)实践目标

1. 了解多器官功能障碍综合征病人的病因、诱因及治疗。
2. 熟悉多器官功能障碍综合征病人的护理措施。

(二)实践内容

多器官功能障碍综合征病人的救护。

(三)实践方法

临床见习或电教多器官功能障碍综合征病人的救护。

实习六　急性中毒病人的救护

(一)实践目标

1. 理解急性中毒病人的病因及病情评估。
2. 熟悉急性中毒病人的急救方法及护理。

(二)实践内容

急性中毒病人的救护。

(三)实践方法

临床见习、电教或模拟训练急性中毒病人的救护。

实习七　常用急救技术

(一)实践目标

1. 了解气管插管术的适应证、禁忌证和护理。
2. 掌握静脉穿刺术、止血技术、包扎技术、固定技术。
3. 熟悉动脉穿刺术、心电除颤术。

(二)实践内容

常用急救技术:气管插管术、静脉穿刺术、动脉穿刺术、心电除颤术、止血技术、包扎技术、固定技术。

(三)实践方法

在模型上进行练习、同学间互相练习(包扎、固定)、电教常用急救技术。

参考文献

1. 周秀华. 急危重症护理学. 北京:民卫生出版社,2006 第 2 版

2. 刘均娥. 急诊护理学. 北京:北京医科大学出版社,2000

3. 中国红十字总会. 救护(修订版). 北京:社会科学文献出版社,2007 第 2 版

4. 李映兰. 急救护理学. 长沙:湖南科学技术出版社,2005

5. 孙菁. 急重症护理学. 北京:人民卫生出版社,2004,第 1 版

6. 刘淑媛,陈永强. 危重症护理专业规范化培训教程. 北京:人民军医出版社,2006

7. 聂振铭,孟昭全. 实用危重病监护与急救. 上海:第二军医大学出版社,2005

8. 刘长文,徐书秀. 危重症脏器支持与护理. 北京:人民卫生出版社,2001

9. 陈孝平. 外科学. 北京:人民卫生出版社,2006 第 1 版

10. 叶任高. 内科学. 北京:人民卫生出版社,2002

11. 吴在德,吴肇汉. 外科学. 北京:人民卫生出版社,2005 第 6 版

12. 魏娟,曹亚红,陈秀敏等. 经外周静脉穿刺植入中心静脉置管与股静脉置管的比较. 实用护理杂志. 2000,16(8)

13. 沈洪. 2005 国际心肺复苏和心血管急救指南解读. 实用医院临床杂志. 2006,(03)

14. 沈洪,蒋健. 中国心肺复苏关注的问题 - 回顾国际《心肺复苏及心血管急救指南 2005》的修订. 中国危重病急救医学. 2006,(04)

15. 赵敏,黄建群. 现代心肺脑复苏的进展. 中华急诊医学杂志. 2001,10(6)

图书在版编目(CIP)数据

急重症护理/李平主编.—南昌:江西科学技术出版社,2008.8
高职高专护理教材
ISBN 978-7-5390-3376-1
Ⅰ.急… Ⅱ.李… Ⅲ.①急性病-护理学-高等学校:技术学校-教材
②险症-护理学-高等学校:技术学校-教材 Ⅳ.R472.2
中国版本图书馆CIP数据核字(2008)第121295号

国际互联网(Internet)地址:
http://www.jxkjcbs.com
选题序号:**KX**2007063
图书代码:**X**08517-105

急重症护理 李平主编

出版 发行	江西科学技术出版社
社址	南昌市蓼洲街2号附1号 邮编:330009 电话:(0791)6623491 6639342(传真)
印刷	江西印刷集团公司
经销	各地新华书店
开本	787mm×1092mm 1/16
字数	320千字
印张	13.75
版次	2008年8月第1版 2011年5月第5次印刷
书号	ISBN 978-7-5390-3376-1
定价	22.00元